rororo

rororo

«Ich begann meine Reise als Arzt, der versuchen wollte, den Unterschied zwischen Gehirn und Verstand zu begreifen. Es endete damit, dass ich mich schließlich auch noch mit dem Rätsel der Seele herumschlagen musste. Zum Teil ist dies eine Sammlung von Geschichten über meinen Werdegang als Arzt. Darüber, dass ich auf die spirituellen Fragen und Krisen, auf die ich stieß, nicht vorbereitet war. Und ich bekam zwangsläufig die Rechnung dafür präsentiert. Ich musste mein Leben komplett neu beurteilen, von der Kindheit bis heute, von meinen eigenen Wertvorstellungen bis hin zu denen der Patienten, denen ich begegnete. Aber diese Reise hat mir auch sehr viel gegeben. Sie hat mich zum Glauben an ein Leben jenseits des Lebens geführt, jenseits des Todes und jenseits der Angst.»

Allan J. Hamilton hat in Harvard studiert und ist nun Professor für Neurochirurgie, Psychologie und Onkologie an der University of Arizona. Zudem leitet er das Arizona Simulation Technology and Education Center, einen medizinischen «think tank».

Allan J. Hamilton

Skalpell und Seele

Deutsch von Barbara Imgrund

Rowohlt Taschenbuch Verlag

Die Originalausgabe erschien 2008 unter dem Titel «The Scalpel And The Soul»
bei Jeremy P. Tarcher/Putnam/Penguin Group (USA) Inc., New York.

Deutsche Erstausgabe
Veröffentlicht im Rowohlt Taschenbuch Verlag,
Reinbek bei Hamburg, März 2010

Umschlaggestaltung ZERO Werbeagentur, München
(Foto: Peter Dazeley/Getty Images)
Satz DTL Dorian PostScript (InDesign) bei
Pinkuin Satz und Datentechnik, Berlin
Druck und Bindung CPI – Clausen & Bosse, Leck
Printed in Germany
ISBN 978 3 499 62590 9

Meiner Frau Janey – der Sonne in meinem Universum

… aber ein gutes Herz … ist die Sonne und der Mond, oder vielmehr die Sonne und nicht der Mond, denn es scheint hell und wechselt nie, sondern bleibt treulich in seiner Bahn.

SHAKESPEARE, KÖNIG HEINRICH DER FÜNFTE V, 2
(ÜBERSETZUNG VON AUGUST WILHELM VON SCHLEGEL)

Inhalt

Vorwort

Der Autor dieses Buchs ist Geschichtenerzähler wie Chirurg. Die Geschichten, die er in diesem Buch festgehalten hat, handeln von Erlebnissen aus seiner Chirurgenlaufbahn, von Patienten, Kollegen und Mentoren, die ihm unvergesslich sind. Da er sich auf Neurochirurgie spezialisiert hat, kamen die Patienten, die er operierte, oft in schrecklichem Zustand zu ihm, etwa mit Schädel-Hirn-Traumata oder bösartigen Hirntumoren. Sie und er mussten lebenswichtigen Entscheidungen und auch dem drohenden Tod ins Auge sehen und sich ganz in die Hand des Glücks und des Schicksals geben.

Allan Hamilton betrachtet die Medizin von jener ganzheitlichen Warte aus, die ich ebenfalls vertrete. Wie ich sieht auch er in jedem Patienten nicht nur den physischen Körper, sondern auch das mit Verstand und Gefühlen begabte spirituelle Wesen. Wer als Arzt Gesundheit und Krankheit verstehen will, muss sich auch mit diesen Dimensionen des menschlichen Lebens auseinandersetzen, selbst wenn allem Anschein nach nur der physische Körper verletzt oder krank ist. Die Geschichten, die Sie hier lesen werden, enthüllen ein bemerkenswertes Zusammenspiel zwischen der physischen und der nichtphysischen Seite unseres Lebens – so, wie ein erfahrener Fachmann und Wissenschaftler sie beobachtet hat.

Wahrscheinlich machen viele Ärzte, Krankenschwestern und -pfleger ähnliche Beobachtungen: dass Gefühle das Ergebnis eines Eingriffs oder einer Behandlung beeinflussen und dass es ein Bewusstsein jenseits des Verstandes gibt. Aber meiner Erfahrung nach sprechen nur wenige darüber oder lassen gar zu, dass dies ihr medizinisches Denken und Handeln beeinflusst. Ich bewundere Allan Hamilton dafür, dass er uns seine außergewöhnlichen Erlebnisse mitteilt und nützliche Lektionen daraus zieht. Seine Schlussfolgerungen sind manchmal überraschend, aber immer beruhigend – auch wenn sie zutiefst tragischen Ereignissen entspringen.

Doch Allan war nicht nur selbst als Arzt in der Chirurgie tätig, er bekam sie als Patient auch am eigenen Leibe zu spüren. Er musste sich in späteren Jahren einer schweren Operation im Lendenwirbelbereich unterziehen, um eine Nervenquetschung aus früheren Verletzungen zu beheben. Der Eingriff war nicht in vollem Umfang erfolgreich; am Ende zwangen ihn anhaltender Schmerz und eine Schwäche der Beine dazu, das Operieren aufzugeben. Er kennt die Verheißungen und Gefahren des Skalpells aus eigener Erfahrung. Aus dieser ganz besonderen Position kann er diejenigen unter uns kompetent beraten, die sich für oder gegen einen chirurgischen Eingriff entscheiden müssen, diejenigen, denen keine andere Wahl bleibt, und uns alle, die wir über unsere Verletzlichkeit und Sterblichkeit nachdenken.

Ich habe Allan als Freund und Kollegen am Health Sciences Center der Universität von Arizona kennengelernt. Ich halte ihn für einen glaubwürdigen, geerdeten Wissenschaftler. Einige seiner Geschichten sind herzzerreißend, andere lustig und wieder andere absolut außergewöhnlich. Ich habe keinen Grund, an ihrem Wahrheitsgehalt zu zweifeln. Denn sie bestätigen meine eigene Erfahrung.

Ich habe nicht besonders viel Geduld mit Medizinern, die Berichte über Spontanheilungen und unkonventionelle Behandlungserfolge als «Anekdoten» und einer wissenschaftlichen Untersuchung unwürdig abtun. «Anekdote» ist ein abwertendes Wort und wird gern für Beobachtungen benutzt, die unsere althergebrachten Paradigmen auf den Kopf stellen. Wissenschaft aber beginnt mit Beobachtung unter normalen Umständen. Wenn Beobachtungen nicht zu unserer Vorstellung von der Realität passen wollen – ja, vor allem, wenn sie es *nicht* tun –, sollten Wissenschaftler aufhorchen. Sie sind das Rohmaterial, aus dem wir die zu beweisenden Hypothesen zimmern. «Anekdote» kommt übrigens aus dem Griechischen und bedeutet «nicht veröffentlicht». Indem er diese «Geschichten über die spirituelle Seite der Chirurgie» veröffentlicht, liefert uns Allan Hamilton einigen Stoff, über den es sich nachzudenken lohnt.

Andrew Weil, M. D.

Einleitung

> Das Weltall sieht allmählich mehr wie ein großer Gedanke als wie eine große Maschine aus.
> SIR JAMES JEANS

Dies ist eine Sammlung von Geschichten. Jede einzelne ist inspiriert von realen Patienten und realen Ereignissen. Ich habe nur wenige Veränderungen daran vorgenommen, und wo ich es getan habe, geschah es meist zum Schutz der Privatsphäre der Betroffenen. Zum Beispiel habe ich die Identität eines Mediziners verschleiert, der noch lebt, hauptsächlich aus rechtlichen Gründen. Manchmal habe ich zwei oder mehr Personen zu einer verschmolzen.

Ich begann meine Reise als Arzt, der versuchen wollte, den Unterschied zwischen Gehirn und Geist *(mind)* zu begreifen. Es endete damit, dass ich mich schließlich auch noch mit dem Rätsel der Seele herumschlagen musste. Zum Teil ist dies eine Sammlung von Geschichten über meinen Werdegang als Arzt. Darüber, dass ich auf die spirituellen Fragen und Krisen, auf die ich stieß, nicht vorbereitet war. Und ich bekam zwangsläufig die Rechnung dafür präsentiert. Ich musste mein Leben komplett neu beurteilen, von der Kindheit bis heute, von meinen eigenen Wertvorstellungen bis hin zu denen der Patienten, denen ich begegnete. Aber diese Reise hat mir auch sehr viel gegeben. Sie hat mich zum Glauben an ein

Leben jenseits des Lebens geführt, jenseits des Todes und jenseits der Angst.

Anfang des 20. Jahrhunderts musste Roald Amundsen, der Polarforscher, am nördlichen Polarkreis einen Winter bei den Inuit verbringen. Er lebte während der lichtlosen Jahreszeit bei dem Stammesschamanen oder Medizinmann in dessen Behausung. Nachdem er monatelang die Taschenspielertricks und Kunststückchen des Schamanen beobachtet hatte, mit denen dieser sich der Aufmerksamkeit des Stammes versicherte, konnte Amundsen nicht länger an sich halten. Er beschloss, dem Schamanen auf den Kopf zuzusagen, dass er ein Betrüger sei, und ihn zu fragen, ob es ihn denn nicht störe, dass alle seine «magischen Kräfte» nichts weiter als billige Zaubertricks seien. Der Schamane lächelte. Er gab zur Antwort: «Meine magische Kraft hat nichts mit meinen Tricks zu tun. Meine wahre magische Kraft ist, dass ich aufs Eis hinausgegangen bin und dort viele Monde lang gelebt habe, bis ich am Ende die Stimme des Universums hören konnte. Und die Stimme des Universums ist die einer Mutter, die ihre geliebten Kinder zu sich ruft. Das ist meine wahre magische Kraft.»

Ich hoffe, dass auch meinen Geschichten etwas von dieser wahren magischen Kraft innewohnt. Ich bitte Sie, mir symbolisch die Hand zu reichen und mich auf der Visite bei meinen Patienten zu begleiten. Sie sollen sie in ihrem Krankenbett sehen, wie ich sie gesehen habe – damals wie heute. Lassen Sie sich ihre Geschichten erzählen. Erleben Sie ihre Kämpfe durch mich. Und haben Sie Geduld: Ihre spirituellen Lehren werden für sich sprechen.

1 Kristallkugel

Als ich acht Jahre alt war, nahm meine Mutter meinen Bruder Patrick und mich nach Coney Island mit. Meine Mutter hätte uns niemals dorthin gelassen, wenn ihre beste Freundin Betty nicht hätte hinfahren wollen. Aber Betty zog es nach Coney Island, weil sie einen Gutschein über 25 Prozent Ermäßigung für jedes Kind bis zwölf Jahre besaß. Und die Zeit drängte. Bettys älteste Tochter würde nächsten Monat 13 werden. Also musste Mutter mit, denn Betty wollte nicht allein mit der U-Bahn den ganzen Weg hinaus nach Coney Island fahren.

Nur, weil wir nach Coney Island fuhren, hieß das allerdings nicht, dass Mutter davon begeistert sein musste. Sie war noch nie dort gewesen, aber sie wusste bereits, dass sie es hassen würde. Es gab eine Strandpromenade. Die Leute aßen Hot Dogs und Zuckerwatte. Sie kauften Stofftiere. Und sie amüsierten sich in diesen Achterbahnen, die zu nichts nütze waren und nirgendwohin führten. Da Mom deutsche Wurzeln hatte, misstraute sie allem, was mit Vergnügen zu tun hatte. Betty hingegen war eine fromme irische Katholikin und wusste um die Vergänglichkeit unschuldiger Freuden.

Betty hielt es für eine grandiose Idee, auf der Strandpromenade nach einer Zigeunerin Ausschau zu halten – sie sollte allen Kindern die Zukunft weissagen. Mom konnte sich kaum dazu überwinden, der Zigeunerin, die Betty schließlich auftrieb, die zwei geforderten Münzen auszuhändigen. Mein Bruder streckte als Erster seine Handfläche hin. Darin stand, dass er reich werden und einen Filmstar heiraten würde. Mom schnaubte missbilligend. Sie besaß die Angewohnheit, ihre Nasenlöcher zu blähen, wenn sie gegen etwas war; sie öffneten sich dabei mit einem ähnlichen Geräusch, wie die Turbinen eines Jets anliefen. Aber sie hatte endgültig genug – Mom schnappte nach Luft wie ein Fisch auf dem Trockenen –, als die Zigeunerin meine Hand ergriff und verkündete: «Der hier wird ein Doktor. Und vielleicht sogar ein berühmter.» Meine Mutter schnaubte. «Einfach lächerlich», sagte sie. Sie entriss der Zigeunerin meine Hand und zog mich nach draußen.

Zugegeben, die Chancen auf eine medizinische Laufbahn standen schlecht bei mir. Ich fürchtete mich vor allem, was auch nur entfernt organischen Ursprungs war, wie etwa Blut oder Schorf. Ich ertrug es nicht, wenn meine Hände schmutzig wurden. Ich hatte andere Berufspläne: In den ersten zehn Jahren meines Lebens hatte ich Cowboy werden wollen. Anschließend folgte eine zweijährige Phase, in der ich mich als künftigen Kommandanten der *SS United States* betrachtete. Als ich mich anschickte, aufs College zu gehen, rostete das Schiff schon böse vor sich hin, und ich hatte beschlossen, stattdessen Maler zu werden.

Ich verbrachte zweieinhalb Jahre am Ithaca College und versuchte mich in der Ölmalerei. Ich war einigermaßen begeistert, dass wir so häufig Gelegenheit bekamen, nackte Frauen zu zeichnen, aber ich brachte es darin nie besonders weit. Widerstrebend wechselte ich das Hauptfach, um nun Amerikanische Literatur zu studieren. Nach meinem Abschluss sollte mich der Lehrerberuf ernähren. Immerhin winkte ein regelmäßiges (wenn auch mageres) Einkommen. Aber bald scheiterten auch diese Pläne: Ich hatte genug Scheine gesammelt, um früh meinen Abschluss zu machen – zu früh!

Zu jener Zeit war es nicht besonders ratsam, vorzeitig das Studium zu beenden. Der Vietnamkrieg tobte. Jeder junge Mann, der einen Puls und wenigstens ein gesundes Auge vorzuweisen hatte, wurde eingezogen und nach Südostasien geschickt. Ich geriet in Panik. Die Wahrscheinlichkeit war hoch, dass es auch mich treffen würde. Ich war mir sicher, dass ich nach Vietnam musste. Ich war so gut wie tot.

Ich ging zur Registratur, um mich irgendwie herauszureden. Ich bestand darauf, dass ein Fehler vorliegen musste. Meine Scheine seien falsch gezählt worden. Wie hätte ich sonst so schnell das Studium absolvieren können? Die Dame mittleren Alters in der Registratur lächelte mich wie ein Krokodil an, als ich ihr meine Notlage schilderte. Sie war sich ziemlich sicher: Am Ende des Jahres würde ich sogar mehr Scheine beisammenhaben als nötig. Und ja, ein entsprechender Bescheid sei bereits der Einberufungsbehörde zugegangen. Ihre Freude war unverhohlen. Eines der Probleme des Vietnamkriegs war, dass dabei fast jeder zum Arschloch mutierte.

Ich fand mich also zur Musterung ein und unterzog mich tagelangen Tests, um herauszufinden, in welcher militärischen Abteilung ich wohl am besten aufgehoben wäre. Man hat mir nie die Ergebnisse mitgeteilt. Sie sagten mir nur, dass ich am folgenden Tag wiederkommen solle. Die Tests schienen kein Ende nehmen zu wollen. Einer davon gefiel mir allerdings wirklich gut: Dabei wurde überprüft, wie schnell man Hände und Augen synchron bewegen konnte. Und noch einen mochte ich: Darin ging es um eine völlig unsinnige Kauderwelschsprache. Man musste herausfinden, wie sie sich entschlüsseln ließ. Ich muss ziemlich gut dabei abgeschnitten haben, denn gleich danach nahm mich der Sergeant beiseite und fragte mich, ob ich jemals über eine Laufbahn im Geheimdienst nachgedacht hätte. Sie wissen schon: CIA oder FBI. Nun, offen gestanden hätte ich alles getan, um nicht nach Vietnam zu müssen. Also stimmte ich zu. Warum auch nicht? Wirst du eben ein Spion, sagte ich mir.

Junge, plötzlich änderte sich alles. Sie nannten mich beim Vornamen. Führten mich in ein separates Büro. Holten mir Kaffee. Ich musste weitere Tests durchlaufen, aber jetzt war ich allein im Raum und gab wirklich mein Bestes. Ich fand, dass man auch schlechter den Krieg aussitzen konnte, als für die Regierung zu arbeiten und Nachrichten zu ver- und entschlüsseln. Es schien mir eine sichere Angelegenheit zu sein. Weit weg vom Kugel- und Bombenhagel.

Also diente ich mich durch sämtliche Eignungsprüfungen, IQ-Tests, psychologischen Profile und Unbedenklichkeitsbescheinigungen hoch und hörte nicht auf zu hoffen, dass man mich einfach weiter am College studieren lassen würde.

Dann erzählte mir ein bekiffter Freund von einem Biologie-Professor, der mit Raubvögeln arbeitete. Dieser Bursche suchte einen Laborassistenten, behauptete mein Freund.

«Ja, und? Was kann mir der Kerl schon bieten?»

«Mann, dieser Prof trainiert Raubvögel darauf, Tauben im Flug zu töten, damit sie nicht in die Triebwerke der Air-Force-Jets geraten.»

«Er bringt Tauben um?»

«Immerhin besser, als Babys umzubringen!»

«Klar. Sicher. Ich weiß, was du meinst.» Ich wusste es natürlich nicht, aber versuche mal einer, mit jemandem zu diskutieren, der vollkommen stoned ist.

«Mein Gott, wach doch auf!», brüllte mein Freund. «Er trainiert diese Vögel für die Air Force! Jedes Mal, wenn er seine gefiederten Freunde auspackt und auf eine Taube ansetzt, erspart er Uncle Sam Millionen, weil er dafür sorgt, dass die Viecher nicht in ein Triebwerk gesaugt werden und das ganze Flugzeug hochgehen lassen. Mann, diese verfluchten Raubvögel sind ein Vermögen wert. Das ist von nationalem Interesse oder wie das immer heißt. Mit so einem Forschungsjob könntest du den ganzen Geheimdienstkram machen und trotzdem weiter zur Uni gehen. Kapiert? Keine Einberufung!»

Da hatte er wohl tatsächlich so etwas wie eine gute Idee gehabt. Ich hatte gehört, dass einige Forscher von der Einberufung ausgenommen wurden, weil ihre Forschungsgelder vom Verteidigungsministerium bezahlt wurden. Es war einen Versuch wert.

Bruce Denin war Ethologe und erforschte hauptsächlich das Verhalten von Vögeln. Er hatte seine Dissertation über «Mobbing-Verhalten» geschrieben, bei dem kleinere Vögel wie Spatzen oder Krähen umherschwärmen und viel größere und gefährlichere Raubvögel anpöbeln. Indem sie in großer Zahl herumfliegen und hin und her schießen, lenken die kleinen Vögel den Beutegreifer ab und nehmen ihm jede Chance eines Überraschungsangriffs auf sein Opfer. Ich hielt es für eine seltsame Idee, mich auf diesem Gebiet als Forscher zu profilieren. Aber es lohnte sich trotzdem, es einmal auf diese Art zu versuchen, wenn es mich vor der Einberufung bewahren konnte.

Das ornithologische Labor der Cornell University duckte sich hinter einen der langgestreckten, brotlaibförmigen Hügel, die über den Lake Cayuga blicken. Das Gebäude sah vielversprechend nach

Militär aus. Es gab einen Eingang mit einem Tor und einer Wache. Sie hakte den Namen jedes Besuchers auf einem Klemmbrett ab und kündigte telefonisch sein Kommen an. Ich schöpfte Mut. Das roch nach Verteidigungsministerium. Das Gebäude war gedrungen und in dem geschmacklosen Grünlichbraun eines Uniformstoffs angestrichen. Das Ganze schrie förmlich: «Wir beschäftigen uns hier mit lebenswichtigen Angelegenheiten der nationalen Verteidigung» – ein Schlüsselsatz für Freistellungen vom Wehrdienst.

Dr. Denin war ein großer drahtiger Bursche, eine Kreuzung aus einem Ex-College-Basketballspieler und einem Streber. Er trug eine Hornbrille, die seine Augen wie die Augen einer Eule hervortreten ließ. Er hatte auch die vogelartige Angewohnheit, von einem Bein aufs andere zu treten. Dr. Denin führte mich in den Greifvogeltrakt, wo gigantische Flugkäfige, deren Drahtwände über sechs Meter in die Höhe ragten, einer neben dem anderen standen. In jedem Käfig befand sich ein großer abgesägter Ast, der als Sitzstange diente. Und auf jedem saß auch ein einsamer Vogel. Habichte. Falken. Einige riesige Adler – aus Kanada, Afrika, Asien und natürlich Amerika. All diese Vögel hatte der U.S. Fish and Wildlife Service von Schmugglern konfisziert.

Wir betraten einen der Flugkäfige. Sobald ich drin war, sah ich, dass er Hunderte Kubikmeter Raum umfasste. Und doch erschien er mir klaustrophobisch klein. Der ätzende Gestank von Vogelmist machte ihn nicht gerade heimeliger. Getrocknete Fetzen von altem Fleisch lagen festgebacken auf dem Boden.

Unseren Käfig bewohnte ein gewaltiger Steinadler, der auf seinem Ast in der Ecke saß. Ich drückte mich instinktiv an die Käfigwand und ließ den Griff der Käfigtür nicht los. Dr. Denin ging in der Mitte des Käfigs in die Hocke. Und dann flog dieser riesige Vogel hinüber zu ihm, klapperte mit dem Schnabel, als wäre er ein überdimensionales Küken, und landete auf dem Boden ganz in der Nähe des Forschers. Dr. Denin gab einige schmatzende Kussgeräusche von sich, und plötzlich hüpfte der Vogel auf seinen Arm. Er musste einiges über zehn Kilo wiegen. Ich konnte sehen, wie sich die Muskeln in Dr. Denins Arm anspannten, um das Gewicht des Vogels zu tragen.

In diesem Augenblick hätte ich alles getan, worum er mich bat. Ich hatte einfach noch nie die Majestät und Kraft eines Adlers aus solcher Nähe erlebt. Als er den Vogel wieder auf seinen Ast entließ und mich aufforderte, ihn in sein Büro zu begleiten, hyperventilierte ich daher fast vor Aufregung.

Er erklärte, dass ich ein «bescheidenes» Pilotprojekt über einen kleinen Sperlingsvogel mit dem klingenden Namen Louisianawürger übernehmen sollte. Ich hatte noch nie von einem derartigen Vogel gehört. Der Würger hat anscheinend winzige Klauen, die nicht dazu geeignet sind, seine Beute zu zerfetzen. Um sie fressen zu können, muss er sie daher auf Dornen, Nägel, Stacheldraht spießen – einfach auf alles, womit er seine Opfer fixieren kann. Es schien mir ein widerlicher Charakterzug. Im Rahmen des Forschungsprojektes, das Dr. Denin mir antrug, sollte ich kleine Mäuse an ein Paar brütender Louisianawürger verfüttern. Den Vögeln sollte ich dann eine Auswahl verschieden großer Nägel anbieten, die in unterschiedlichen Winkeln in ein Brett getrieben waren, um herauszufinden, für welche «Pfählvariante» sie sich am häufigsten entschieden. Das entsprach nicht unbedingt meiner Vorstellung von anspruchsvoller Forschung und war für meine Begriffe in etwa vergleichbar mit einer Studie, die der Frage nachging, welchen Garderobenhaken Kinder in einem Kindergarten den Vorzug gaben. Aber es war Forschung, und langsam begann es mich zu interessieren, welche Ergebnisse sie hervorbringen würde. Ich wurde neugierig, welche Auswahl die Würger aus einem Sortiment anscheinend nicht unterscheidbarer Nägel treffen würden. Schließlich gelang es mir, winzige, subtile Unterschiede zwischen den einzelnen Nägeln zu erkennen, zumindest aus Sicht der Würger. Ich riet immer besser, welche Nägel den Vögeln am meisten zusagen würden. Bald betrug meine Erfolgsquote über 75 Prozent.

Dr. Denin gratulierte mir zu meinen Fortschritten in der Würgerforschung. Er geriet in helle Aufregung, als eine statistische Analyse ergab, dass neun von zehn Würgern ihre Maus am liebsten auf einen Nagel spießen, der in einem Winkel zwischen 30 und 45 Grad eingeschlagen ist. Das ist nicht gerade der Stoff, der einem den Nobelpreis einbringt, aber vielleicht war es ein neues Mosaiksteinchen Wissen, und es gab mir ein gutes Gefühl, bei seiner Entdeckung mitgeholfen zu haben. Das war nicht einmal ein Egotrip. Eher ein verschwiegenes, herzerwärmendes Gefühl – nämlich Stolz darauf, dass ein kleines Stück unseres immensen Informationswissens meine verborgenen Duftmarken trug.

Ich wurde wohl süchtig nach diesen Würgern. Und ich war freudig erregt, als Dr. Denin mich in sein Labor auf dem Hauptcampus holte. Diesmal erforschten wir ein noch weitgehend unbekanntes Protein, das antidiuretische Hormon (ADH). Seine Ausschüttung ist an Veränderungen im Blutvolumen gekoppelt, und Dr. Denin glaubte, dass bei Ratten die Entfernung der Nieren zu einem exponentiellen Anstieg des ADH-Spiegels führen würde. Seine Hypothese stellte sich als brillant heraus und führte schließlich zur Entdeckung eines Polypeptidhormons namens Vasopressin, das vom Gehirn ausgeschüttet wird und heute als eine der Hauptdeterminanten für den Blutfluss zu den Nieren gilt.

Nichts von alledem interessierte mich wirklich, einmal abgesehen von der Tatsache, dass ich Hunderten Ratten die Nieren entnehmen musste. Und Junge, wie ich diese Operation liebte (im Fachjargon nennt man sie Nephrektomie). Ich ging ganz darin auf, Stunde um Stunde am Labortisch zu sitzen. Ich genoss es, das chirurgische Besteck in meinen Händen zu spüren; ich genoss den Druck der Stahlklammern und das Sezieren des Gewebes. Meine Hände wurden immer geschickter, meine Augen huschten immer flinker hierhin und dorthin. Mit einem Mal war es sonnenklar: Ich erkannte, dass ich Chirurg werden musste.

Ich wurde niemals eingezogen. Aber die Anstrengungen, die ich unternahm, um mich der Einberufung zu entziehen, halfen mir, meine Hände zu entdecken. Die intellektuelle Seite der Medizin konnte mich nie reizen. Für mich ging es nur um die Hände. Darum, mich in ein stilles, selbstgenügsames Universum zwischen Fingerkuppe und Augapfel zu versenken.

Unter Chirurgen gibt es ein Sprichwort: «Ein Tag ohne Operation ist Medizin.» Wenn man nicht mehr mit den Händen operieren kann, verliert man die Fähigkeit, die einen vom Rest der Medizinerschaft unterscheidet. Chirurgie funktioniert aus dem Bauch heraus. Vorsichtig tastend. Ein Arzt zu sein ist etwas ganz anderes. Aber was? Ich kann es nicht sagen, weil ich nie Arzt werden wollte. Nur Chirurg.

Mein erster Job nach dem College war alles andere als glanzvoll: Hilfshausmeister. Ich putzte die Presbyterianische Kirche an der Hauptstraße von Utica, New York. Ich wischte, wienerte und fegte sie von oben bis unten. Ich nahm einen weiteren Job an und arbeitete Teilzeit für einen Tierchirurgen namens Chris Krasner. Er hatte mir ein Angebot gemacht, das ich nicht ablehnen konnte: Wenn ich sein Hundepfleger wurde, durfte ich ihm hin und wieder nach der Arbeit bei seinen Operationen assistieren.

Hundepfleger zu sein erfordert mehr Mut, als die meisten Leute denken. Er muss sich um *alle* Hunde kümmern – von den süßen bis hin zu den großen, gemeinen, die man zu Kampfhunden gedrillt hat. Man schippt Riesenmengen Kot weg. Durchfall. Urin. Erbrochenes. Haarknäuel. Eine Flut von organischen Überresten. Käfige und Auslauf müssen jeden Tag unbarmherzig desinfiziert werden. Man arbeitet mit ätzenden Mitteln, Bleichmitteln und Chemikalien, die einem Baum die Rinde abziehen würden. Man füttert die Tiere. Man badet und seift alle ein, die nach Hause entlassen werden. Und wenn ein Tier stirbt, äschert man es ein. Man befeuert den Verbrennungsofen und verbrennt jeden toten Hund und jede tote Katze zu einem Häufchen Asche.

Diesen Verbrennungsofen zu bedienen war die grässlichste, schmutzigste Arbeit, die ich jemals verrichtet habe. Wenn es ein «Unten» gibt, von dem man sich nach oben arbeiten muss, war das wohl der Hundepflegerjob für mich. Die Kadaver waren steif und starr, und übelriechende Flüssigkeiten traten bereits aus. Man musste ihnen die Halsbänder und Marken abnehmen. Wenn der Hund vollständig verbrannt war, öffnete man den unteren Schieber. Meist blieb nicht mehr als eine Kehrichtschaufel reine Asche übrig. Ohne ein erkennbares Stück Knochen. Man gab sie in eine Plastiktüte und die wiederum in eine Einweg-Plastikurne und hob sie mit dem Halsband, der Marke und dem Spielzeug des Hundes auf, sofern er welches besessen hatte. Dr. Krasner händigte alles der Familie aus, wenn sie kam, um die Überreste ihres Lieblings abzuholen. Und die Rechnung zu zahlen. In diesem Punkt war Chris sehr streng: Man durfte nie die Asche übergeben, bevor nicht alle offenen Posten beglichen waren.

Als Belohnung für die Übernahme dieser schauerlichen Aufgabe durfte ich Chris nach einiger Zeit bei allen Operationen assistieren. Er war im Staat New York als einer der besten Tierchirurgen bekannt und behandelte häufig Hüftdysplasien bei großen Hunderassen wie Labrador-Retrievern oder Dänischen Doggen. Ab und an führte er auch Bauch-OPs durch (abgesehen von Sterilisationen, die sein tägliches Brot waren). Zuweilen bot sich Chris auch die Gelegenheit zu Operationen, die ihn regelrecht in Begeisterung versetzten, und mich auch. Er liebte die Herzchirurgie, die er nur alle Jubeljahre ausführen konnte. Und er liebte Operationen am grauen Star. Chris war der König des grauen Stars. Wie man weiß, sind einige Rassen sehr anfällig für Linsentrübungen, besonders Cockerspaniels. Deshalb hatten wir immer einen oder zwei Cocker, die sich hinten im Zwinger von der OP erholten. Ich war sehr erfreut, dass nicht Dobermänner vom grauen Star geplagt waren. Man musste nämlich zweimal täglich Wundsalbe auf das Auge auftragen. Aber die meisten Cocker waren friedlich. Dobermänner allerdings waren einfach bösartig.

Ich liebte die tägliche Arbeit am OP-Tisch. Ich wusste, dass ich die Chirurgie auf keinem anderen Weg jemals aus solcher Nähe hätte kennenlernen können. Ich wusste ebenfalls, dass ich Menschen operieren wollte. Nicht Tiere. Oft bot Chris eine elegante chirurgische Lösung für das Problem des Tiers an. Dann fragte der Besitzer nach dem Preis. Chris nannte ihn, und Herrchen oder Frauchen erwiderte: «Und was kostet es, wenn wir das Tier einfach einschläfern?» Chirurgie kann nie so billig wie Einschläfern sein. Nein, ich wusste, dass ich Menschen operieren wollte – weil mir dabei von vornherein ein Höchstmaß an Können abverlangt wurde. Und die Kosten waren kein Thema – wenigstens theoretisch.

Die Chirurgie war eine Art Heiligtum für mich. Sie kam vielen meiner Bedürfnisse und Spleens entgegen. Ich bin einigermaßen zwanghaft veranlagt. Wie schon erwähnt mag ich es nicht, wenn meine Hände schmutzig werden. Ich habe früher meine gesamte

Familie in den Wahnsinn getrieben, wenn wir an den Strand gingen. Ich stand den ganzen Tag da, die Arme steif vom Körper gestreckt, damit nur ja kein Sand daran kam. Die Chirurgie ist ein großartiges Fachgebiet, dem man sich widmen kann, wenn man sauber werden und es auch bleiben will.

Viele Menschen reagieren irritiert auf Zwangsstörungen. Sie können sich vorstellen, warum: «Nein, das muss dorthin», «Das gehört immer hierher», «Nein, du musst sie in eine Reihe stellen, ganz rechts der größte bis ganz links der kleinste». Das würde jeden um den Verstand bringen, ausgenommen im Operationssaal. Ich habe noch nie einen Patienten getroffen, der nicht wollte, dass sein Operateur zwanghaft ist. Die Chirurgie bot mir also eine neue Heimat.

Mir wurde klar, dass ich es liebte, mit meinen Händen zu arbeiten. Der berühmte Flow-Zustand war bei mir manuell induziert. Ähnlich wie Athleten sich vom Wettkampf davontragen lassen oder Musiker von ihrem Vortrag, hat auch die Chirurgie eine unbestreitbare Anziehungskraft mit Suchtfaktor. Ein solcher Flow-Zustand kann über Stunden anhalten. Man geht vollkommen in seiner Arbeit auf. Die Zeit steht still. Man merkt nicht, dass der Magen knurrt. Oder dass die Blase zum Zerreißen gespannt ist. Oder dass der Rücken ächzt. Man bekommt kaum mit, dass die Schicht gewechselt hat und sich ein ganz neues Team im OP befindet. Man registriert beim Aufsehen nur, dass die Zeiger an der Uhr ein paar Stunden vorgerückt sind. Der OP ist wie ein Theater – ein Schauplatz dramatischer Ereignisse. Chirurgen ziehen Kostüme an. Sie setzen sich Masken auf. Und dann beginnt die Vorstellung. Die Luft knistert vor Spannung.

Wenn Studenten im dritten Jahr zu mir als Fachberater der Fakultät kommen, fällt mir immer wieder auf, dass diejenigen, die sich der Chirurgie widmen wollen, am einfachsten zu beraten sind. Sie wissen bereits, dass sie keine Wahl haben: Sie müssen Chirurg werden. Es ist ganz einfach: Wenn man den Gedanken nicht ertragen kann, etwas anderes als Chirurg zu sein, dann muss man sich eben der Chirurgie verschreiben. Die Chirurgie wählt einen aus, nicht umgekehrt.

Ich denke immer noch an diese alte Zigeunerin auf Coney Island. Weil ich am eigenen Leibe gespürt habe, dass ich von der Chirurgie angezogen wurde wie von einem Magneten. Die Chirurgie hat mehr auf mich gewartet als ich auf sie. Ich würde diese Zigeunerin heute küssen, wenn ich sie wieder treffen würde. Sie hat mir eine geheime Dosis Hoffnung geschenkt – einen Schuss mythischen Selbstvertrauens.

2 Ogooué: Der Fluss des Zweifels

1981 ging ich wider besseres Wissen als Chirurg nach Afrika. Jede Faser meines Seins protestierte dagegen, mein Leben aufs Spiel zu setzen. Im afrikanischen Dschungel zu leben und auf die modernen Kommunikationsmöglichkeiten und die chirurgische Perfektion, die ich so schätzte, zu verzichten erschien mir wie intellektueller Selbstmord. Aber ich ging trotzdem. In ein kleines Krankenhaus in der Dschungelstadt Lambaréné am Ogooué, direkt am Äquator in Gabun.

Das Krankenhaus war genauso abgelegen und marode, wie ich es befürchtet hatte. Als medizinische Einrichtung hatte es nichts Rühmenswerteres vorzuweisen als die Tatsache, dass Albert Schweitzer hier die meiste Zeit seines Lebens als Missionsarzt und Ethikphilosoph praktiziert hatte. Ich dachte, dass es vielleicht ein Fehler war, dorthin zu gehen. Was konnte mir die primitive Dritte Welt schon beibringen, das meiner Chirurgenlaufbahn von Nutzen sein würde? Ich hatte unrecht. Dort erfuhr ich nämlich, dass das Universum Interesse an mir zeigte.

Wie schon zu meiner Zeit in Dr. Denins Labor suchte eher

die Gelegenheit *mich*, als dass es umgekehrt war. Die Reise nach Afrika ging auf einen Traum aus Kindertagen zurück. Als Kind war ich schwächlich. Dünn. Schlecht im Sport. Schüchtern. Kurzsichtig. Und ich hatte Asthma. Meine Familie ermutigte mich darin, zu Hause zu bleiben und Schach zu spielen, Musik zu machen und zu zeichnen. Meine Kindheit bestand weniger daraus, meine eigenen Erfahrungen mit dem Leben zu sammeln, als vielmehr, es zu katalogisieren, es mir aus anderer Leute Leben zusammenzusammeln – Souvenirs, Schmetterlinge, Briefmarken und Murmeln. Und ich arbeitete Stunde um Stunde an meinen Modellschiffen.

Ich war ein seltsamer Einsiedler. Am Samstag und Sonntag nahm mein Stiefvater mich und meinen Bruder auf lange Spaziergänge mit, in der Hoffnung, dass uns Bewegung und frische Luft guttun würden. Er hängte sich immer ein Transistorradio (von der Größe eines Brotkastens) über die Schulter, und dann hörten wir uns ein klassisches Stück nach dem anderen an. Unsere Ausflüge führten uns zu allen möglichen Museen und Parks in und um New York City.

Insgesamt stand ich ziemlich neutral diesen «Weiterbildungsexkursionen» gegenüber, wie mein Stiefvater sie nannte. Es hörte sich an wie übelschmeckende Vitamine. Mein Bruder Patrick verabscheute sie. Er musste jedes Wochenende regelrecht dazu geprügelt werden. Ich glaube, dass Patrick sich freudig mit jeder Seuche angesteckt hätte, wenn ihm dadurch nur ein derartiges Wochenende erspart geblieben wäre. Meine ängstliche Gleichgültigkeit interpretierte mein Stiefvater im Gegensatz dazu als lauten Beifall.

Die Wahrheit ist: Eines dieser Ausflugsziele – Sagamore Hill in Oyster Bay, New York – versetzte mich stets in atemlose Aufregung. Wir nahmen den Zug dorthin, und schon diesen Teil liebte ich. Aber Sagamore Hill selbst löste einen Freudentaumel in mir aus. Es war die weitläufige Residenz von Theodore Roosevelt, unserem 26. und jüngsten Präsidenten. Ich wurde zu einer wahren Plage und bettelte ständig darum, endlich wieder nach Sagamore Hill fahren zu dürfen. Mein Stiefvater (gesegnet sei er) muss mich über 100 Mal dort hingebracht haben. Während wir durch das Anwesen streiften, erzählte er uns, unter welchen Ausgangsbedingungen TR ins Leben gestartet war: unter denselben wie ich. Er zählte sie zuerst an der einen Hand, dann an der anderen auf. Was sonst wie eine Litanei meiner Schwächen klang, verband mich nun mit dieser heroischen und charismatischen Führerfigur: Wir waren beide schwächliche Kinder, kurzsichtig und Asthmatiker. Sowohl TR als auch ich sammelten Dinge aus der Natur. Wir waren beide begeisterte Leser. Wir liebten Schiffe. Und, wie mein Stiefvater betonte: «Schau dir an, was TR aus seinem Leben gemacht hat!» Mein Stiefvater gab mir etwas von unschätzbarem Wert mit auf den Weg: einen Helden.

Fast 20 Jahre nach meinen Besuchen in Sagamore Hill bot sich mir die Gelegenheit, mich auf Abenteuerfahrt ins Herz von Äquatorialafrika zu begeben. Das mächtige Vorbild Teddys inspirierte mich dazu, das Bewerbungsformular auszufüllen. TR wäre nach Afrika gefahren! Er hätte nicht zugelassen, dass parasitäre Erkrankungen, Malaria oder Hepatitis ihn aufhielten. Tatsächlich hatte TR gegen Ende seines Lebens, als er schon über 50 war, eine sehr gefährliche und tückische Reise unternommen, um das Amazonasbecken zu erforschen. Ich sprach fließend Französisch, und das verschaffte mir einen riesigen Vorteil gegenüber meinen Mitbewerbern, da dies die Amtssprache von Gabun war. Und auch jetzt war mir noch immer nicht bewusst, dass mir eine Kette von Fügungen neue Dimensionen der Selbsterkenntnis erschließen konnte.

Bevor ich es selbst richtig begriff, war ich reisefertig. Ich hatte einen Tropenhelm und eine khakifarbene Jacke erstanden. Ich muss gestehen, dass ich in den Abercrombie-&-Fitch-Shop an der Madison Avenue zum Einkaufen ging, weil dort schon TR seine Safariausrüstung erworben hatte. TR hatte sich dort eine Uniform inklusive Rangabzeichen eines Colonels maßschneidern lassen. So gewandet begab er sich auf jenen berühmten Feldzug im Spanisch-Amerikanischen Krieg, der in einem entscheidenden Augenblick gipfelte: der Festungserstürmung von San Juan auf Kuba durch TR. Das war der Grund, weshalb ich nach Lambaréné in Gabun, Afrika, reiste: weil TR es auch getan hätte.

Die medizinische Versorgung, die man von uns in Gabun erwartete, umfasste das ganze Programm – von Operationen jeglicher Couleur ohne nennenswerte Ausrüstung bis hin zur Behandlung abenteuerlicher, praktisch unbekannter parasitärer Erkrankungen, die im Dschungel heimisch waren. Zu unseren Pflichten gehörte auch die Betreuung von etwa hundert Seelen, die in einer trostlosen, heruntergekommenen Leprakolonie hausten. Eine absolut bizarre Angelegenheit, da Lepra bereits zu jener Zeit durch eine entsprechende Medikation vollkommen beherrschbar war. Isolation oder Quarantäne waren überhaupt nicht notwendig. Aber für viele Menschen, die in der Leprakolonie geboren waren und gelebt hatten, war es undenkbar, sie zu verlassen, auch wenn – vom Standpunkt des Therapeuten gesprochen – ihnen die Tore zu der Welt da draußen sperrangelweit offen standen. Es kann sehr schwer sein, von zu Hause wegzugehen – auch wenn dieses Zuhause eine Leprakolonie ist.

Eine meiner ersten Missionen war, mit dem Einbaum einige entlegene Dörfer aufzusuchen, um die Kinder mit den erforderlichen Impfungen für die Regenzeit zu versehen. Im Sommer regnet es drei endlose Monate. Millionen und Abermillionen Liter Regenwasser lassen die Flüsse am Äquator anschwellen. Diese Fluten bilden geeignete Wasserstraßen, auf denen man zu den kleinen Dörfern gelangen kann, die die restlichen neun Monate des Jahres von der Außenwelt abgeschnitten sind. Es ist von größter Wichtigkeit, innerhalb dieses engen Zeitfensters zu den Kindern in diesen Dörfern vorzudringen. Viele von ihnen würden sonst an Polio, Masern oder Windpocken sterben – Krankheiten, die für uns in den modernen Erste-Welt-Ländern heute kaum mehr als ein lästiges Ärgernis darstellen.

Die verbleibenden neun Monate des Jahres nannte man logischerweise «Trockenzeit». Das Wörtchen «trocken» ist allerdings eine Untertreibung. «Knochentrocken» würde besser passen. Die tosenden Sturzbäche, die in der Regenzeit so heftig auftreten, versickern tief im Boden. Über Nacht verwandeln sich brüllende Schlammfluten in Tümpel. Einen Tag später sind Pfützen aus ihnen geworden. Noch ein Tag, und der Schlamm vertrocknet zu Staub.

Dann ist auch nicht mehr der Hauch von Feuchtigkeit in der Luft. Jedes verfügbare Sandkorn wird vom Wind aufgewirbelt. Für die nächsten acht Monate ist die Luft blutrot und schwer von Staubpartikeln. Tonnen von Schmutz wälzt der Wind wie feinen Puder hin und her, und dort, in der Luft, verharrt er auch trotzig, bis ein Jahr später der Regen wiederkehrt, den roten Staub hinab zur Erde schleudert und eine neuerliche Spritztour auf dem wilden Fluss beginnt.

Zunächst sah meine Impfmission wie eine leichte Übung aus. Es stellte sich nur die Frage nach dem Transportmittel. Das Vehikel der Wahl war ein schmaler Einbaum – wenig mehr als ein großer Baum, der grob mit Axt und Dechsel ausgehöhlt worden war. An seinem einen Ende war ein altersschwacher Außenbordmotor angebracht. Mein Küchenmixer hat einen größeren Motor!

In diesem Einbaum musste ich mich, einige Schachteln Impfstoff, ein Dutzend Spritzen und ebenso viele Kanülen unterbringen. Wir brauchten nur zwölf, da wir die Kanülen nach jeder Impfung an einem Schleifstein neu schärfen wollten. Anschließend sterilisierten wir sie eine Stunde lang in kochendem Wasser. Wir nahmen also auch einige Töpfe und Pfannen zum Auskochen und Sterilisieren mit. Das Schleifrad war eine sperrige Vorrichtung, die durch Pedale angetrieben wurde, und der Stein, den sie in Bewegung setzte, wog nahezu 50 Kilo. Ich befürchtete, dass schon der Stein unseren erbärmlichen Einbaum versenken würde. Es war alles in allem eine gefährliche Ladung für solch ein labiles Wasserfahrzeug.

Mit dem Einbaum wurde mir auch ein Führer zur Verfügung gestellt: ein schlanker, muskulöser Eingeborener vom Stamm der Fang namens Jean-Michel. Er schmauchte Marlboros («cigarettes américaines») in Kette. Um sicherzustellen, dass wir auch tatsächlich dort ankamen, wo wir hinwollten, nahmen wir zwei Extra-Benzinkanister à 20 Liter mit. Damit konnten wir noch einmal 240 Kilometer zurücklegen. Dass Jean-Michel so nahe am Treibstoff rauchte, machte mich allerdings ein wenig nervös.

Ich bemerkte, dass eine Springfield-Büchse im Bug lag. Jean-Michel teilte mir mit, dass das Gewehr zur Verteidigung gegen Flusspferde gedacht sei, worauf ich ihn fragte, ob wir denn damit rechnen mussten, auf unserer Fahrt welchen zu begegnen. «Uh, *nein*, Doktor Alain» – man benutzte gern den Doktortitel, aber nur in Verbindung mit dem Vornamen. Ich war mir nicht einmal sicher, ob überhaupt jemand in Afrika einen Nachnamen besaß. «Aber manchmal werden die Hippos ziemlich wütend, wenn wir vorbeifahren, und dann werfen sie das Boot um.» Die Wasser des Ogooué waren gnadenlos. Die Grabsteine auf dem Krankenhausfriedhof gehörten alle zu weißen Ärzten, die im Fluss ertrunken waren.

Sir William Osler, einer der großen Lehrer und Väter der modernen Medizin, sagte einmal, dass sich die Menschen auf dieser Welt in zwei Lager teilen lassen: in «Hähne» und «Eulen». Zu den «Hähnen» sind all jene zu zählen, die mit den Hühnern aufstehen, aus dem Bett springen und am produktivsten bis zum Mittag arbeiten. Sie kriechen um acht oder halb neun Uhr abends in die Federn, schlafen wie ein Stein und laden die Batterien für den nächsten Tag wieder auf. «Eulen» jedoch lieben es, bis spät in die Nacht hinein zu arbeiten. «Eulen» warten, bis der Rest der Welt in der Falle liegt, bevor sie zur Höchstform auflaufen. Eine «Eule» schläft bis nach Mittag und kümmert sich nicht um den Trubel der Geschäftswelt, bis wenigstens der halbe Tag vorüber ist.

Nach Jean-Michels ursprünglichem Plan sollten wir an einem Montag ablegen. Es würde den größten Teil der Woche dauern, die Dörfer abzuklappern. Ich hoffte auf einen frühen Start, aber Jean-Michel war ganz klar eine Eule, was das Aufstehen betraf. Ich war der Hahn. Für mich beginnt der beste Teil des Tages mit dem ersten Dämmerlicht – das ist einer der Gründe, warum ich die Chirurgie so reizvoll finde. Es geht doch nichts über die Spannung am Morgen, wenn der OP sich für das anstehende Tagwerk bereitmacht. Es ist ein Adrenalinkick. Gemäß meiner Hahnennatur hatte ich geplant, unsere Impftour nicht nach sieben Uhr morgens zu starten.

Am Abend zuvor war ich die Ladung unseres bescheidenen Wasserfahrzeugs noch einmal durchgegangen und hatte alles sorgsam verzurrt, sodass wir keine Ausrüstung und Vorräte verlieren würden, falls wir kenterten. Womit ich fest rechnete, wenn ich unser jämmerliches Gefährt so betrachtete. Bei Tagesanbruch lief ich zum Fluss hinab. Vollkommen verdutzt stellte ich fest, dass «le Kanu» weg war.

Nur noch ein schwacher Abdruck fand sich im Sand, dort, wo unser Boot gelegen hatte. Ich setzte mich auf einen Baumstamm, zündete mir eine Zigarette an (ja, ich rauchte ebenfalls) und wartete. Als Jean-Michel erschien, fragte ich ihn, ob er wisse, wohin das Boot verschwunden sei. Nein. Wir würden allerdings unser Kanu auftreiben müssen, wenn wir die Impftour nicht in den Wind schreiben wollten. Jean-Michel begann, sämtliche Sandbänke in Sichtweite mit den Augen abzusuchen. Wahrscheinlich war der Einbaum im Laufe der Nacht abgetrieben worden. Wir setzten uns flussabwärts in Gang. Nach über sechs Stunden feuchter, schmutziger Suche kreuz und quer erspähten wir den Einbaum. Er hatte sich in dem überhängenden Ast eines Urwaldriesen verfangen, der auf den Fluss hinausreichte. Unser noch vollbeladenes Kanu saß fest. Es hatte sich selbst, ohne eine lenkende menschliche Hand, sicher über sechs Kilometer den tosenden Fluss hinab gelotst. Dies legte eine größere Seetüchtigkeit nahe, als ich sie ihm zugetraut hätte.

Der Außenbordmotor war jedoch fort. Es spielte keine Rolle, ob Diebstahl oder ein Missgeschick dahintersteckte. Jean-Michel und ich schritten zur Tat und zogen den Einbaum über 350 Meter weit zu einem kleinen Feldweg, wo wir ihn zurücklassen wollten. Jean-Michel meinte, dass es klüger wäre, ihn zu verstecken. Also begaben wir uns wieder in den Dschungel und sammelten Blätter und Äste, um das Kanu damit zu bedecken. Es war nicht mehr nur ein Boot, es wurde allmählich zu einem Fluch.

In der stickigen Hitze schleppten wir uns zurück zum Krankenhaus. Um die Sache noch ein wenig unerträglicher zu machen, begann es zu regnen. Wir verhandelten mit dem Krankenhausfuhrpark und bekamen einen alten Truck ausgehändigt, mit dem wir durch den Schlamm zurück in den Dschungel rumpelten. Doch nach dem Regenguss sah nichts mehr wie vorher aus. Es kostete uns Stunden, das Kanu wiederzufinden, so gut hatten wir es versteckt. Und ich hatte die Ladung so gewissenhaft verzurrt, dass wir über eine weitere Stunde brauchten, um die Knoten zu lösen und alles auf den Truck zu laden.

Wir fuhren wie zwei ausgelaugte Seeleute, die einen Riesenfisch an Bord gezogen hatten, zur Klinik zurück. Es goss in Strömen. Auch das Abendessen hatten wir erfolgreich verpasst. Dann erinnerte mich Jean-Michel daran, dass wir noch immer keinen Außenbordmotor hatten. Wir durchstöberten den Fuhrpark auf der Suche nach einem brauchbaren Ersatz. Und wir hatten Glück: Jean-Michel fand einen, von dem er glaubte, dass er ihn bis zum Morgen am Kanu anbringen konnte. Ich gab ihm einfach die Schlüssel für den Truck, ging in meine Hütte und trank genug Scotch, dass es zum Einschlafen reichte.

Natürlich war ich am nächsten Morgen kein «Hahn»! Ich war verkatert. Dehydriert. Und ich roch gar nicht gut. Ich versuchte, mir den Schlaf aus den Augen zu waschen. Unternahm den halbherzigen Versuch, mir die Zähne zu putzen. Nachdem ich meine morgendliche Dosis Chinin mit einem Schluck Scotch hinuntergespült hatte, setzte ich mich in Schlangenlinien Richtung Speisesaal in Bewegung. Ich gedachte nicht, mich unseren Kanuproblemen mit leerem Magen zu stellen. Ich muss einen interessanten Anblick geboten haben. Alles schnappte hörbar nach Luft, als ich den Speisesaal betrat.

«Wir sind in den Fluss gefallen», entschuldigte ich mich kleinlaut. Ich schlang etwas «Kompott» hinunter (das Letzte, was wir jetzt gebrauchen konnten, waren Backpflaumen und Aprikosen, die in unseren Eingeweiden rumorten), aß anschließend ein paar

«Crêpes» – mit Obst gefüllte, überzuckerte Pfannkuchen – und trank den starken Kaffee, den man hier kochte. Dann begab ich mich an den Fluss, um herauszufinden, ob wir diese Impfexpedition noch jemals auf den Weg bringen würden.

Dort, am Flussufer, stand unser schlammverkrusteter Truck. Auf der Ladefläche lag der Einbaum, daneben die ganze Ladung und etwas, das wie ein funktionierender Außenbordmotor aussah. Man konnte sehen, dass er repariert und frisch geschmiert worden war. Jean-Michel war nirgends zu erblicken, aber ich konnte mir gut vorstellen, dass er die ganze Nacht durchgearbeitet hatte.

Ich rekrutierte eine Mannschaft aus Pflegekräften, Helfern und robusten Patientenangehörigen, um unser Wassergefährt mit Seilen und Leinen vom Truck zu hieven und wieder zu Wasser zu lassen. Als Vorsichtsmaßnahme zogen wir den Einbaum nicht ganz vor bis zum Wasser und vertäuten ihn an der Hinterachse des Trucks. Ich hielt das für einen ausreichenden Ankerersatz.

Die Plackerei vom Tag zuvor steckte mir noch immer in den Knochen, und so ließ ich mich im Schatten eines Baums nieder. Ich verbrachte den ganzen Vormittag damit, einzudösen und wieder aufzuschrecken, und in den Pausen dazwischen rauchte ich eine Marlboro nach der anderen – bis Jean-Michel mich sanft wachrüttelte. Im Handumdrehen hatten wir das Kanu vom Truck losgemacht und drei Paddel (eines als Ersatz) in den Einbaum gelegt, den wir nun mit der Nase nach vorn in die schlammige Flussströmung zogen. Ein Häufchen Fremder versammelte sich, um unserer Abfahrt beizuwohnen. Jean-Michel schwang sich ins Heck, zum Außenbordmotor, und ich machte es mir bei den Vorräten im Bug gemütlich. Wir stießen uns ab und winkten noch einmal zum Abschied.

Wir hatten kaum von unserem Landeplatz wegzupaddeln begonnen, als wir auch schon in die wirbelnde Strömung hineinschossen.

Und weg waren wir. Die Klinik schien plötzlich einen Satz nach hinten zu machen, als würde sie davonfliegen. Ganz klar: Der Ogooué war nun am Ruder. Jean-Michel erweckte mit ein paar raschen Rucken am Starterseil den Außenbordmotor zum Leben. Er sprang spuckend an, doch es war kaum mehr als ein Flüstern, verglichen mit dem Brausen des Wassers. Ich fragte mich, warum wir bei dem raschen Tempo des Flusses den Außenborder überhaupt brauchten, aber ich begriff schnell, dass Paddeln vollkommen sinnlos war. Einzig über den Motor hatten wir die Möglichkeit, den Einbaum zu lenken. Und Jean-Michel hantierte ziemlich geschickt damit. Die Landschaft raste verschwommen an uns vorüber. Ich musste die unglaubliche Leichtigkeit bewundern, mit der es sich auf dem Fluss vorwärts kommen ließ, im Gegensatz zu den halb unterspülten und ausgewaschenen Straßen, die die einzige Fortbewegungsmöglichkeit während der Trockenzeit darstellten. Es leuchtete mir ein, dass der Fluss seit Jahrhunderten das Netzwerk der Fischerdörfer in Gabun miteinander verband – und dass Straßen eine nachträgliche Erfindung waren, die auszubauen es kaum die Mühe lohnte.

Ich blickte zu Jean-Michel. Mir war bang, unbehaglich zumute. Er dagegen wirkte zufrieden, während sein Blick unablässig über die bewegte Wasseroberfläche huschte. Er hatte den Schirm seiner ramponierten Michelin-Baseballkappe tief in die Augen gezogen, um besser sehen zu können. Er trug kein Hemd, undefinierbare hellbraune Shorts und Flip-Flops. Ein Arm hing lässig über dem Ruder des Außenborders. Obwohl ich den kleinen Motor nicht hörte, konnte ich die Auspuffwolken erkennen, die er in rhythmischen Abständen hinter uns ausstieß. Als ich wieder zu Jean-Michel schaute, winkte er mir mit einem breiten Lächeln zu. Er schien glücklich zu sein, dass wir auf dem Fluss waren. Ich hingegen fragte mich bereits jetzt, wie wir wohl jemals zum Krankenhaus zurückkehren wollten. Ich war stets davon ausgegangen, dass wir einfach die Richtung ändern und wieder flussaufwärts fahren würden. Nun aber war mir völlig klar, dass man nur mit der Strömung auf dem Fluss reisen konnte. Es gab nichts, was uns gegen die Kraft dieser Naturgewalt nach Hause bringen konnte. Ich unterdrückte den Drang, Jean-Michel mit meinen Sorgen zu belästigen.

Stundenlang schoss der Einbaum über alle Biegungen und Kehren, die der Fluss machte, dahin. Wir hielten nicht an, um zu essen oder auszutreten. Bei dieser starken Strömung kam uns das gar nicht in den Sinn. Es war schwierig, durch das Brüllen des Flusses und das Jaulen des Motors hindurch miteinander zu sprechen. Wir legten die hohle Hand wie einen Trichter an den Mund und schrien uns an, aber natürlich wagten wir es nicht, in unserer Nussschale näher zusammenzurücken, um uns besser verständigen zu können.

«Weißt du den Weg?», fragte ich.

«Was?»

«Wohin fahren wir?»

«Was?»

«Haben wir uns verirrt, Jean-Michel?»

Das verstand er nun doch. Er schüttelte lächelnd den Kopf und wies mit der Handkante den Fluss hinunter. Wir würden einfach dorthin fahren, wohin uns dieses wilde Wasser tragen würde. Nach einem halben Tag schließlich wurde der Fluss breiter, ruhiger und navigierbarer. Nun konnte ich mich mit Jean-Michel unterhalten, und es half mir, mich abzuregen. Ich machte mir Sorgen, dass es bald Nacht werden würde. Die Vegetation zu beiden Seiten des Flusses erschien undurchdringlich. Nicht nur, dass sie uns in tiefen Schatten hüllen würde – es gab auch gar keine Lücke in der Wand aus Wurzeln und Geäst, wo wir an Land gehen konnten.

«Jean-Michel, hast du eine Idee, wo wir unser Nachtlager aufschlagen können?»

«Ungefähr acht Kilometer vor uns gibt es eine flache Stelle, Doktor Alain. Es ist ein guter Platz. Zwar sind Hippos da. Aber es ist trotzdem ein guter Platz», verkündete er.

«Wie weit ist das vom ersten Dorf entfernt?»

«Tan-Beang? Ich weiß nicht. Es liegt an einem Seitenarm des Ogooué. Ich weiß nicht genau. Vielleicht rechts, vielleicht links.»

«Du meinst: Du weißt es nicht? Wir kommen zu einer Flussgabelung» – ich spreizte die Finger zu einem V – «und du weißt nicht, ob wir rechts oder links abbiegen müssen?»

Er zuckte mit den Achseln.

«Jean-Michel, haben wir keine Karte? Woher sollen wir wissen, welchen Weg wir nehmen müssen? Wir werden das Dorf verfehlen, um Himmels willen!»

Jean-Michel runzelte die Stirn.

Mich packte die nackte Angst. Keine Karte, die uns führte. Kein Funk, um Auskunft einzuholen. Die Gabelung würde bald vor uns liegen. Wir würden eine Münze werfen oder knobeln müssen. Es kam mir in den Sinn, dass wahrscheinlich genau auf diese Art Menschen, von denen man nie wieder hörte, in der afrikanischen Wildnis verlorengingen. Ich verfluchte mich insgeheim dafür, dass ich meinem glücklosen Führer jemals mein Vertrauen geschenkt hatte.

Schon bald erreichten wir einen geraden, offenen Flussabschnitt, und ich sah, dass wir uns der Gabelung näherten. Beide Abzweigungen sahen gleich vielversprechend aus.

«Jean-Michel, wohin jetzt? Links? Oder rechts? Sag schon!», rief ich.

Er zuckte nur wieder mit den Achseln. Er hatte wirklich keine Ahnung.

«Lass uns an der Gabelung an Land gehen. Hol das Boot ein!» Ich dachte, dass es besser sei anzuhalten, als uns auf Gedeih und Verderb einem der beiden Arme auszuliefern. Jean-Michel schien die eine Möglichkeit so recht wie die andere zu sein. Mich beschlich das Gefühl, dass er mich in meiner Heidenangst einfach nur beschwichtigen wollte.

Die Vegetation reichte hier bis an den Fluss heran, aber es gab eine kleine Sandbank, die von der Strömung aufgeworfen worden war. Ich deutete darauf, und Jean-Michel brachte uns längsseits. Ich sprang aus dem Kanu und kämpfte mich durch den Schlamm, bis es mir gelang, mit einer Hand die freiliegende Wurzel eines großen Baums zu ergreifen. Mit der anderen ruckte ich an dem Seil, das am Bug befestigt war.

In diesem Moment löste sich all mein Frust über meinen Gefährten in Luft auf. Mir wurde klar, wie sehr ich ihn brauchte. Wenn ich allein auf dieser Sandbank strandete, war es aus mit mir. Es sei denn, er würde umkehren und mich irgendwie stromaufwärts ins Boot holen. Ich erneuerte meinen Griff um Wurzel und Seil. Jean-Michel und ich waren untrennbar miteinander verbunden, zusammengeschmiedet durch das Boot, den Fluss und unsere Mission. Einer konnte nicht ohne den anderen ans Ziel kommen oder überleben. Plötzlich erschien es mir bedeutungslos, dass wir nicht wussten, wo wir uns befanden. Es zählte nur, dass wir zusammen waren. Ich spürte mit einem Mal so etwas wie Glück und Frieden.

Jean-Michel ließ den Motor gezielt absterben, als er das Kanu mit einem letzten Satz auf unseren kleinen Strand lenkte. Er sprang aus dem Einbaum, griff nach dem Seil, das ich festhielt, und fiel auf mich, als wir das Boot ganz an Land zogen. Da lagen wir im Dreck, von Kopf bis Fuß mit Schlamm bedeckt und beide mit einem Grinsen im Gesicht. Aber wir waren an Land. Wir arbeiteten uns rasch das steile Ufer hinan, immer das Kanu hinter uns herziehend. Endlich, inmitten eines Dickichts aus Lianen, Wurzeln und feuchter Erde, hielten wir an, ließen uns auf den Boden fallen und pumpten dankbar frischen Atem in unsere Lungen. Ich klopfte Jean-Michel auf die Schulter. Ein gewaltiges Lächeln ging in seinem Gesicht auf, und ich wusste, dass es von Herzen kam, wie das meine. Ich schämte mich für meine Zweifel an Jean-Michel.

Als wäre er vom Baum gefallen, stand plötzlich ein schwarzer Mann von der Größe eines Jungen vor uns. Nicht ein Gramm Fett war an seinem lederartigen Körper. Seine Muskeln traten wie Taue aus ebenholzfarbenem Stahl hervor, und Venen zeichneten sich darauf ab. Trotz seiner kleinen Statur deutete seine Erscheinung auf unglaubliche Kraft hin. Er erinnerte mich an einen schwarzen Panter. Unser Neuankömmling trug nur Shorts und eine Halskette mit ein paar Münzen. Aber seine zottelige Mähne aus dichten, grauweißen Locken verlieh ihm etwas Königliches. Von seiner Schulter hing ein Lederbeutel herab, in dem sich etwas Lebendiges wand. Das Abendessen vermutlich.

Angst zu haben kam mir nicht in den Sinn. Er schien keine Waffen bei sich zu tragen. Seine dicken Füße voller Hornhaut legten nahe, dass er sich sein ganzes Leben ohne Schuhe fortbewegt hatte. Seine Hände waren ähnlich abgearbeitet und schwielig. Aber es war kein Messer oder Bogen oder Gewehr zu sehen. Er hatte nicht einmal einen Stab. Er stand einfach nur da und sah freundlich auf uns herab, fast schon väterlich liebevoll. Dabei wirkte er noch immer so, als würde er mit jeder Situation fertig werden.

Wir sprangen beide auf, wischten uns die schlammigen Hände ab und streckten ihm die Rechte entgegen. Er starrte darauf, streckte verlegen seine eigene Hand aus und schüttelte unsere. Jean-Michel stellte uns einander vor, zunächst auf Fang, dann auf Französisch. Der alte Mann – wenn er denn alt war – antwortete ihm auf Fang, dann wandte er sich an mich und wiederholte seinen Gruß auf Französisch. Er warf einen Blick auf unseren Einbaum, der mit seiner festgezurrten Ladung im Herzen des Dschungels gestrandet war. Er lächelte. Etwas in seinem Lächeln schien anzudeuten, dass wir die glücklichsten Dummköpfe waren, die jemals den Ogooué befahren hatten.

Jean-Michel berichtete, dass wir vom Schweitzer-Hospital kamen. Kannte er es?, fragte ich mich. War er je dort gewesen? Hatte er vielleicht noch Schweitzer persönlich getroffen?

«Wir suchen das Dorf Tan-Beang», erklärte ich. «Jean-Michel und ich bringen den Leuten von Tan-Beang Medizin.» Unser Besucher kreuzte die Beine und setzte sich umstandslos und geschmeidig dort, wo er stand, auf den Boden. Er nickte und lächelte dabei von einem Ohr zum anderen, dann ergriff er wieder unsere Hände und schüttelte sie, diesmal voller Herzlichkeit.

«Ja, ich weiß», sagte er in holprigem Französisch. «Ich dachte, dass ihr schon gestern kommt.» Er schüttelte wehmütig den Kopf, als wäre er über seinen eigenen Irrtum erstaunt.

«Gestern?», fragte ich.

«Ich habe geträumt, dass zwei Männer nach Tan-Beang kommen. Das ist mein Dorf. Aber in diesem Traum verirren sich die zwei Männer. Sie wissen nicht, welchen Weg sie gehen sollen. Darum soll ich hier stehen und helfen. Ich soll hier an der Gabel des Flusses stehen und sie zu meinem Dorf führen.» Er sagte das einfach, sachlich.

«Wer hat dir das gesagt?», fragte ich.

«Mein Traum war eine Botschaft», sagte er. «Aber in dem Traum solltet ihr gestern kommen. Ich hatte die Botschaft nicht richtig verstanden, darum habe ich gewartet. Vielleicht hatte der Traum recht, und ich habe die Tage verwechselt. Wer weiß? Aber jetzt seid ihr hier!» Er strahlte wieder von einem Ohr zum anderen.

Ich war perplex. Ich dachte an unsere Probleme mit dem Kanu. Es gab hier kein Telefon, kein Telegramm, keinen Funk und keine Trommeln. Nichts. Wir hatten keine Möglichkeit gehabt, ihn oder jemand anderen darüber zu informieren, dass wir einen Tag Verspätung hatten. Dieser Mann hatte einen Traum gehabt, dass wir kommen und uns verirren würden (was der Wahrheit entsprach). Er war an die Gabelung am Fluss gekommen und hatte über 24 Stunden gewartet. Weil sein Traum ihn aus dem Unterbewusstsein heraus dazu angewiesen hatte. Warum? Dann dämmerte es mir: Wir wurden nicht nur vom Fluss getragen, sondern auch von der Hand unsichtbarer Mächte. Plötzlich erschien mir der Gedanke, Angst zu haben und in die Irre zu gehen, vollkommen absurd.

Der Name unseres Retters war David. Französische katholische Missionare, die durch Gabun gezogen waren, als es noch eine Kolonie war, hatten ihn so getauft. Sein echter Name, den ich im Lichte seines Traums nur zu gut verstand, lautete Outeen. Auf Fang bedeutet das «Der Dinge sieht». Der Rest unserer Bootsfahrt nach Tan-Beang war ein reines Vergnügen. Götter hätten nicht mit mehr Ehrerbietung und Gastfreundschaft begrüßt werden können, als wir am Landeplatz des Dorfes festmachten.

Wenn ich es recht bedenke, war es das genaue Gegenteil eines Zufalls, dass wir das Dorf doch noch fanden – wenn man unter einem Zufall eine willkürliche Kette von Ereignissen versteht. Für unseren verarmten, entzauberten Verstand mögen solche Ereignisse reine Zufälle sein. Aber ich begann zu erkennen, dass man dahinter auch ebenso gut eine Absicht vermuten konnte. Was, wenn Outeens Auftauchen vorherbestimmt war? Was, wenn ein «Wille» ihn dorthin geschickt hatte? Dann konnte man dies als Geschenk betrachten. Es ging für mich nicht so sehr darum, dass wir gefunden und zum Dorf begleitet worden waren. Ich schloss daraus vielmehr, dass mein Vorhaben vermutlich auf seltsame Weise mit dem Traum eines völlig Fremden verflochten war und der Erfolg dieser Reise von dem Träumer abhing und nicht von mir.

Henry David Thoreau hat geschrieben, dass es nie zu spät ist, seine Vorurteile aufzugeben. Ich nahm das Geschenk an. Outeens Überzeugung, dass er auf uns warten musste, um uns zum Dorf führen zu können, hatte sich als richtig herausgestellt. Nun entfalteten sich die Ereignisse, wie sie es sollten. Ich konnte nicht mehr leugnen, dass ich in der «Schuld» seines Traums stand. Ich war dankbar und erleichtert, dass irgendetwas, irgendeine Macht, ihn gesandt hatte, um uns zu helfen.

Jean-Michel und ich reisten von Outeens Dorf zum nächsten und danach wieder zum nächsten. Acht Tage später hatten wir über 20 Dörfer besucht und fast 500 Menschen geimpft. Am Ende der Reise steuerten wir auf eine langgestreckte Uferböschung nahe der Hauptstadt Libreville zu. Nachdem Jean-Michel unser Boot aus dem Wasser gezogen hatte, begann er es zu entladen. Ich war verwirrt. «Hey, was machst du da?»

«Ich lade aus», antwortete er.

«Warum jetzt? Warum hier?»

Er sah mich an, als sei ich ein ausgemachter Schwachkopf. «Weil wir fertig sind. Wir haben alles aufgebraucht.»

«Was?»

Jep. Es war Schluss. Jean-Michel hob den letzten Rest unserer Ausrüstung heraus und schwang sich die Springfield über die Schulter. Wir hatten nie auch nur ein einziges Flusspferd gesehen. Auf die andere Schulter hievte er unseren treuen kleinen Außenbordmotor. Die Zigarette im Mundwinkel, wies er mit dem Kinn auf den Rest der Ausrüstung, den ich tragen sollte.

Ich beugte mich hinunter und griff nach einem Seesack und einer Ausrüstungskiste. Bevor mir klar wurde, was passierte, versetzte Jean-Michel dem Bug des Einbaums einen kräftigen Tritt. Er trieb in die Strömung und verschwand schnell außer Sichtweite.

«Vielleicht findet es ein Fischer», sinnierte er.

«Und was jetzt? Wie sollen wir zurück zum Krankenhaus kommen?»

«Jedenfalls nicht mit dem Boot», sagte er. «Wir fahren per Anhalter.»

Es dämmerte mir, dass Einbäume eine Art Einweg-Wasserfahrzeug waren. Nächstes Jahr konnten wir ein neues bauen.

«Mach dir keine Sorgen», fügte er hinzu. «Es gibt immer jemanden, der uns mitnimmt.» Nach weniger als einem Kilometer erreichten wir die Hauptstraße nach Lambaréné und zum Schweitzer-Hospital, und wir fanden tatsächlich jemanden, der uns mitnahm.

Manche Ereignisse sind erst in ihrem ganzen Ausmaß erkennbar, wenn wir auf sie zurückblicken. Es gibt einen alten Spruch unter Waldarbeitern: «Wenn du dich nicht verirren willst, bleib stehen und schau zurück, woher du gekommen bist.» Afrika hatte viele Vorzüge in dieser Richtung. Auf den ersten Blick beeindruckte Afrika mich als Dritte-Welt-Kontinent in Bezug auf Medizin und Gesundheitswesen. Aber wenn ich so zurückblicke, waren es die persönlichen Erlebnisse und Einsichten, die mich aufrüttelten und veränderten.

Es ist leichter, sich dem Aberglauben und dem Glauben an übernatürliche Einflüsse zu öffnen, wenn man in einer Kultur groß wird, in der solche Vorstellungen an der Tagesordnung sind. Man muss nicht dumm oder ungebildet sein, um für den Aberglauben empfänglich zu sein. Die westlichen Glaubenssätze über die Macht der modernen Wissenschaft sind nur *eine* mögliche Variante von tiefverwurzelten Annahmen. Es ist leicht zu behaupten, man würde nicht an Geister glauben, wenn man noch nie welche gesehen hat. Ein Zauberspruch hat nur bei demjenigen Erfolg, der für ihn empfänglich ist. In Afrika habe ich einen großen Teil meiner Wissenschaftsgläubigkeit verloren. Ich begann, ein Bewusstsein für die Macht der Magie, Tabus und Flüche zu entwickeln. Wie hätte sich sonst erklären lassen, dass ein Traum Outeen ausgesandt hatte, um an der Flussgabelung auf uns zu warten? Dass unser Schicksal untrennbar mit den Träumereien eines Fremden verknüpft war, den wir noch nie zuvor gesehen hatten? Der Volksglaube ergab manchmal mehr Sinn als all mein westliches Wissen.

Zum Beispiel erzählen sich die Fang eine Geschichte über eine riesige braune Schlange, die auf dem Grund des Ogooué lebt. Sie glauben, dass sie eine mächtige Schlange ist, die die Weißen töten will. Als meine eingeborenen Führer mich fragten, ob ich die Schlange fühlen wolle, wiesen sie mich an, das Paddel ins Wasser zu stecken. Ich tat es und spürte, wie die Strömung daran zerrte.

«Da!», sagten sie. «Das ist die Schlange! Sie versucht, dich ins Wasser zu ziehen, damit sie dich verschlingen kann.» Meinem Eindruck zufolge war es nur die Flussströmung. Als ich wissen wollte, ob schon einmal jemand die Schlange gesehen habe, nickten sie alle: Ja, das hatten sie. Die Schlange, behaupteten sie, sei allerdings schwer zu erkennen, denn sie hätte dieselbe schokoladenbraune Farbe wie der schlammige Fluss. Außerdem besäßen die Fang schärfere Augen als die, die den Weißen gegeben seien.

Da die Schlange danach trachtete, jeden Weißen umzubringen, schärften mir meine Führer ein, dass es lebenswichtig für mich sei, niemals ohne einen Eingeborenen auf den Fluss hinauszufahren.

Nur er würde mich beschützen können. Natürlich, so kam mir in den Sinn, sorgte diese Art Aberglauben dafür, dass ängstliche Weiße stets die Dienste der Eingeborenen in Anspruch nahmen, um den Fluss zu bezwingen. Doch Aber- und Volksglaube wurzeln in Tatsachen, bevor sie entstehen können. Und überhaupt, betonte einer der Flussführer: Hatte ich nicht die Grabsteine all der Weißen gesehen, die auf dem Fluss gestorben waren? Wie gesagt, auf dem Krankenhausfriedhof fanden sich über ein Dutzend Grabsteine. Fast jeden der dort Bestatteten hatte der Ogooué umgebracht. Die Schlange wusste also, wann sich die Weißen auf den Fluss hinauswagten. Ein Weißer konnte nicht zu umsichtig bei der Wahl eines erprobten Fang-Führers sein, beharrten sie. Alle Führer waren sich darin einig.

Nachdem ich Gabun verlassen hatte und nach Boston zurückgekehrt war, bekam ich Gelegenheit, mich mit Bob Asher zu treffen. Er war ausgewählt worden, um als nächster Schweitzer-Arzt für ein Jahr nach Gabun zu gehen. Bob war ein Studienjahr unter mir gewesen und begeisterter Fotograf und Naturfreund. Er hatte mich darum gebeten, zu ihm nach Cambridge zu kommen, um ihm Fotos zu zeigen und ihn darüber zu unterrichten, was ihn in Lambaréné am Schweitzer-Hospital erwarten würde.

Ich verbrachte den ganzen Nachmittag bei ihm. Ich zeigte ihm alle meine Bilder und erzählte ihm manche Geschichte – auch von der großen Schlange im Ogooué. Ich ermahnte ihn, sich nie ohne einen Eingeborenenführer auf den Fluss zu wagen. Aberglaube hin oder her, die Fang-Führer kannten den Fluss, und ihr Beistand und ihre Kameradschaft hatten sich für mich als von unschätzbarem Wert erwiesen.

Wie sich herausstellte, hielt sich Bob nicht an meinen Rat. Er kam um, als er mit einem Weißen in einem Rennboot stromabwärts den

Fluss befuhr, um die alljährliche Impftour zu absolvieren. Das Boot kenterte, und beide Männer ertranken. Bobs Leiche wurde zwei Tage nach dem Unglück knapp 50 Kilometer flussabwärts angespült. Seine sterblichen Überreste setzte man auf dem kleinen Friedhof des Schweitzer-Hospitals bei. Es mag nur ein schrecklicher Zufall gewesen sein, aber ein wenig Aberglauben hätte Bob möglicherweise das Leben gerettet.

Es ist leicht, über den Aberglauben zu spotten, wenn man nicht versteht, was ihm zugrunde liegt. Magie tritt dann auf den Plan, wenn man in der Welt nicht mehr ohne sie zurechtkommt. Dann müssen wir glauben können. Wir müssen. Afrika hat mich gelehrt, dass das Übernatürliche dicht unter der Oberfläche liegt. Es war nur eine kleine, entschiedene Änderung des Blickwinkels notwendig, um es sehen zu können.

Als praktizierender Neurochirurg trieb es mich schier in den Wahnsinn, dass ich – gleichgültig, wie gewissenhaft ich meine Fertigkeiten und mein Wissen erweiterte – dennoch nicht die Oberhand über das Übernatürliche, das sich Tag für Tag in meinem OP zeigte, gewann. Daraus lernte ich zum Beispiel, dass ich niemals zögern durfte, eine OP zu verschieben, wenn der Patient am festgesetzten Tag ein ungutes Gefühl oder Todesahnungen hatte.

Einmal fuhr ich zu einer Operation ins Krankenhaus, als ich plötzlich scharf bremsen musste, weil drei Bussarde mitten auf der Straße dabei waren, den Kadaver eines Kaninchens zu zerfetzen. Als ich im Krankenhaus angekommen war und gerade mein Patient in den Vorbereitungsraum gerollt wurde, bekam ich mit, wie seine Frau ihn auf die Stirn küsste und ihn «mein Häschen» nannte. Ich sagte die Operation ab. Und die Warnung der Bussarde war kein Zufall. Vier Stunden später erlitt der Mann einen schweren Herzanfall. Dieser wäre wahrscheinlich tödlich gewesen, wenn er mitten in meiner Operation aufgetreten wäre – wenn ich also die Warnung der Bussarde nicht beherzigt hätte. Ein Myokardinfarkt kann unter Narkose fatale Folgen haben.

Was war zuerst da? Die Henne oder das Ei? Man könnte natürlich ins Feld führen, dass ich unabsichtlich zu der Herzattacke beitrug, indem ich den Patienten mit der plötzlichen Absage der Operation unter Stress setzte. Oder habe ich mich und den Patienten doch vor einer Katastrophe bewahrt? Sie können selbst versuchen, das zu entscheiden. Ich kann es nicht.

Ein anderer Patient vertraute mir einen Traum an, den er in der Nacht vor seinem Eingriff hatte. Er fiel in einen See und ertrank. Der Patient war aufgewühlt, und so beschloss ich, die OP zu verschieben. Am Tag danach bekam er schreckliche Schmerzen in der Brust: Herzversagen. Eine Weile stand es auf der Intensivstation auf Messers Schneide, ob er überleben würde. Ich weiß noch, dass sein Kardiologe zu mir sagte, er fürchte, der Mann würde «an seinem eigenen Saft ertrinken». Genau wie im Traum des Patienten.

Ich kann bei vielen Dingen, die im OP vor sich gehen, sehr abergläubisch sein. Ich bin stolz darauf, dass ich eine niedrige postoperative Infektionsrate habe. Ich bin geradezu pingelig in jeglicher Hinsicht: beim Händescheuern, Handschuhwechseln, bei Antibiotika und so weiter. Aber ich achte auch auf Kleinigkeiten, etwa wie viele Klammern wir setzen, um eine Blutung zu stoppen. Bei mir muss die Anzahl der Klammern immer glatt durch drei teilbar sein. Ich weiß, das klingt albern. Aber ich warne meine Assistenten immer vor, sodass sie normalerweise die Klammern genau abzählen. Einmal meinte ein Assistent, sich nicht an meine Anordnung halten zu müssen. Ohne dass ich es erfuhr, entfernte er eine Klammer aus der Kopfhaut des Patienten. Ein scheinbar harmloses Experiment, um einen dummen Aberglauben ad absurdum zu führen.

Pech gehabt. Vermasselt, wie ich es auch gern ausdrücke. Die Narbe entzündete sich zwei Tage nach dem Eingriff. Später kam der Assistent zu mir, um zu beichten, was er getan hatte. Ich schüttelte ungläubig den Kopf und sagte zu ihm: «Sie haben das Glück herausgefordert – das war ein überflüssiges Risiko. Sie hatten kein Recht, es einzugehen. Das ist mein Patient. Und es ist mein Aberglauben. Nicht Ihrer!» Ich weiß nicht, woher diese Entzündung kam, aber es war meine erste und einzige bei einer Kopfhautwunde.

Abschließend betrachtet stellen sich Aberglauben, gute oder schlechte Vorzeichen und Intuition als bewusste Bemühungen eines Individuums dar, subtile Signale zu entschlüsseln, die ihm immer wieder von einer natürlichen Welt gesandt werden. Wenn wir fest daran glauben, dass das Leben und die Materie um uns herum stumm sind, dann beschränken wir uns auf das Schweigen des wissenschaftlich Erfassbaren. Wenn wir uns aber allem öffnen, was darüber hinausgeht, dann kann die Welt zu uns sprechen. Ein Felsen donnert vor uns auf den Weg, weil ein Erdbeben ihn gelockert hat. Ein Habicht landet auf dem Ast neben uns, weil er auf Beutesuche ist. Vielleicht wurde uns der Felsen aber auch als Warnung gesandt und der Habicht als gutes Omen. Die schwarze Katze. Der zerbrochene Spiegel. Der Traum. Der Schatten, den Sie aus dem Augenwinkel bemerken. Jeder von uns muss selbst entscheiden: Hat dies und das eine Bedeutung oder nicht? Wir suchen es uns aus. Aber denken Sie daran: Es besteht ein großer Unterschied zwischen Kopf- und Bauchentscheidungen.

Manche Leute messen den Härchen, die sich in ihrem Nacken sträuben, niemals Bedeutung bei. Ich achte sehr genau auf sie. Weil durch sie meine Intuition zu mir spricht. Unzählige Male schon haben sie mir geholfen, das Leben eines Patienten zu retten. Und mehr als einmal auch mein eigenes.

Wie gesagt, es gibt einen großen Unterschied zwischen Kopf- und Bauchentscheidungen. Jemand fragt Sie, ob Sie lieber Schokoladen- oder Vanilleeis haben wollen. Sie nehmen Schokoladeneis. Warum? Nun ja, Sie sagen: «Ich mag Schokolade lieber als Vanille.» Achten Sie nun auf den Unterschied, wenn Sie nur sagen: «Ich will Schokolade.» Warum? Einfach, weil Ihr Bauch es Ihnen gerade sagt. So geht es mir mit dem Aberglauben. Mein Bauch sagt mir, dass ich daran glauben soll.

3 Das ersterbende Licht

Jede Trennung gibt einen Vorgeschmack des Todes und jedes Wiedersehen einen Vorgeschmack der Auferstehung.
ARTHUR SCHOPENHAUER

In meinem dritten Studienjahr machte ich eine schreckliche Entdeckung: Ich konnte vorhersehen, wann jemand sterben würde. Es gab sichtbare Vorwarnungen, wenn ein Patient sein Leben aushauchen würde, und normalerweise waren sie sehr präzise.

Es war kein verstandesmäßiges Erkennen. Und es war auch nicht gerade eine angenehme Gabe, da sie mit düsteren Vorahnungen verbunden ist. Wenn ich weiß, dass jemand sterben muss, werde ich von einer scheußlichen Angst in der Magengrube gepackt, von dem schrecklichen Gefühl eines unausweichlichen Todesurteils. Einem dunklen sechsten Sinn.

Das Geheimnis ist simpel: Ein trübes, wächsernes, gelbliches Licht umgibt all jene, die dem Tod geweiht sind. Ich nahm dieses Zeichen zum ersten Mal wahr, als mein geliebter alter Labrador Odin im Sterben lag. Ich arbeitete zu jener Zeit noch für Chris Krasner, und er war so freundlich gewesen, Odin umfangreichen Tests zu unterziehen. Dabei war herausgekommen, dass Odin an unheilbarem Unterleibskrebs litt. Innerhalb weniger Wochen waren seine Schmerzen so stark geworden, dass ich ihn einschläfern lassen musste. Als ich Odin in den Armen hielt und Chris die Todesspritze injizierte, bemerkte ich, wie sich das Licht in Odins Augen und Gesicht veränderte.

Auf den ersten Blick mag diese Todesahnung töricht wirken. Ich finde es jedoch aufschlussreich, dass mir dieses Phänomen zuerst an einem sterbenden Tier und nicht an einem Menschen aufgefallen ist. Ich wurde mir dessen nicht eher als bei Odins Tod bewusst. Aber ich fühlte mich schon immer zu Tieren hingezogen und habe zu einigen von ihnen bis heute eine tiefe emotionale und seelische Bindung. Vielleicht war ich gerade wegen dieser Bindung eher mit sterbenden Tieren auf einer «Wellenlänge» als mit Menschen.

Nach meinem ersten Erlebnis bei Odins Tod hatte ich in Chris' Praxis buchstäblich Hunderte von Gelegenheiten, mich mit dieser Vorahnung vertraut zu machen und noch sensibler dafür zu werden. Leider vergeht kaum ein Tag in einer Tierpraxis, an dem man nicht mindestens einem halben Dutzend Tieren einen gnädigen Tod bereiten muss. So konnte ich zu diesen wiederholten Gelegenheiten beobachten, wie die Tiere uns entglitten und ins nächste Leben übertraten. Ich lernte, mich besser auf meine eigenen intuitiven Empfindungen zu konzentrieren. Ich beobachtete, dass eine Energie oder ein Licht von den Tieren auszugehen schien und sie in dem Augenblick vollkommen einhüllte, als der Tod eintrat.

Diese Energie flackerte auf, verdichtete sich und entwich dann, unmittelbar bevor das Tier starb. Zu jener Zeit wusste ich noch nicht, was ich mit meiner Empfänglichkeit für dieses Energiephänomen anfangen sollte.

Später erst, als Medizinstudent, wurde mir bewusst, dass ich eine ähnliche Aura auch um Menschen herum wahrnehmen konnte, fast wie den Schein, den eine Kerze warf. Das wächserne Licht dieser

Patienten erinnerte mich an meine Erlebnisse mit Tieren. Dieser Schimmer schien von unter der Haut der Patienten zu kommen. Ohne Ausnahme bedeutete es, wenn ich ihn sah, dass der betreffende Patient bald sterben würde. Während sich der Todeszeitpunkt näherte, zog sich der gelbliche Lichtschein enger um Körper und Gesicht zusammen. Es sah so aus, als würde im Theater ein Scheinwerfer immer präziser auf einen Schauspieler auf der Bühne gerichtet.

Ich hielt diese Beobachtung für eine meiner privaten Absonderlichkeiten. Jahrelang hatte ich kein besonders gutes Gefühl dabei, wenn ich jemandem davon erzählte – mit Ausnahme meiner Frau Janey. Ich konnte ihr gegenüber beiläufig erwähnen: «Oh, und Mr Smith geht es gar nicht gut. Ich habe das wächserne Licht an ihm gesehen. Du weißt schon.» Und Janey nickte dann wissend.

Ich habe die Werke von Carlos Castaneda wieder und wieder gelesen, bestimmt ein Dutzend Mal. Darin beschreibt Don Juan, der Yaqui-Mentor des Autors, dass Schamanen Menschen als leuchtende Eier zu sehen lernen, die aus silbernen Fäden kosmischer Energie gesponnen sind. Vom Mittelpunkt des Körpers aus, in der Nähe des Nabels, strahlt ein Netz aus Licht in alle Richtungen aus. Castaneda schreibt:

> Wenn man sie als Energiefeld wahrnimmt, scheinen Menschen Lichtfasern zu ähneln, weißen Spinnweben, sehr feinen Fäden, die vom Scheitel bis zur Sohle zirkulieren. Daher sieht ein Mensch in den Augen eines Sehers wie ein Ei aus zirkulierenden Fasern aus. Und seine Arme und Beine sind wie leuchtende Borsten, die in alle Richtungen abstehen.*

* Carlos Castaneda: *A Separate Reality* (eigene Übersetzung).

Don Juan erklärt seinem Schüler Carlos, dass die Faserbündel sich zusammenzuziehen beginnen, ihre Leuchtkraft verlieren und sich auflösen, wenn der Mensch sehr krank und dem Tode nahe ist. Das leuchtende Ei fällt auseinander. Als ich an diese Stelle in Castanedas Werk kam, schien sie mir genau zu dem zu passen, was ich selbst an Sterbenden beobachtet hatte: Ihre Leuchtkraft kam anscheinend von innen und schlüpfte nach außen unter ihre Haut. Wenn die Leuchtkraft dort ankam, konnte sie als hellgelbes Licht wahrgenommen werden. Vielleicht war ich ja nicht allein mit meiner Fähigkeit, Veränderungen in dieser Licht- oder Energiehülle festzustellen, wenn die betreffende Person im Sterben lag.

Ich erinnere mich lebhaft daran, wie ich das erste Mal das Licht bei jemandem sah, der kein Patient von mir war. Eines kalten Morgens in West Roxbury – ich war im dritten Studienjahr und wollte gerade mit unserem Hund Gassi gehen – lief ich Jim in die Arme. Er war das Oberhaupt der Großfamilie, die in dem zweistöckigen Haus neben uns lebte. Ich kannte Jim flüchtig seit vier oder fünf Jahren. Er hatte nie einen Hehl aus seiner Zuneigung zu unseren Kindern und Hunden gemacht. Jim und ich sahen uns gelegentlich, besonders im Sommer, beim Grillen und Rasenmähen. Darum war es für mich ganz natürlich, einen Moment stehen zu bleiben, meine Fäustlinge auszuziehen und Jim die Hand zu schütteln. Ich wollte ihm fröhliche Weihnachten wünschen. Da wurde mir das Licht in seinem Gesicht bewusst. Wir plauderten ein wenig über die bevorstehenden Feiertage, und dann fragte ich: «Hey, Jim, wie geht's dir denn so? Warst du auch erkältet?»

«Nein», erwiderte er. «Ich bin fit wie ein Turnschuh.»

Ich konnte nicht vergessen, was ich gesehen hatte, und erwähnte es Janey gegenüber, als ich nach Hause kam. «Ich habe beim Gassigehen Jim getroffen.»

«Ach ja? Und wie geht's ihm?»

«Gut. Eigenartig ist nur, dass ich diese komische wächserne Farbe an ihm gesehen habe. Du weißt schon – die, von der ich dir erzählt habe.»

«Ach, vergiss es», winkte Janey ab. «Wahrscheinlich macht das nur die Kälte.»

«Ja, vielleicht. Es kam mir nur ein bisschen komisch vor, das ist alles.»

«Na, wenn du dich dann besser fühlst, frage ich seine Tochter Susan, wenn ich sie das nächste Mal sehe. Ich erkundige mich bei ihr, wie es Jim geht, okay?»

Janey hielt Wort, und am nächsten Tag sagte Susan, dass mit Jim alles in Ordnung sei. Er war gerade vor ein paar Monaten zum Durchchecken beim Arzt gewesen. Danach habe ich nicht mehr groß daran gedacht. Als ich allerdings eines Abends, etwa zwei Wochen nach dem Jahreswechsel, nach Hause kam, war Janey aschfahl.

«Was ist denn los, Schatz?», fragte ich alarmiert.

«Es ist Jim. Sie haben ihn vorhin ins Krankenhaus gebracht. Er hat plötzlich angefangen, Blut zu husten. Sie haben festgestellt, dass seine Lunge völlig verkrebst ist. Er ist ins Koma gefallen und wird es wohl nicht überleben.»

«Ja, das habe ich mir gedacht. Ich war mir nicht hundertprozentig sicher, aber ich irre mich selten, wenn ich diese Farbe sehe. Sie bedeutet fast immer, dass etwas ziemlich Schlimmes bevorsteht.»

Nun verstehen Sie mich bitte nicht falsch. Ich laufe nicht im Krankenhaus herum, um die Gesichtsfarbe meiner Patienten zu begutachten und zu orakeln, wer als Nächster an der Reihe sein wird. Es ist ja auch «nur» eine Begleiterscheinung: Vielleicht verleiht es den Menschen eine besondere Aura, wenn im Sterben ihr inneres Licht frei wird. Ich habe gesehen, wie Patienten auf der Intensivstation, die dem Tode gefährlich nahe kamen, diesen sanften, kerzenartigen Lichtschein annahmen. Dann, als sie sich erholten, wurde er wieder frischer und weißer. Aber wenn der gelbe Farbton auftritt, ist der Betreffende im Allgemeinen dem Tode geweiht.

Das bringt uns zu Harry Holt. Ich war im vierten Ausbildungsjahr, als Harry in mein Leben trat – oder genauer gesagt rollte. Ich war damals der kardiologischen Fachabteilung unter Anthony DeAngelo am Massachusetts General Hospital zugeteilt. Dr. DeAngelo hatte nicht einfach eine kardiologische Abteilung – sie war ein Imperium. Er hatte so viele Patienten, dass seine Abteilung fast zwei komplette Stockwerke einnahm. Die Kardiologie verfügte auch über einen eigenen Bereich in der Notaufnahme, weil so viele Patienten mit Schmerzen in der Brust oder Arrhythmien eingeliefert wurden.

Als Student im vierten Jahr hatte ich denselben Status wie ein Assistent, wurde aber intensiver supervidiert. Eine meiner Pflichten bestand darin, Herzpatienten in der Notaufnahme zu evaluieren. Mein Piepser ging: Ich sollte mir einen Patienten anschauen, der bewusstlos zu Hause aufgefunden worden war und ein auffälliges EKG hatte.

Ich ging hinunter – und da lag Harry Holt auf einer Krankentrage. Eine Sauerstoffmaske bedeckte Mund und Nase, er war an Handgelenken, Brust und Knöcheln fixiert. Das EKG-Endlospapier wand sich bereits in Schlangen auf dem Boden. Kein gutes Zeichen. Wenn sein EKG normal gewesen wäre, hätte man nicht so viel Papier verschwendet. Auf dem Monitor über seinem Kopf konnte ich sehen, wie sich Harrys Herz abrackerte, um einen akzeptablen Rhythmus aufrechtzuerhalten. Es begann mit einem normalen Sinusrhythmus, den es eine Minute oder zwei beibehielt. Dann fiel er ab und wurde unregelmäßig. Die Kurve zuckte wild hin und her.

Harry zeigte auch einige andere verhängnisvolle Symptome. Sein Blutdruck hielt sich nicht. Im EKG waren viele Ischämien – das sind Phasen der Blutleere – in der pumpenden Hauptkammer zu erkennen, dem linken Ventrikel. Er war leichenblass und sah erbarmungswürdig aus. Neben Harry stand Phyllis Holt, seine Ehefrau seit 47 Jahren.

Trotz des Schwarms an Ärzten, Schwestern und Laboranten um sie herum war Phyllis in Panik. Wir legten Harry zwei intravenöse Zugänge und verabreichten ihm Nitrat, um seinem sauerstoffunterversorgten Herz zu helfen. Wirkstoffe, die die Arrhythmie normalisieren sollten, halfen seinem Herzmuskel, wieder in einem angemessenen Rhythmus zu pumpen.

Gleich nachdem wir uns hektisch miteinander bekanntgemacht hatten, teilte Phyllis mir mit, dass sie sehr wohl wisse, was es mit einer Arrhythmie und den damit verbundenen Gefahren auf sich habe. Sie selbst hätte einen Herzschrittmacher, der einen Herzstillstand verhinderte. Ich lächelte. Sie lächelte. Ich wusste, dass sie informiert genug war, um Todesängste um ihren Mann auszustehen.

Wir verlegten Harry auf die kardiologische Intensivstation und leiteten alle Maßnahmen ein, die erforderlich waren, um ihn am Leben zu erhalten. Im Laufe der Nacht konnte er deutlich stabilisiert werden.

Phyllis erzählte, dass sie Hausarbeiten erledigt habe und Harry hinausgegangen sei, um den Rasen zu mähen. Es war nach Bostoner Maßstäben ein schwülheißer Tag gewesen, aber Harry wollte unbedingt den Rasen so weit haben, dass er den Sprenger anstellen konnte.

«Harry ist so stolz auf seinen Rasen. Er mag ihn grün. Und saftiger als in der ganzen Nachbarschaft», meinte sie fast entschuldigend. «Nicht wahr, Liebling?» Harry nickte schläfrig.

Phyllis war im Haus bei ihrer Arbeit geblieben; währenddessen hatte sie den Rasenmäher rattern und rattern gehört. Er schien die ganze Zeit nur auf einem Fleck zu stehen. Dann ging das verfluchte Ding aus. Nach einer Weile kam es Phyllis komisch vor, dass Harry noch nicht wieder ins Haus zurückgekehrt war. Es hätte ihm ähnlicher gesehen hereinzukommen, um sich abzukühlen. Oder so lange zu quengeln, bis sie ihm eine Limonade oder einen Eistee machte. Irgendetwas Süßes.

Am Ende ging Phyllis die Treppe hinunter. Keine Spur von Harry. Sie sah draußen nach, um ihn hereinzurufen, damit er bei dieser mörderischen Hitze etwas trank.

Als sie ins Freie trat, lag Harry mitten auf dem Rasen, mit dem Gesicht nach unten. Nur Gott wusste, wie lange er schon so dort gelegen hatte! Sie lief zu ihm und drehte ihn um – er war vollkommen blau angelaufen. Sie wusste nicht, was sie tun sollte. Den Notruf wählen? Mit der Atemspende beginnen? Sie wusste es einfach nicht, und so begann sie um Hilfe zu rufen.

Zum Glück war George, ihr Nachbar, Feuerwehrmann und hatte frei. An jedem anderen Wochenende wäre er auf der Feuerwache gewesen, aber an diesem nicht, und so pusselte er am Haus herum. Sobald er die Schreie gehört hatte, kam George gerannt. Er brüllte seiner Frau zu, dass sie den Krankenwagen rufen sollte. Wer weiß, was mit Harry passiert wäre, wenn George nicht diese Geistesgegenwart bewiesen hätte. Phyllis war der Meinung, dass er wahrscheinlich gestorben wäre.

Ich nickte höflich, während sie erzählte. Machte mir hier und da eine Notiz für die Krankengeschichte. Nein, Harry hatte noch nie Herzprobleme gehabt. Ja, es fiel ihm ein wenig schwer, seine Ernährung in den Griff zu bekommen. Er hatte Bluthochdruck. Aber es war nichts, worüber sie sich nach Auskunft ihres Arztes Sorgen machen mussten. Ja, sein Vater war an einem Schlaganfall gestorben. Sein jüngerer Bruder Dick hatte vor zwei oder drei Jahren einen Herzanfall gehabt und operiert werden müssen. Aber jetzt ging es ihm wieder gut. Er hatte sogar abgenommen und spielte nun Golf.

Ich teilte Phyllis mit, dass ihr Mann sich deutlich stabilisiert habe, seitdem er in die Notaufnahme eingeliefert worden war. Es war ein sehr langer Tag gewesen, und sie war erschöpft nach allem, was sie mitgemacht hatte. Ich riet ihr, nach Hause zu gehen und ein wenig zu schlafen. Ich schrieb mir ihre Telefonnummer auf und legte sie vorn in Harrys Krankenblatt, damit wir sie anrufen konnten, wenn sich Harrys Zustand veränderte. Sie wirkte erleichtert, dass ich ihr erlaubte, nach Hause zu fahren. Ich versicherte ihr, dass wir gut auf Harry aufpassen und ihn sehr genau im Auge behalten würden.

Im Laufe der Nacht ging es Harry immer besser. Seinem EKG entnahmen wir Hinweise auf einen ziemlich schweren Myokardinfarkt, aber mittlerweile schien sein Herz wieder in Ordnung zu sein. Bis zum Morgen mutierte Harry zu einem geselligen, zu jedem Spaß aufgelegten Mann, der es trotz der tristen Intensivstation, auf der er sich befand, augenscheinlich sehr zu schätzen wusste, dass er noch am Leben war.

Als «Frischling» und «Arbeitssklave» der Kardiologie war es mein Job, alle Laborwerte, EKGs und ärztlichen Befunderhebungen zu sammeln und für jeden Patienten der kardiologischen Notaufnahme einen Tagesbericht zu schreiben. Um sechs Uhr morgens kamen die Assistenzärzte und checkten noch einmal alles, bevor um acht Uhr die approbierten Kollegen übernahmen. Also sah ich noch einmal nach jedem Patienten und hielt anschließend ein munteres Schwätzchen mit Harry. Einer der älteren Assistenzärzte bemerkte bei der morgendlichen Runde sarkastisch: «Es geht eben nichts über eine Nahtoderfahrung, wenn man sein Leben neu ordnen will … zumindest so lange, bis es einem wieder bessergeht.»

Harry war da nicht anders. Er war überglücklich, dass er noch atmete. Für einen Burschen, der vor weniger als 24 Stunden beinahe gestorben wäre, war er regelrecht euphorisch. Er wusste sich vor Begeisterung darüber, «einfach nur am Leben zu sein», kaum zu lassen.

Er sagte zu mir: «Junger Mann, merken Sie auf! Es gibt nichts Besseres, als einen tiefen Atemzug zu machen und zu spüren, dass das Herz pumpt und das Blut durch die Venen fließt!»

Ich dachte: *Arterien.* Harry, alter Junge, du meinst das Blut, das durch die *Arterien* fließt.

Und Harry meinte es aus vollem Herzen – im wahrsten Sinne des Wortes. Als er sich mit beiden Fäusten auf den Brustkorb trommelte, schaltete sich der Herzmonitor ab. Sofort ging der Alarm an, und sein Gesicht nahm einen sorgenvollen Ausdruck an. Eine Schwester kam herein, während ich schon die Hand ausstreckte, um den Alarm abzuschalten.

«Ist okay. Ist okay. Er hat nur ein bisschen an den Kabeln geruckelt», beschwichtigte ich die Schwester. Harry atmete erleichtert auf. «Alles im grünen Bereich, Mr Holt. Die Sache ist die: Wenn Sie sich so fest auf den Brustkorb klopfen, hüpfen die Elektroden und lösen einen Fehlalarm aus. Mit Ihnen ist alles in Ordnung.» Später am Morgen trat eine besorgte und übermüdete Phyllis ans Krankenbett und erstickte Harry fast unter ihren Küssen und Umarmungen.

Einige Tage vergingen; Harry erholte sich weiter gut. Jeden Morgen, wenn ich meine Runde machte, um die Tagesberichte für die Kardiologie und Dr. DeAngelo in die Krankenblätter zu stecken, freute ich mich schon auf meinen Plausch mit ihm.

Die Ärzte von Dr. DeAngelos Abteilung gehörten wie ihr Chef zu den hervorragendsten Spezialisten des Landes. Dank ihres Könnens und Fachwissens, das sich stets auf dem aktuellen Forschungsstand befand, waren die Patienten in den besten Händen. Dr. DeAngelos Ärzte hatten einen internationalen Ruf zu verteidigen. Ihr Stolz auf ihren Beruf und ihre harte Arbeit waren ein inspirierendes Vorbild für mich.

Harry wuchs mir immer mehr ans Herz. Als Angehöriger der Handelsmarine war er überall in der Welt herumgekommen. Sein Schiff war im Nordatlantik von U-Booten torpediert worden, und man hatte insgesamt mit ihm nur 24 Seeleute aus dem Meer gerettet.

Wenn damals Konvois durch die tückischen Gewässer zwischen Labrador und Irland kreuzten, versuchten die Nazis stets, einen der Frachter stark zu beschädigen, damit die anderen Schiffe des Konvois die Fahrt drosselten und beidrehten, um die Überlebenden an Bord zu nehmen. Sobald die Schiffe langsamer wurden, konnten die U-Boote den Ring um sie enger ziehen, um sie schließlich anzugreifen. Deshalb hatte man den Konvois eine Anweisung erteilt, der sie sich unter keinen Umständen widersetzen durften.

«Franklin Delano Roosevelt, der Präsident der Vereinigten Staaten von Amerika, persönlich hatte den Befehl ausgegeben: Kein Schiff aus unserem Konvoi durfte das Tempo drosseln oder vom Kurs abweichen, um Überlebende zu bergen. Alle miteinander hatten das verstanden. Jedes Schiff der Handelsmarine wusste, dass es auf sich allein gestellt war, wenn es hart auf hart kam. Alle akzeptierten das, auch wenn jeder Einzelne freudig sein Leben dafür gegeben hätte, umzukehren und einen Kameraden aus dem Wasser zu ziehen. Aber das war ja genau das, worauf die Krauts spekulierten. Sie fuhren die Periskope aus und nahmen alles ins Fadenkreuz, was in der Nähe war, und wenn dann ein Schiff an Fahrt verlor – kawumm!

Die Krauts waren geschickt im Umgang mit ihren Torpedos, und sie warteten nur darauf, dass man die Geschwindigkeit um die Hälfte, ach was, um ein Viertel drosselte und den Kurs änderte, um zurückzufahren. Sie gingen breitseits in Position, machten ihre Torpedos startklar, und dann schossen sie dein Schiff in zwei Teile. Und weißt du was? Meistens hatten wir eine hübsche Ladung Munition an Bord. Zur Hölle, das war eben unser Job: die Briten und unsere Jungs mit allem zu versorgen, was sie zum Kämpfen brauchten. Kein leichter Job. Na, und das Schlimmste waren nicht mal die U-Boote der Krauts. Das Schlimmste war, mit anschauen zu müssen, wie ein schönes Schiff – die Hälfte der Leute an Bord waren deine Freunde – in die Luft gejagt wurde und vor deinen Augen sank. Und dann … dann hörte man die im Wasser. Das war hart. Sie zurückzulassen … das war das Übelste von allem. Das vergisst du dein Leben nicht», sagte Harry, und seine Stimme wurde immer leiser.

Ich hörte es gern, wenn er aus seinem Leben erzählte. Nach Kriegsende hatte Harry als Zauberer und als Grossist für Installationszubehör gearbeitet. Er hatte ein erfülltes Leben. In einem Sieben-Meter-Boot war er allein in zwölf Tagen von Cape Cod nach Key West gesegelt. Er war im berühmten «21» als Türsteher Greta Garbo begegnet. Er hatte 1956 im Wahlkampf Ike Eisenhower die Hand geschüttelt. Er hatte eine Limousine in Clark Gables Beerdigungskonvoi gefahren. Himmel, Harry hatte sogar Rin Tin Tin getroffen, den Hundefilmstar.

In der vierten Nacht nach seinem Herzanfall – er war bereits auf die reguläre kardiologische Station verlegt worden – kam ich wieder einmal auf ein Schwätzchen vorbei. Seit dem Herzinfarkt war

Harry einfach unendlich dankbar dafür, noch am Leben zu sein. Er sagte, er fühle sich, als sei er neugeboren. Es war eine Freude für mich, das zu sehen, auch wenn ich noch relativ jung war und mich noch nicht allzu intensiv mit dem Tod beschäftigt hatte.

Als ich neben seinem Bett saß (ich musste längst nicht mehr vorschützen, dass ich einen Eintrag in sein Krankenblatt vorzunehmen hatte), gestand Harry mir, dass er bei seiner Herzattacke eine Nahtoderfahrung gehabt habe.

«Und ich muss Ihnen sagen, dass das gar nicht zum Fürchten war. Ich fühlte Frieden, Liebe. Ich schien mich in die Luft zu erheben, wie eine Schäfchenwolke. Ich sah, wie ich auf dem Rasen lag. Nicht, dass ich Angst gehabt hätte oder so was. Ich hatte nur das Gefühl, dass ich nach Hause ging, wie im Krieg, als ich Heimaturlaub hatte und meine Familie besuchte. Sie wissen schon – als würde ich auf etwas hinfiebern, weil ich es einfach zum Sterben schön finde. Kleines Wortspiel. Aber Sie verstehen, was ich meine, oder? Es war, als würde ich mich darauf freuen. Als hätte ich mich schon die ganze Zeit darauf gefreut, und jetzt würde ich endlich hinkommen.»

Harry fuhr fort: «Es ist ja nicht so, dass ich sterben wollte. Weil ich doch so sicher wie das Amen im Gebet Phyllis nicht alleinlassen wollte. Junge, die Männer würden sie umschwärmen wie die Motten das Licht.» Stolz schwang in seinem Lachen mit. «Aber gleichzeitig wusste ich, dass ich keine Angst vor dem haben musste, was nach dem Leben kommt.» Harry wurde feierlich. «Ich musste dabei an die Jungs denken, die wir im Meer zurückgelassen hatten, nachdem die U-Boote ihre Schiffe versenkt hatten. Ich habe später noch oft darüber nachgedacht. Ich habe mir nur gewünscht, dass es, als das Ende kam, für sie genauso war wie für mich bei meinem Herzanfall.» Tränen rollten ihm langsam die Wangen herab. Gleichzeitig lächelte er. «Es ist, als würde ich jetzt erst wissen, dass es jedem Einzelnen von ihnen gutging, als er gestorben ist. Dass es ihnen immer noch gutgeht. Ich schätze, dass es schon immer in Ordnung war. Ich wusste es nur nicht. Aber es ist ein gutes Gefühl, es jetzt zu wissen, weil man ja doch immer darüber nachdenken muss. Selbst nach all den Jahren.»

Als ich am nächsten Morgen bei Harry hereinschaute, fand ich ihn dramatisch verändert. Harry schien unruhig und rastlos zu sein, wie die sprichwörtliche Katze auf dem heißen Blechdach, so als würde er sich in seiner eigenen Haut nicht wohlfühlen. Ich checkte das EKG und ein paar Laborwerte.

Das Schlimmste war das Licht, das von Harry ausging. Es war das gelbe, wächserne Licht in seinen Augen und unter seiner Haut. Ich ließ Harry sofort wieder auf die Intensivstation verlegen. Dieses Licht, dieser Schimmer machte mich schrecklich traurig. Ich hatte ihn mittlerweile richtig liebgewonnen.

Interessanterweise hatte Harry keinerlei Symptome wie Schmerzen in der Brust oder Arrhythmien. Ich hatte nichts Handfestes vorzuweisen außer meiner Vorahnung. Ich erzählte der diensthabenden Schwester eine Notlüge, damit sie Harry auf die Intensivstation aufnahm. Ich hätte eine ventrikuläre Tachykardie auf dem Monitor gesehen und sei nur nicht schnell genug gewesen, sie auf Papier aufzuzeichnen. Dann sei sie wieder abgeklungen. Aber da ventrikuläre Tachykardien gefährliche Herzrhythmusstörungen sind, kam die Schwester sofort meiner Bitte nach.

Ich glaube, Harry wusste, was los war. Er fragte mich nicht ein einziges Mal, warum er wieder auf die Intensivstation kam. Er wusste es einfach. Als Phyllis kam, bemühte er sich, ihr zu versichern, dass sie sich keine Sorgen machen müsse. Sie hätten viel Geld auf der Bank. Das Haus sei abbezahlt. Ich blieb in seiner Nähe.

Jedes Mal, wenn Harry sie mit dem, was er sagte, verunsicherte, machte er wieder einen Rückzieher, beruhigte sie und wechselte das Thema.

Harry sagte zu Phyllis, dass sie nach Hause gehen und am Abend wiederkommen solle. Er sei müde. Er umarmte sie und küsste sie auf den Mund und die Stirn. Ich war nicht dabei, aber in jedem Zimmer auf der Intensivstation sind Kameras installiert, und so wurde ich Zeuge seines Abschieds.

Nachdem Phyllis gegangen war, bekam ich ein paar unheilvolle Befunde aus dem Labor. Alles sprach dafür, dass ein weiterer Herzinfarkt bevorstand – und zwar ein Tsunami von einem Infarkt. Ich ging hinein, um die Werte mit Harry zu besprechen, aber er hatte sich schon mit der Hand ans Herz gegriffen und blickte auf die unheilvollen Ausschläge auf dem Monitor. Ich wusste es. Er wusste es.

«Harry, ich muss mit Ihnen reden», begann ich.

«Ich weiß. Es ist wieder ein Herzanfall.»

«Ja, Harry. Das legen die Tests nahe. Ich muss wissen, ob es für Sie in Ordnung ist, wenn wir – falls es notwendig wird – weitermachen und Sie intubieren. Das bedeutet, dass wir einen Plastikschlauch in Ihren Mund und die Luftröhre einführen, wenn Sie Probleme mit dem Atmen bekommen.»

«Das wird auch nichts ändern.»

«Kommen Sie, Harry. Ich brauche Ihre Erlaubnis für den Fall, dass es so weit kommt.»

«Ich kann Ihnen jede Erlaubnis geben, die Sie wollen. Es wird nur überhaupt nichts ändern.»

Harry fasste sich erneut an die Brust. Jetzt hatte er wirklich eine ventrikuläre Tachykardie. Ich drückte den Notfallknopf, um die Schwester zu rufen.

Sie kam hereingelaufen. «Was ist los?», fragte sie mit Blick auf Harry.

«Schaffen Sie das Notfallteam her», blaffte ich.

Die Schwester rannte aus dem Zimmer. Ich konnte hören, wie über meinem Kopf der Notfallalarm anging.

Harry sah gequält aus. «Machen Sie sich keine Gedanken, Junge. Sie können nicht anhalten, um die Leute aus dem Wasser zu holen. Wissen Sie, was ich meine? Volldampf voraus.»

Damit rollten Harrys Augäpfel nach oben, und der Monitor zeigte Nulllinie. Eine Reihe von Alarmen ging an. Das Notfallteam stürmte herein. Wir defibrillierten Harry immer wieder. Wir begannen mit der Herz-Lungen-Wiederbelebung. Wir injizierten ihm Adrenalin direkt ins Herz. Doch nichts, was wir unternahmen, konnte ihn zurückbringen. Er war fort, hinübergegangen zu seinen Kameraden aus jenem früheren Leben.

Ich rief Phyllis an und sagte ihr, dass Harry trotz all unserer Bemühungen verstorben sei. Ich log und behauptete, er sei «einfach eingeschlafen». In der Tat war sein Leben weniger verloschen denn ausgebrannt, wie ein Komet. Phyllis schluchzte. Ich erinnere mich nicht mehr genau daran, was sie sagte, aber unter solchen Umständen spielen Worte auch keine Rolle. Wir schickten ihr einen Nachbarn, der sie ins Krankenhaus brachte. Sie saß stundenlang bei Harry. Sein Körper wurde kalt und steif. Die diensthabende Schwester drängte mich, Harry endlich in die Leichenhalle bringen zu lassen, da schon zwei neue Herzinfarkte in der Notaufnahme warteten. Auf Dr. DeAngelos Station blieb ein Bett nie lange frei.

Das war also Harrys Ende – zumindest dachte ich das. Harry wurde auf einem Friedhof beerdigt, der über den Hafen von Boston blickte. Von dem kleinen Hügel aus, auf dem sein Grab lag, konnte ich das Kommen und Gehen der Tanker und Frachter beobachten und auch hin und wieder ein graues US-Marineschiff, das den Navy-Anleger verließ. Ich ging zur Trauerfeier. Als kleiner Medizinstudent war ich zum Repräsentanten der Kardiologie auserkoren und zur Beerdigung entsandt worden. Niemand, der mithalf, den Tagesbetrieb auf der Station aufrechtzuerhalten, war entbehrlich, daher hatte man mich dazu abkommandiert. Als der Gottesdienst vorbei war, freute ich mich, wieder in den kühlen Untergrund der U-Bahn zu kommen. Die Bahn fuhr mich rumpelnd zum Krankenhaus zurück.

Sobald ich zurück war, wurde ich wieder kreuz und quer durch Dr. DeAngelos Reich gejagt. Ungefähr fünf Stunden später, als die ruhigeren Stunden der Abendschicht begannen, bekam ich einen Anruf, der mich in die Notaufnahme beorderte.

Ich ging nach unten, in den Bereich, der den Herzpatienten vorbehalten ist. Das Notfallteam befand sich mitten in einer Wiederbelebung, Assistenten rannten wie aufgescheuchte Hühner herum, brüllten Anweisungen und schnauzten herum, während Schlangen von EKG-Papier bereits den Boden bedeckten.

Ich blieb einfach an der Tür stehen, und immer wenn jemand nach dem Labor rief, gab ich es weiter.

Ich war überrascht, als einer der älteren Kardiologen eine portable Röntgeneinheit anforderte. Ich bekam zufällig mit, wie der behandelnde Arzt ein Röntgenbild vom Brustraum des Patienten gegen das Licht der Neonröhre über ihm hielt: «Herrje, da brat mir doch einer einen Storch. Schaut euch diese Schrittmacherelektrode an. Das verdammte Ding ist in zwei Hälften zerbrochen.»

Und erst da dämmerte es mir. Ich drängelte mich durch bis vor zur Krankentrage. Der Kardiologe schob eine 15 Zentimeter lange Nadel in den Hals des Patienten und blickte dann auf einen Monitor, bis dort wieder eine Kurve zu sehen war.

«Da ist sie wieder. Geben Sie mir die Elektroden.» Eine Krankenschwester reichte ihm zwei silberne Drähte, und er schob sie die Nadel hinunter. «Okay, Leute! Einstöpseln, und dann stellen wir das Ding wieder an.» Die Schwester schloss ein kleines Gerät an, das nicht größer als ein Kassettenrekorder war, und drehte ein paar Knöpfe. Plötzlich begann der Herzmonitor langsam und rhythmisch zu piepsen. Der Arzt atmete hörbar durch.

«Na also. Und jetzt schaffen wir sie auf Station.»

Ich sah nach unten. Der Patient war Phyllis.

Ich ergriff die Flucht. Ich hatte nicht das Herz, mich direkt nach Harrys Tod um Phyllis zu kümmern. Ich übergab sie einem anderen Medizinstudenten. Tagelang mied ich sie und bekam nur hier und da etwas von ihren Fortschritten mit, wenn die Assistenten dem Team Bericht über ihre Patienten erstatteten. Ich hörte, dass ihre Schrittmacherelektrode offenbar den Geist aufgegeben hatte und Phyllis an Harrys Grab zusammengebrochen war. Ein Trauergast einer anderen Beerdigung hatte sie auf der Erde liegen sehen. Jemand hatte mit der Wiederbelebung begonnen. Der Rest war bekannt.

Drei Tage später sollte sie entlassen werden. «Ja», sagte der betreuende Assistent. «Sie darf wieder nach Hause. Aber sie ist ein verrücktes Huhn. Sie sagt, sie wird uns verklagen, dass uns Hören und Sehen vergeht, weil wir Gott ins Handwerk gepfuscht hätten. Sie fragt, wer zum Teufel wir sind, dass wir sie ins Leben zurückholen, wenn Gott vom Himmel herunterkommt und ihren Schrittmacher lahmlegt, damit sie zu ihrem Mann kann. Das sagt doch alles, oder?»

Die meisten nickten einfach nur oder zuckten ratlos mit den Schultern; dann ging das Team den Flur hinunter davon. Die Geschichte dieses Ehepaares stürzte mich in Zweifel und Verwirrung. Woher wollten wir wissen, was richtig und was falsch war?

Heute habe ich noch immer keine gute Antwort auf die Fragen, die uns Phyllis und Harry vor über 20 Jahren gestellt haben. Ich sehe jetzt nur zwei Dinge klarer als damals.

Zum einen: Es gibt einen Haufen Dinge, die schlimmer als der Tod sind. Aber unsere Kultur hat den Tod mythisch überhöht, zu etwas Furchteinflößendem, das uns weniger zugänglich ist als jemals zuvor in der Menschheitsgeschichte. Ich glaube, dass die alten Ägypter, die Römer und selbst der niedrigste Bauer aus dem Mittelalter besser mit dem Tod umzugehen wussten als die meisten Menschen des 21. Jahrhunderts. Und ich glaube, dass sie uns sogar bedauern würden, weil vielen Leuten heute nur noch so wenig geblieben ist, aus dem sie einen tiefen, starken Glauben gewinnen können.

Die zweite Schlussfolgerung hat mit Harrys Nahtoderfahrung zu tun. Immer und immer wieder wurde mir von Patienten, die dem Tode nahe waren und in den Abgrund geblickt haben, berichtet – und zwar von jedem einzelnen –, wie wunderbar friedlich und von Liebe erfüllt dieses Erlebnis für sie war. Genau wie Harry erzählt hatte, war es wie eine Heimkehr nach langer Zeit. Die meisten von uns müssen erst wieder daran erinnert werden, dass unser Leben vielleicht lange vor dieser singulären sterblichen Episode, in der wir uns gerade befinden, begonnen hat und noch lange über sie hinaus andauern wird. Wir sollten uns nicht selbst mit der Vorstellung lähmen, dass nur einzelne, außergewöhnliche Menschen die Gelegenheit erhalten, spirituell den eigenen Tod zu überleben. Sollten wir uns nicht vielmehr darüber freuen, dass der ewige Geist am Ende unserer episodischen Erfahrungen mit dem sterblichen Leben steht? Dass solche wiedergekehrten Seelen uns auf unsere persönliche Reise vorbereiten können?

Ich weiß, dass einiges daran nach den elementaren Fragen der

Religionen schmeckt. Versuchen Sie im Hinterkopf zu behalten, dass ich mich alldem zunächst nur mit wissenschaftlicher Neugier genähert habe. Ich habe nicht von mir aus nach Hinweisen auf ein Leben jenseits des sterblichen Lebens gesucht. Ich war kein Mensch, der eine besondere Neigung zur Spiritualität hatte. Ich habe sie erst dann in Erwägung gezogen, als es notwendig wurde, um mir meine eigenen Erfahrungen erklären zu können. Und nicht die von jemand anderem.

Die spirituelle Unbekannte der sterblichen Gleichung ist nicht leicht abzuleiten. Aber sie ist eine feste Größe und rechnet Fleisch gegen Geist auf. Bleiben Sie bei mir. Ich möchte, dass Sie die spirituelle Erschütterung spüren, die meine Erfahrungen mit meinen Patienten bei mir ausgelöst haben – und zwar nicht in Gestalt erkenntnistheoretischer oder theologischer Argumente, sondern einer intuitiven Erleuchtung.

4 Ist hier ein Arzt?

Als ich 1982 mein Examen in Harvard ablegte, machten 114 Mitstudenten ihren Doktor mit mir. Ich habe vielen Graduiertenfeiern in meinem Leben beigewohnt, aber nichts kommt der Erhabenheit und dem Pomp gleich, die wir alle an jenem Maimorgen erlebten, an dem wir uns mit unseren Familien auf dem viereckigen Hof der medizinischen Fakultät versammelten. Das imposante Gelände erstreckte sich bis zur Longwood Avenue hinunter.

Der Jahrgang von 1982 hatte Professor Judah Folkman zum Redner bestellt. Dr. Folkman war einer der besten und inspirierendsten Lehrer, die jemals die Hallen der Fakultät beehrt haben. Und er wurde als einer der Jüngsten zum Chef der Kinderchirurgie am Boston's Children's Hospital berufen. Noch interessanter war allerdings die Tatsache, dass Dr. Folkman später diesen Posten zugunsten einer viel weniger prestigeträchtigen Forschungsposition aufgeben sollte: Er war nämlich der Meinung, dass er als Forscher einen wichtigeren Beitrag leisten konnte denn als Chirurg. Für etwas, an das er glaubte, trat er aus dem Rampenlicht. Chirurg zu sein erfordert ein großes Ego. Es gibt einen alten Chirurgenwitz: Ein Chirurg wird gefragt, wer seiner Meinung nach die drei größten Chirurgen der Welt seien. Ihm fallen keine Namen ein – außer seinem eigenen. Dr. Folkman bewies eine Menge Charakterstärke, indem er seinen Chefposten aufgab.

Und er traf die richtige Entscheidung. Dr. Folkman hob später das vollkommen neue Fachgebiet der Tumorangiogenese aus der Taufe, das sich mit der Versorgung und dem Wachstum von Tumoren durch die Bildung neuer Blutgefäße beschäftigt. Er behauptete, völlig zu Recht, dass noch nie jemand an einem kleinen, unbedeutenden Krebsgeschwür gestorben sei. Es sind die massiven, raumfordernden, streuenden Tumore, die sich überallhin ausbreiten und jedes Gewebe, jedes Organ zerfressen, an denen die Leute sterben. Er stellte die Hypothese auf, dass man nur dann wirkungsvoll das Krebswachstum kontrollieren und bösartige Tumore daran hindern kann, ihren menschlichen Wirt umzubringen, wenn man lernt, den Tumor gar nicht erst größer werden zu lassen. Seine anscheinend simple Idee revolutionierte die onkologischen Therapieansätze. Und seine Theorie erwies sich als absolut zutreffend. Er wurde sogar für den Nobelpreis für Medizin nominiert. Seine Reaktion auf die Nachricht, dass er möglicherweise den renommiertesten medizinischen Preis der Welt erhalten würde? Er ließ ausrichten, er habe zu viel im Labor zu tun, um für ein Foto zu posieren. Dr. Folkman hasst es, in der Öffentlichkeit zu stehen. Ich bin zu dem Schluss gekommen, dass alle wahren Helden sich so verhalten.

Als Abschlussjahrgang waren wir daher ein wenig verdattert, als Professor Folkman ankündigte, er werde eine Rede mit dem Titel halten: «Ist hier ein Arzt?» Wir glaubten, die Antwort liege auf der Hand: Natürlich war hier ein Arzt! Oder besser gesagt: 114 Ärzte, die an diesem besagten Tag direkt vor seiner Nase ihr Abschlusszeugnis erhielten.

Worum es Dr. Folkman eigentlich ging: dass uns unser Doktortitel noch lange nicht zu Ärzten machte. Er hatte etwas anderes im Sinn.

Er führte in seiner Rede aus, dass heutzutage Patienten von viel zu vielen Medizinern und zu wenigen Ärzten behandelt würden: von Spezialisten für die linke Lunge und anderen für die rechte Niere. Von Experten für Erkrankungen der großen Zehe oder der Hornhaut des linken Auges. Aber wo blieb der Arzt? Der, der zum Patienten sagte: «Ich bin für Sie da. Ich werde darauf bestehen, dass alle konsultierten Spezialisten *mir* Bericht erstatten, dass alle Fäden bei *mir* zusammenlaufen. Ich sorge dafür, dass Sie jeden Morgen und jeden Abend wissen, wer *Ihr* Arzt ist.»

Dr. Folkman sprach nicht über einen x-beliebigen Arzt in seiner Rede. Er meinte *den* Arzt. Er meinte den Arzt, in dessen Hände man vertrauensvoll sein Leben gibt. Als wir uns dort auf dem Hof der Fakultät verwundert ansahen, fragte sich daher jeder, wer von uns ein «richtiger» Arzt werden und wer ein Mediziner bleiben würde – also nur ein Techniker.

Der Unterschied wurde mir nie deutlicher, als ich auf der kardiologischen Station des Brigham and Women's Hospital in Boston unter Eliot Salkner arbeitete. Professor Salkner war ebenfalls ein gefeierter Herzspezialist des 20. Jahrhunderts. Er war, was ich einen großartigen Mediziner nennen würde. Vielleicht nicht immer einen guten. Er hatte über ein Dutzend Fachbücher geschrieben und über 200 Kardiologen ausgebildet. Was Dr. Salkner damals über Kardiologie nicht wusste, war höchstwahrscheinlich auch nicht lernenswert. Selbst Dr. DeAngelo vom rivalisierenden Massachusetts General Hospital musste das zugeben.

Auch wenn es sich Professor Salkner selbst nicht anmerken ließ, welch ein wichtiger Mann er war, erkannte man es doch sofort, wenn man ihn inmitten seines Trosses aus unterwürfigen Oberärzten, Kollegen, Assistenzärzten, Ärzten im Praktikum, Hospitanten, großzügigen Gönnern und gemeinen Medizinstudenten durch die Flure des Krankenhauses wirbeln sah.

Ein älterer Patient von Professor Salkner, Giuseppe Giovanni, hatte auffällige Herzgeräusche, eine Art «Schnaufen», das man hörte, wenn man ihn mit dem Stethoskop auskultierte. Es klang, als würde ein Wal langsam ausatmen. Das Geräusch folgte auf jeden einzelnen Herzschlag und sagte uns, dass Mr Giovannis Aortenklappe verengt war und seine linke Herzkammer bei jeder Kontraktion das Blut gegen den Widerstand dieses schmalen Durchlasses pumpen musste. Irgendwann schließlich würde die linke Herzkammer vor dieser Belastung kapitulieren. Die Lösung war eine neue Aortenklappe. Damals wurden meist noch Aortenklappen von Schweinen transplantiert. Mr Giovanni traute seinen Ohren kaum, als Dr. Salkner in sein Zimmer kam und ihm empfahl, sich unters Messer zu legen, damit man seine eigene Klappe durch eine Klappe vom *Schwein* ersetzen konnte.

«Eine Klappe aus Stein? Warum wollen Sie mir eine Klappe aus Stein einsetzen?», fragte er.

«Mr Giuseppe», begann Dr. Salkner.

«Giovanni. Ich heiße Giovanni.»

«Mr Giovanni, ich sagte *Schwein*. Schwein! Nicht *Stein*! Schwein! Die Klappe eines Schweins. Das Herz eines Schweins.»

Das erschütterte Mr Giovanni noch mehr. «Ein Schwein. Jesus, Maria und Josef! Warum wollen Sie mir Teile von einem Schwein einsetzen?»

«Nun», erklärte Dr. Salkner, «wenn wir das nicht tun, werden Sie nicht mehr lange leben. Sie werden an einer Stauungsinsuffizienz der linken Herzkammer sterben.» Die Kollegen aus der Kardiologie murmelten zustimmend. «Ich habe Ihr Angiogramm gesehen, Mr Giovanni. Es sieht nicht schön aus. Nein, ganz und gar nicht. Ich würde sagen, dass Sie nur noch ein paar Wochen zu leben haben, wenn wir nicht transplantieren. Daran besteht kein Zweifel, Sir!»

Mr Giovanni wurde bei dieser Mitteilung blass. «Nur noch ein paar Wochen?»

«Wenn überhaupt.»

«O Gott. Ich hatte keine Ahnung, dass es so schlimm steht, Doktor.»

«Ich fürchte, das tut es. Deshalb empfehle ich Ihnen ja, den Eingriff unverzüglich vornehmen zu lassen. Ich habe Dr. Steiner, einen unserer besten Herzchirurgen, gebeten, Sie morgen früh zu operieren.»

«Ich weiß nicht. Eine Schweineklappe? Sie wollen, dass ich mich unters Messer lege? Morgen? Nun, ich … ich weiß nicht. Ich muss mit meinen Kindern reden. Und mit meinem Arzt. Ich muss ihn nach seiner Meinung fragen.»

«Ihren Arzt?»

«Ja, meinen Arzt.»

«Ich kann Ihnen versichern, dass ich Ihrem Arzt gern die Befunde Ihres Angiogramms auseinandersetzen werde. Und ich sage Ihnen, dass er mir beipflichten wird.» Professor Salkner wusste, dass niemand es wagen würde, einer Salkner-Diagnose zu widersprechen.

«Ich will meinen Arzt dazu hören.»

«Sir, geben Sie mir seinen Namen und seine Telefonnummer, und –»

«Sie brauchen ihn nicht anzurufen», sagte Mr Giovanni.

«Ich dachte, dass es vielleicht hilft, wenn er es direkt von mir hört – falls er Fragen hat.»

«Nun», erwiderte Mr Giovanni. «Sie können ihn doch jetzt fragen. Er steht dahinten.» Alle schnappten hörbar nach Luft. Wer konnte das sein? Ein Kardiologe? Ein Arzt aus dem Krankenhaus?

Die Menge aus Weißkitteln teilte sich. Und dort, in der Tür, stand ein gemeiner Medizinstudent im dritten Jahr.

«Da!», rief Mr Giovanni. «Da, das ist mein Arzt! Er sieht jeden Tag nach mir. Jeden Morgen. Fragen Sie ihn, ob er zustimmt, und dann unterschreibe ich Ihnen alles, was Sie wollen.»

Es war erstaunlich mitzuerleben, wie Dr. Salkner sich aufgeplustert hatte und ihm dann angesichts eines Medizinstudenten die Luft ausging. Aber ebendiesen bezeichnete Mr Giovanni nun mal als seinen Arzt. Man muss es Dr. Salkner zugutehalten, dass er tief durchatmete, seine Kollegen finster anfunkelte und dann auf den Medizinstudenten zuging, um ihm geduldig die Befunde darzulegen. Er fragte den Medizinstudenten, ob es ihm etwas ausmache, sich mit Mr Giovanni zusammenzusetzen und ihm die klinische Vorgehensweise bei der Verpflanzung einer Schweineaortenklappe zu erklären, bevor die linke Herzkammer irreparablen Schaden genommen habe. Sobald Mr Giovanni dem Eingriff zugestimmt habe, würde Professor Salkner Professor Steiner bitten, den Patienten auf die Operation vorzubereiten. Der Medizinstudent nickte und trat an Mr Giovannis Bett. Der Rest der Visite verließ das Zimmer, um sich dem nächsten Patienten zu widmen. Der Medizinstudent zog sich einen Stuhl heran, setzte sich neben Mr Giovanni und teilte ihm alles Wissenswerte über Aortenklappen und Ersatzteile vom Schwein mit.

Mr Giovanni überstand den Eingriff komplikationslos und kehrte in seine Wohnung im North End von Boston zurück. Er hatte seinen persönlichen Arzt gefunden. Es gibt immer einen. Sie sind nur nicht zahlreich gesät.

Aber solche Ärzte werden von den Patienten gesucht. In unserer Zeit der zahllosen Prozesse scheint es aus Sicht der Kläger (der Patienten) stets auf die mangelnde Kommunikation zwischen Patient und Mediziner hinauszulaufen. Auf meiner täglichen Visite im Krankenhaus bin ich immer wieder sprachlos, wie viele Patienten nicht wissen, wer ihr behandelnder Arzt ist – also der Arzt, der sie umfassend betreuen soll. Ich bekomme Dinge zu hören wie: «Ich bin auf der Traumastation, und die Ärzte dort betreuen mich.» Oder ich frage: «Wer hat Sie operiert?», und bekomme zur Antwort: «Ich weiß nicht genau. Ein Assistenzarzt kam heraus und hat mit meiner Familie gesprochen, aber das war vielleicht nicht der Operateur. Wenigstens glaube ich das nicht.» Oder noch niederschmetternder: Manchmal gesteht einem der Patient, dass er den behandelnden Arzt nie getroffen hat, aber hofft, dass sich das vor seiner Entlassung noch nachholen lässt, damit er sich «bedanken» kann. Oder man hört: «Ich weiß nicht, wer mein Arzt ist. Es gibt so viele hier. Aber vielleicht fragen Sie die Schwester. Sie wird schon wissen, wen Sie anrufen müssen.»

Bei meinen Anfängen als Belegarzt war ich der aberwitzigen Meinung, dass ich zu viel zu tun hatte, um mir jeden einzelnen Patienten, der mir zugeteilt war, ansehen zu können. Ich war immer in Eile und operierte unter solchem Hochdruck (und ehrlich gesagt war ich auch sehr interessiert daran, einen Einnahmeüberschuss samt Bonus zu erwirtschaften), dass ich zu der Ansicht gelangt war, es sei ausreichend, wenn ich mich ausschließlich auf jene Patienten konzentrierte, die postoperative Schwierigkeiten hatten. Welchen Sinn hatte es schon, Visite bei einem Patienten zu machen, bei dem alles vollkommen glattlief?

Man könnte nun fragen, woher ich denn wissen wollte, bei welchen Patienten alles glattlief und bei welchen nicht, wenn ich sie mir nicht ansah. Gute Frage. Ich sagte mir – eingedenk meiner eigenen Ausbildung –, dass ja Assistenzärzte vor Ort waren, um genau das zu tun. Sie bildeten sozusagen das Frühwarnsystem. Ich war der festen Meinung, dass mich meine «Drohnen», die sich auf Station um die Patienten kümmerten, pflichtgemäß informieren würden, wenn mein Eingreifen erforderlich wäre. Aber das zieht eine grundlegendere Frage nach sich, schätze ich: War ich wirklich der Arzt dieser Patienten? Natürlich hätte ich diese Prüfung nicht bestanden. Ich hatte eine Verantwortung für jeden meiner Patienten, aber würde ich lernen, dass es um mehr als das ging? Um mehr als eine Pflicht? Um Mitgefühl? Um etwas, das ich tun wollte, weil es sich richtig anfühlte?

Meine Aversion gegen alles Militärische nahm am Ende eine dramatische Wendung – sie verkehrte sich in ihr Gegenteil. Ich trat als Reservist der US-Sanitätstruppe bei. Die Aussicht, durch die zusätzliche Entlohnung für meine Tätigkeit dort meine Studienkredite abbezahlen zu können, lockte mich. Aber noch reizvoller war es, mich von der Army bezahlen zu lassen, um neue pharmakologische Wirkstoffe zu erforschen. Sie sollten die Soldaten vor dem schädlichen Effekt des in großen Höhen herrschenden Sauerstoffmangels auf das zentrale Nervensystem bewahren.

Als junger Erwachsener hatte ich meine Leidenschaft fürs Bergsteigen entdeckt. Die Alpen, die Rockys, die Tetons – ich kletterte immer und überall. Indem ich nun zur Army ging, bekam ich Gelegenheit, meine Liebe zu den Bergen mit meinem Interesse an der Hirnforschung zu verbinden. Ich fand mich plötzlich umringt von der Elite der Kletterszene – Männern und Frauen, die die höchsten Gipfel der Erde bestiegen hatten. In der Sanitätstruppe hatte ich im Rahmen meiner Forschungsprojekte zudem unbegrenzten Zugang zu der größten und modernsten Höhenkammer der Welt.

1988 erhielt ich sogar den Auftrag, eine 20-köpfige Expedition aus Elitesoldaten und Wissenschaftlern in Alaska anzuführen. Sechs Wochen lang studierten wir die Akklimatisierung in großer Höhe an Dutzenden von Seilschaften, die den Gipfel des höchsten Bergs in Nordamerika stürmen wollten: den Mount McKinley. Dieser Bergstock liegt nahe am nördlichen Polarkreis und erhebt sich 6194 Meter über dem Meer. In der Klettersaison unterhielten wir eineinhalb Monate lang ein Basiscamp auf 4800 Meter. An vielen Tagen fiel die Temperatur auf minus 30 Grad. Doch wir führten nicht nur unsere Forschungen durch, sondern wir waren auch über 20 Mal im Einsatz, um Kletterer zu retten, die verletzt waren oder an gefährlichen Abschnitten am Berg festsaßen. Es gelang uns sogar, den Gipfel zu bezwingen, nachdem wir sieben Mal wegen der Wetterbedingungen oder Rettungsaktionen zur Umkehr gezwungen gewesen waren.

An dem Tag, an dem wir eigentlich das Camp abbrechen und ins Tal zu den heißen Duschen und richtigen Betten zurückkehren wollten, wurden wir zur Rettung eines koreanischen Kletterers beordert, der an der Westwand des McKinley festsaß – einer tückischen, gefährlichen Fläche aus Schnee, Eis und Fels. Der verletzte Bergsteiger konnte sich nicht von der Stelle rühren, und uns war es unmöglich, zu ihm vorzudringen, ohne unsere eigene Sicherheit zu gefährden. Wir forderten einen Helikopter aus Fort Wainwright an, und mit Hilfe von zwei mutigen Piloten brachen wir mit über 5800 Meter Meereshöhe den Rekord der bisher höchstgelegenen Helikopterrettung – weit jenseits der Werksgarantie des Helikopterherstellers. Wir konnten nur beten, dass die Motoren, die am Rande der Belastungsgrenze arbeiteten, uns trotz der gefährlich dünnen Luft in der Schwebe hielten, solange unser medizinisches Team abgewinscht wurde, um den Kletterer in Bergnot zu retten. Die Mission war erfreulicherweise ein Erfolg. Ich empfand es als ein

Privileg, diese hingebungsvollen Männer und Frauen anführen zu dürfen – ein Privileg, das man nur einmal im Leben hat.

Unsere Forschungen 1988 in Alaska ebneten den Weg für zwei neue Medikamente. Sie ermöglichen es, Soldaten schnell und ohne gesundheitliche Risiken auf große Höhe zu bringen. Mit ihrer Hilfe konnten unsere Spezialeinheiten nach dem 11. September rasch in die Gebirgsregionen Pakistans und Afghanistans eingeflogen werden, ohne dass Hirnödeme ein einziges Leben gefordert hätten – und ich bin sehr stolz darauf, meinen Teil dazu beigetragen zu haben.

Die Gelegenheit zur Höhenforschung, die die Army mir bot, nahm ich also liebend gern wahr. Aber Reservisten erfüllen auch einen militärischen Zweck – sie müssen im Kriegsfall bereitstehen. Ich hatte eben erst ein neues Haus gekauft, war mit meiner Familie nach Tucson umgezogen und hatte an der Universität von Arizona einen neuen Posten als Privatdozent in Neurochirurgie angetreten, als ich Ende 1990 als Chirurg zum aktiven Dienst in der Operation Desert Storm einberufen wurde – dem ersten Golfkrieg.

In meiner Dienstzeit dort stürzte ich schwer und verletzte mir den Rücken so, dass ich schließlich in ein Krankenhaus in Fort Sam Houston, Texas, ausgeflogen wurde. Es stand die schwierige Entscheidung an, ob ich mich einer Operation an den Wirbelfrakturen unterziehen sollte, die man entdeckt hatte. Mir wurde strikte Bettruhe verordnet. Ich wartete jeden Tag wie auf glühenden Kohlen darauf, dass meine Operateure vorstellig wurden und mich darüber informierten, wie es um mich stand und wie es weitergehen sollte. Mir fiel auf, dass ich den ganzen Tag darauf hinfieberte, 30 bis 45 Sekunden mit meinem «Ärzteteam» zu verbringen. Es war der Höhepunkt des Tages – der Brennpunkt meiner gesamten Existenz in diesem Krankenhausbett. Ich wollte wissen, was man von meinen Röntgenbildern hielt oder ob man die Medikation ändern wollte. Später, abends, hielt mir dann die Schwester geduldig den Hörer ans Ohr, damit ich meiner Frau in Tucson wortgetreu alles wiedergeben konnte.

Ich wartete genau wie jeder andere Patient auf meine Ärzte. Was aber wäre gewesen, wenn mein Arzt beschlossen hätte, dass ich mich gut erholte und an diesem Tag keine Visite nötig war? Wie konnte ich selbst so blind für die Erwartungen meiner eigenen Patienten sein?

Ich schwor mir: Wenn ich wieder gesund werde, mache ich ausnahmslos bei jedem meiner Patienten täglich Visite. Während meiner ganzen Zeit als Assistenzarzt hatte ich immer gedacht, es gehe um Effizienz, Schnelligkeit und Präzision, aber dabei ging es nur um Mitgefühl. Wie hatte mir im Laufe meiner praktischen achtjährigen Ausbildung eine solch fundamentale Prämisse der Patientenbetreuung entgehen können? Das war es, was Dr. Folkman uns in seiner Rede hatte begreiflich machen wollen: dass es möglich war, die praktische medizinische Ausbildung erfolgreich zu durchlaufen und doch zu übersehen, was es im Kern bedeutete, der Arzt eines Patienten zu sein. Mag sein, dass mein Versagen in diesem Punkt auf eine große persönliche Charakterschwäche hindeutet. Mag sein. Aber ich brauchte diese grundlegende Erfahrung, selbst zum Patienten zu werden, um diesen wesentlichen Teil meiner Ausbildung abschließen zu können.

Ich hatte das große Glück, dass meine Rückenverletzung völlig ausheilte. Aber ich musste den Gebrauch meiner Beine wieder neu lernen. Zunächst setzte ich mir das Ziel, bis zum Ende unserer Auffahrt zu laufen – weniger als zehn Meter. Am Ende war ich in der Lage, meine Kinder zur Bushaltestelle zu bringen, die eineinhalb Blocks entfernt lag. Während ich wochenlang dort stand und wie die Mütter der anderen Kinder auf den Bus wartete, begann ich zum ersten Mal, die Welt meiner Kinder und ihrer Schulfreunde zu sehen. Ich lernte Namen. Zunächst die ihrer engen Freunde. Dann die von deren Brüdern und Schwestern. Später auch die ihrer Hunde, Katzen und sogar Meerschweinchen. Mir wurde klar, dass meine Welt auf meine engstirnigen Ambitionen, Neurochirurg zu werden, zusammengeschrumpft war. Ich hatte so viel im Leben meiner Kinder verpasst. Und ich wollte unbedingt meine Prioritäten neu setzen – als Vater und Arzt.

Sechs Monate später setzte ich zum ersten Mal wieder den Fuß ins University Medical Center – in der tiefen Überzeugung, dass ich auch ein besserer Mediziner werden konnte, wenn ich erst ein besserer Mensch, Ehemann und Vater würde. Was uns Dr. Folkman zu sagen versucht hatte, war dies: dass die Weisheit und Einsicht, die man als Arzt sammeln kann, nicht von unserem Lernpensum an der Universität diktiert wird, sondern von Lebenserfahrung – unserer eigenen und der unserer Patienten.

5 Mit Harvard-Werten stirbt man nicht

Manche Menschen hören ihre innere Stimme mit großer Klarheit. Sie leben nach dem, was sie hören. Solche Menschen werden verrückt. Oder sie werden zu Legenden.

ONE STAB, IN LEGENDEN DER LEIDENSCHAFT

Das Leben auf der Straße in Boston ist hart und im Winter mit seinen eisigen Temperaturen mörderisch. Wenn der Nordostwind bläst, den man hier nur den «Montreal-Express» nennt, wirkt die Kälte wie eine eisige Keule. Während eines schlimmen Wintersturms Mitte der 1980er Jahre erfroren 21 Obdachlose in einer einzigen Nacht. Jeder Streifenwagen, jeder Abschleppwagen und jedes leere Taxi wurde abgestellt, die Stadt abzufahren und jeden zu retten, der nicht schon der klirrenden Kälte zum Opfer gefallen war.

Damals tat ich Dienst als Arzt im Praktikum im «Red Service», der Notaufnahme, des Massachusetts General Hospital. Wir sahen jede Menge notleidende, obdachlose Menschen, die auf der Straße lebten. Ich bin wahrlich nicht stolz darauf, das sagen zu müssen, aber wir sprachen von ihnen kollektiv nur als «Abschaum». Dies waren die Leute, über die man hinwegstieg – physisch und psychisch –, wenn man die Straße entlangging.

Silvio Bustamante war eine Abschaum-Legende. Er lebte seit über 20 Jahren auf der Straße. Er war auch eine Legende im Krankenhaus.

Jeder Arzt, der dort arbeitete, kannte Silvio, den alle nur «Rocky» nannten. Seine Krankenakte füllte sieben Ordner; er hatte praktisch jede bekannte Krankheit schon einmal gehabt: Tuberkulose, Hepatitis, Bauchspeicheldrüsenentzündung, Lungenentzündung, Blutvergiftung und offene Wunden, in denen sich bereits Maden häuslich eingerichtet hatten – von Stichwunden ganz zu schweigen. Er war über zwei Dutzend Mal wegen Tripper in Behandlung gewesen, was einen einsamen Rekord in den Annalen des Krankenhauses darstellte. Daher auch sein Spitzname nach dem Stallone-Film: Rocky, der italienische Hengst.

Rocky war fast 65 (annähernd 100 in Straßenjahren). Obdachlose wurden nie sehr alt. Auch er näherte sich allmählich dem Zapfenstreich. Wenn er zu uns kam, dann stets mit etwas Schlimmem, einem medizinischen Notfall, der die volle Aufmerksamkeit des Arztes forderte. Selbst die Zusammenfassung von Rockys Krankengeschichte konnte einen Assistenten die halbe Nacht beschäftigen.

Keiner der Assistenzärzte war scharf darauf, dass Rocky in seiner Schicht eingeliefert wurde. Das kam dem Kuss des Todes gleich. Er hatte sich jedes Organ in seinem Körper kaputt gesoffen. So besaß er nur noch eine Niere, während seine Leber nicht mehr in der Lage war, genug Eiweiß für die Blutgerinnung zu produzieren. Und auch jeden Knochen hatte er sich schon gebrochen, entweder indem er betrunken gestürzt oder angefahren oder überfallen worden war. Ungefähr ein halbes Dutzend Mal hatte seine Niere bereits versagt. Und schon vor langer Zeit hatte sein Immunsystem den Geist aufgegeben.

Rocky hätte eigentlich schon lange tot sein müssen, aber er hatte die Lebensdauer eines Schweizer Uhrwerks. Er war wie eine Katze mit neun Leben. Irgendwie flickten ihn die Ärzte im Krankenhaus immer wieder zusammen. Seine Organe stabilisierten sich in einem labilen Zustand scheinbarer Balance – bis zur nächsten Katastrophe. In dem harten Winter meiner Praktikumszeit brachte uns die Polizei also so viel Abschaum wie möglich, bevor noch mehr von ihnen erfroren. Rocky war auch dabei. Er schlug wie schon so viele Male zuvor in unserer Notaufnahme auf. Mir fiel das Herz in die Hose. Er gehörte mir. Ich wusste, dass es schrecklich werden würde.

Ich konnte Rocky bereits auf halbem Weg riechen. Ich sah, dass die Schwestern mit Mundschutz aus dem Behandlungsraum kamen, in dem er lag. Die Masken waren allerdings nicht dazu da, Keime abzuwehren. Wenn jemand so sehr stank, dass man würgen musste, gab man etwas Orangenöl auf ein Stück Zellstoff und steckte es in seinen Mundschutz, damit es die anderen Gerüche überdeckte. Rockys Gestank war eine überwältigende Kreuzung aus Fäulnis und Kotze.

Diesmal hatte ihn nicht nur der Sturm steif gefroren wie ein überdimensionales Eis am Stiel, er erbrach auch gewaltige Klumpen geronnenen Blutes. Einige davon waren so groß wie Äpfel. Wie schlimm es auch roch, es war noch schlimmer mit anzuschauen. Rocky war noch immer halb betrunken und halb unterkühlt – und vollkommen rasend. Er halluzinierte, und ich wusste, dass er entsetzliche Schmerzen hatte. Er schlang seine drahtigen Arme um sein rechtes Bein. Es war schwarz gefroren und von Wundbrand zerfressen. Plötzlich hörten Rockys Schmerzens- und Schreckensschreie auf. Dann wurde er erst dunkelblau, schließlich grau im Gesicht und erbrach einen roten Blutsturz. Blut tropfte an den Wänden und den Seiten seines Krankenbetts hinunter. Es bildete Pfützen auf dem Boden. Ein größeres Elend war kaum vorstellbar. Rocky sah wie eine Gestalt aus der biblischen Verdammnis aus.

So übel er auch stank, es war unmöglich, von seinem Leiden nicht berührt zu sein.

Wir legten ihm großlumige Zugänge. Ich ordnete genug Tests an, um das Labor die halbe Nacht auf Trab zu halten. Ich rief die Blutbank an und begann, ihm Transfusionen zu verabreichen – nicht nur Konserven mit Blut, sondern auch mit Plasma, um das Ungleichgewicht seiner Gerinnungsfaktoren auszubalancieren. Bevor wir seine Blutungen nicht unter Kontrolle hatten, war an die dringend nötige Amputation seines rechten Beins nicht mal zu denken.

Bis zum Morgen hatte Rocky wieder «Harvard-Werte» – Blutstatus, Elektrolyte, Leber- und Nierenfunktion hatten sich alle wieder auf Normalniveau eingependelt. Bei uns gab es eine Redensart: «Mit Harvard-Werten stirbt man nicht.» Das bedeutete: Wenn die physiologischen Funktionen eines Patienten normal waren, gab es einfach nichts, woran er sterben konnte. Ich hatte in der Nacht ein Endoskop seine Speiseröhre hinabgeschoben, einige blutende Varizen – Krampfadern – entdeckt und es irgendwie geschafft, sie zu veröden. Dann hatten wir sein Bein gleich unterhalb des Knies abgenommen. Es hatte nicht mal eine Stunde gedauert.

Wie würde dieser alte, einsame Wolf aus dem North End als Einbeiniger zurechtkommen? Jeden Tag versuchte sein Körper gegen meine hartnäckige Fürsorge zu rebellieren. Rocky zeigte Entzugserscheinungen in Form von Delirium tremens und Krampfanfällen. Als ich sie in den Griff bekommen hatte, entwickelte er eine Harnwegsinfektion, die seine verbliebene, verbrauchte Niere bedrohte. Ich erstickte dieses Feuer mit Antibiotika, doch Rocky musste sich übergeben, und dabei atmete er die Hälfte seines Abendessens ein, sodass eine fürchterliche Lungenentzündung die Folge war und er eine Woche an der Beatmungsmaschine hing. Da er nicht essen konnte, musste ich ihm eine Magensonde legen, um ihn am Leben zu erhalten. Rockys Arzt zu sein hieß einen Sack durchgedrehte Flöhe hüten, die es darauf abgesehen hatten, seine sämtlichen Körperfunktionen lahmzulegen.

Acht lange Wochen behandelte ich ihn – ich kümmerte mich um jede einzelne Anomalie seiner Blutwerte, jeden Schatten auf seinem Röntgenbild und jeden Milliliter Flüssigkeit, der seinen Körper verließ oder ihm eingeflößt wurde. Die Bürde Rocky lastete schwer auf meinen Schultern. Jeder im Team wusste das. Insgeheim sahen sie dem genüsslich zu. Jeder Assistenzarzt hatte das schon mindestens einmal selbst mit ihm durchgemacht. Es war eine Frage der Ehre für alle von uns. Sie wussten, dass ich zu kämpfen hatte, aber ich ließ nicht locker. Der Ruf des Red Service hing davon ab, dass Rocky am Leben blieb. Außerdem hatte das schon ein Dutzend Teams im Krankenhaus vor uns geschafft. Wir würden nicht als das Red-Service-Team in die Geschichte eingehen, das Rocky in seiner Schicht sterben ließ. Wir nicht.

In der Rückschau schäme ich mich für die Art, wie wir über unsere Patienten redeten und dachten. Wir waren eher Soldaten an der Front denn Ärzte. Leiden und Tod ließen uns verrohen. Wir waren in einer Schlacht um Gliedmaßen und Organe gefangen und kämpften verzweifelt, um die Leute am Leben zu erhalten. Für Gefühle war kein Platz. Endlich sprach Rockys Körper auf meine unerbittliche Behandlung an. Er war von der Intensivstation verlegt worden, ausgenüchtert und vorläufig trocken. Seine Blutwerte waren einigermaßen gut, vor allem angesichts seines angegriffenen Körpers. Der Beinstumpf unterhalb seines Knies heilte. Bei meiner täglichen Visite musste ich mich um immer weniger Baustellen kümmern. Die Daten in seinem Krankenblatt wurden jeden Morgen besser, und wir beglückwünschten uns schon dafür, die Ehre des Red Service gerettet zu haben.

Es war klar, dass wir Rocky irgendwo unterbringen mussten. Wir konnten ihn nicht hinkend in den Bostoner Winter zurückschicken. Wir mussten ihn also «hinauskomplimentieren» – was bedeutete, dass wir eine Rehabilitations- oder Pflegeeinrichtung finden mussten, die ihn aufnehmen würde. Es war eine Herkulesaufgabe. Fast jede Einrichtung in einem Umkreis von 150 Kilometern hatte bereits von Rocky gehört. Niemand würde sich kampflos geschlagen geben. Rocky war schon in relativ gesundem und nüchternem Zustand schwierig. Und dann war da ja noch sein Alkoholproblem. Früher oder später würde es wieder eines werden. Und dann würde er in eine neue Krankheitsepisode schlittern, die die betreuende Einrichtung für gewöhnlich teuer zu stehen kam.

Rocky loszuwerden würde die Krönung meiner Bemühungen sein. Als er mit seiner ersten Prothese geübter war, begann er im Krankenhaus umherzuspazieren (und umherzufallen). Ich musste diesen Unberührbaren von einem Patienten endlich weit weg unterbringen. Ich hing stundenlang am Telefon. Endlich fand ich eine Rehabilitationseinrichtung in der Stadt, die gerade eröffnet worden war. Das war meine Chance! Sie war zu neu, um etwas über den legendären Rocky wissen zu können.

Als ich die frohe Botschaft bei der Morgenvisite verkündete, gab es Jubel von allen Seiten (wie ich schon sagte, Sensibilität gehörte nicht zu unseren Stärken). Rocky sah erstaunt auf. Alles, was er von sich gab, war: «Ich gehe nicht in die Reha.»

Er hatte in der ganzen Zeit im Krankenhaus nicht viel mehr als ein Dutzend Worte gesagt – sein Gezeter im Delirium über die Spinnen an den Wänden einmal nicht mitgerechnet. Ansonsten hatte er sich eigentlich auf ein «Morgen, Doc» beschränkt. Ich war daher ein wenig schockiert von seiner Reaktion, beschloss aber, dass Rocky eben ein sturer Esel war. Meiner Meinung nach gab es für ihn keinen Grund, sich dagegen zu sträuben.

«Hören Sie zu, Rocky», begann ich. «Sie müssen in die Reha, um Ihr Bein zu trainieren und ohne Krücken laufen zu lernen.»

«Ich will aber nicht. Ich gehe zu meinem Sohn», erwiderte er sachlich.

Zu seinem Sohn? Wir wussten nichts von einer Familie. Das änderte natürlich alles. Nun hatten wir plötzlich einen Verwandten, mit dem wir uns beraten konnten.

Der dienstälteste Kollege schaltete sich ein. «Machen Sie sich keine Sorgen, Rocky, Dr. Hamilton wird später nochmal vorbeischauen und die Unterbringung bei Ihrem Sohn besprechen.» Er zwinkerte mir zu. Ich dachte fieberhaft nach. Warum hatte ich mir eigentlich die Hacken abgelaufen, wenn Rocky Familie hatte, die verantwortlich für ihn war?

Der Rest des Teams lächelte über alle vier Backen. Rocky war so gut wie weg. Oder um es in unserem internen Sprachgebrauch auszudrücken: «AMF» – «Adios, mein Freund».

Noch einmal: Ich erzähle das nicht als humoristische Anekdote oder weil ich stolz darauf wäre. Ich bin mir der Ehre bewusst, zu den privilegierten Chirurgen zu gehören, die am MGH arbeiten durften. Aber wir waren nicht immun gegen menschliches Leiden, und so mussten wir uns verbal dagegen wappnen – oft mit harten, sarkastischen Bandagen. Manchmal waren sie auch fatalistisch. Und fast immer arrogant.

Nach der Visite kehrte ich praktisch sofort an Rockys Bett zurück. Ich war selig. Er hatte einen Sohn! Wir würden ihn ins Spaulding Rehabilitation Hospital verlegen. Ich brauchte eine Telefonnummer, um es seinem Sohn mitzuteilen. Vielleicht konnte er sogar Rocky selbst hinbringen? Ich ließ mich auf der Bettkante nieder. Es war das erste Mal, dass ich mich zu Rocky setzte, um mich mit ihm zu unterhalten. Ich hatte jede Öffnung seines Körpers untersucht und eine Nadel in fast jedes Organ gestochen, aber ich hatte mich nie an sein Bett gesetzt. Ich fragte ihn gar nicht erst um Erlaubnis (was ich hätte tun sollen) und landete erst einmal auf seinem Stumpf.

«Sie sitzen auf meinem Stumpf, Sie Blödmann», sagte er.

«Tut mir leid.» Ich fuhr hoch. Als ich ihm anschließend noch einmal unsere Rehabilitationspläne erklärte, wurde sein Gesicht rot vor Wut.

«Hören Sie, ich hab's Ihnen doch schon gesagt! Ich gehe nirgendwohin außer zu meinem Sohn, kapiert?»

«Ja, natürlich», stammelte ich. «Wissen Sie, ich höre heute zum ersten Mal von Ihrem Sohn. Ich wusste nicht, dass Sie überhaupt Familie haben ...»

«Ihr habt mich auch nie danach gefragt», sagte er unverblümt.

Das stimmte. Wir waren alle davon ausgegangen, dass es niemanden gab. Leute von der Straße hatten keine Familie, oder?

Ich bot an, Rockys Sohn anzurufen. Er sagte nein. Ich erklärte, dass es Dinge zu regeln gab.

«Lassen Sie mich anrufen», bat ich.

«Nein. Das können Sie nicht», beharrte er.

«Ich kann nicht?» Ich geriet langsam in Wallung. «Warum nicht?»

«Weil er tot ist. Deshalb!»

War das ein schlechter Scherz? Ich wusste, dass er wütend war.

«Okay ... Sie wollen sagen, dass er –»

«Ich will sagen, dass er tot ist», sagte er kurz angebunden. «Mausetot.»

Ich verstummte. Das hier war bestimmt nicht so, wie es aussah. Vielleicht halluzinierte Rocky. Die Situation verlangte von mir ein gewisses Fingerspitzengefühl. Ich setzte mich wieder, diesmal vorsichtiger.

«Erzählen Sie mir von Ihrem Sohn», sagte ich.

Zuerst sträubte er sich. Aber alles hatte sich viel zu lange aufgestaut. Anscheinend war sein Sohn ein toller Junge gewesen. Ein guter Baseballspieler. Die Leute sagten immer, er solle doch zu den Red Sox gehen. Während Rocky sprach, nahm sein Gesicht einen abwesenden Ausdruck an.

«Aber mein Junge wollte kein Baseballspieler werden», sagte Rocky. «Er wollte Anwalt werden. Wie der, den Spencer Tracy in *Wer den Wind sät* spielt. Er sagte, dass er eines Tages einen Fall vor dem Obersten Bundesgericht verhandeln will. Ich schätze, er wollte in die Fußstapfen seines alten Herrn treten.» Tränen stiegen ihm in die Augen.

«Sie waren Anwalt?», fragte ich ungläubig.

«Ja. Kaum zu glauben, aber es stimmt. Ich wurde Partner in einer Kanzlei, als ich noch keine 30 war», erzählte Rocky mit einem Anflug von Genugtuung. «Ich war ein Goldjunge in den Vierzigern, gleich nach dem Krieg. Partner und so.»

Dachte er sich das alles nur aus? Nein. Da war dieser Nachdruck, dieser Ernst in seiner Stimme. Er sagte die Wahrheit.

«Ich war mal ein ziemlich scharfer Vertreter der Anklage», fuhr Rocky fort. «Ich hatte alles. Ein Haus in Back Bay. Ein Sommerhaus am Wellfleet Harbor. Sogar eine 14-Meter-Yacht. Ich habe sie *Scrimshaw Queen* getauft. Sie war ein schnittiger Zweimaster. Jackie war ebenfalls ein guter Segler. Er hat jeden abgehängt. Und er konnte navigieren.»

«Und was ist dann passiert?», fragte ich.

«Sie meinen wohl: Wie konnte ein Topanwalt als Abschaum enden?»

Ich zuckte bei diesem Wort zusammen. Ich hätte nicht gedacht, dass die Patienten die entwürdigenden Spitznamen mitbekamen, mit denen wir sie bedachten.

Er holte tief Luft und hielt dann den Atem an. Dabei streckte sich sein ganzer Oberkörper, und er richtete sich im Bett auf.

«Jackie ging nach Harvard an die juristische Fakultät. Und eineinhalb Jahre später ließ er sich beurlauben, um nach Vietnam zu gehen. Er kam zur Marine-Infanterie und wurde Kampfpilot. Das war mein Jackie.»

«Und was ist dann passiert?»

Rockys Gesicht verzerrte sich. «Ein ...» Er begann zu weinen. «Abgeschossen. Boden-Luft-Rakete ... Mein Junge ...»

Er konnte nicht weitersprechen.

Er weinte fünf Minuten. Am Ende hob er den Kopf und griff nach einem Handtuch.

«Hey, es tut mir leid», sagte er, nachdem er sich wieder gefangen hatte.

«Bitte, machen Sie sich darum keine Gedanken», wehrte ich ab.

«Na ja, und als Jackie gestorben war, bin ich zusammengebrochen. Nichts war mir mehr wichtig. Nicht die Kanzlei. Nicht meine Ehe. Ich war ehrlich gesagt froh, dass ich mich an die Flasche klammern konnte. Es ist nicht so, dass die Sauferei mich gerettet hätte, aber ich konnte damit die Leere füllen, wissen Sie? Das geht mit Alkohol.»

«Und was meinen Sie damit, dass Sie zu ihm gehen wollen?», fragte ich sanft.

«Na ja, Jackie ist mir heute Nacht im Traum erschienen, und er sagte, dass wir bald zusammen sein werden.»

Mich beunruhigte, was Rocky da von sich gab. «Und weiter», drängte ich.

«Das ist es schon. Ich mag ein Säufer sein, aber im Augenblick bin ich stocknüchtern. Das wissen Sie. Ich bin so nüchtern wie Sie. Jackie ist letzte Nacht gekommen und hat geschworen, dass wir bald wieder zusammen sind. Ein für alle Mal.» Er lächelte. In seinen Worten lag eine gewisse Feierlichkeit.

Ich wusste nicht, was ich darauf erwidern sollte. Aber ich war geistesgegenwärtig genug, mich einen Augenblick zu entschuldigen. Ich checkte noch einmal seine Befunde. Jep. Noch immer Harvard-Werte.

Rockys Werte waren perfekt. Ich kehrte zu ihm zurück. Er war bei so klarem Verstand wie ich. Aber wir mussten ihn noch immer in die Reha schaffen. Das war die Mission.

«Rocky, ich verstehe ja, dass Ihr Junge zu Ihnen kommt. In Ihren Träumen. Aber ich muss noch einige Dinge arrangieren, damit Sie nach Spaulding können, okay?»

Ich bot an, ihm jemanden zu schicken, der ihm die Haare schneiden und ihn rasieren würde. Ihn ein bisschen hübsch machen.

Damals beschäftigte das Krankenhaus einen festangestellten Friseur. Er kümmerte sich vorzugsweise um die Patienten, die gut bei Kasse waren. Nichts hebt die Laune so wie eine ordentliche Rasur. Ein Haarschnitt. Eine neue Frisur. Es ist schade, dass wir in unserem Eifer, die Gesundheitskosten zu senken, so viele persönliche Dienstleistungen abgeschafft haben.

Ich rief Elwood an und bat ihn, zu kommen und Rocky die Haare zu schneiden. Elwood war die Freundlichkeit in Person und wollte manchmal kein Geld für seine Dienste. Rocky sah wie ein Neandertaler aus, der den großen Wandgemälden im Naturkundemuseum frisch entsprungen war. Sein graues Haar war total verfilzt und hing ihm bis auf die Schultern herab. Sein Bart war genauso lang. Elwood würde ein bisschen zaubern müssen.

In der Zwischenzeit bestellte ich einen Krankenwagen, der

Rocky in die Rehabilitationsklinik fahren sollte. Ich wusste, dass ich ihn verriet. Aber es musste sein. Selbst wenn ich gewollt hätte, gab es keine Möglichkeit, Rocky länger bei uns zu behalten. Es war zu teuer.

Ich ging zurück, um mir Elwoods Werk anzusehen. Es war ein Wunder. Rocky war zurechtgestutzt. Der Bart war weg. Er sah ein wenig wie der teure Anwalt aus, der er früher einmal gewesen war. Und er war ein gutaussehender Mann gewesen mit einem kräftigen Kinn und einem ausdrucksstarken Gesicht. Seine Nase war krumm, da sie oft in Kämpfen und Schlägereien gebrochen worden war. Aber nun erhaschte ich einen Blick auf den Mann, der er damals gewesen war.

Die Schwestern kamen herein. Sie umringten ihn begeistert und wussten sich gar nicht mehr zu lassen und sagten immer wieder, wie gut er doch aussah. Er lächelte und genoss ihre Komplimente. Dass er seinen Sohn verloren hatte, rückte ihn in ein ganz neues Licht. Er gehörte nicht länger zum Abschaum – vielleicht war er sogar eine Art Held. Dann kam der Krankenwagen. Ich sah Rocky an, und er erwiderte meinen Blick. Er kochte vor Wut. Ich fühlte mich wie ein Judas.

«Ich habe Ihnen gesagt, dass ich zu Jackie gehen werde. Sie wussten das», sagte er, als sie ihn hinausbrachten. Ich starrte ihm nach. Aber ich war auch erleichtert. Nach acht ununterbrochenen Wochen der medizinischen Behandlung und Betreuung war er endlich fort. Ich war frei und hatte das Gefühl, einen Sieg errungen zu haben.

Ich kehrte zu den Dutzenden anderen Patienten im Red Service zurück und erstickte meine Gewissensbisse im endlosen Tagesgeschäft eines Arztes im Praktikum. Neue Sorgen legten mich in Beschlag. Eine Stunde später zeigte mir der Piepser einen Anruf von einem externen Apparat an. Es war der medizinische Direktor von Spaulding.

«Ich melde Sie dem Chefarzt der Chirurgie, Dr. Austen!», schrie er ins Telefon. «Sie sollten sich schämen, uns einen Patienten zu schicken, der in einem Zustand ist wie Mr Bustamante!»

«In welchem Zustand? Was ist denn los mit ihm?», fragte ich.

«Was los ist? Himmel, sie haben ihn hereingerollt, und noch in der Lobby begann er zu verbluten. Fing einfach an, sich zu übergeben. Ich muss Ihnen ja wohl nicht erklären, was für ein Schock das für unser Personal und die Besucher war! Wir haben erst vor ein paar Tagen eröffnet. Niemand war auf so eine Katastrophe vorbereitet!»

Eine weitere Varize in Rockys Speiseröhre musste aufgebrochen sein.

Vielleicht schützten Harvard-Werte ja nicht vor jedem Malheur.

«Nun, das tut mir leid. Wir haben die Varizen in der Speiseröhre behandelt. Er hatte acht Wochen lang keine Blutung mehr. Schicken Sie ihn uns wieder zurück. Wir kümmern uns darum», schlug ich vor.

«Dr. Hamilton, das ist nicht mehr möglich. Er ist in der Lobby gestorben. Vor noch nicht mal fünf Minuten!»

«Nein», flüsterte ich.

Er merkte, wie schockiert ich war. Sein Ton wurde milder.

«Es tut mir leid. Die Blutung war sehr heftig und plötzlich. Es ist einfach passiert.»

«Ich weiß.» Und ich wusste, dass Rocky gegangen war. Zu seinem Jackie. Selbst Harvard-Werte hatten das nicht verhindern können.

Schon früh in unserer chirurgischen Laufbahn nehmen wir den Kampf gegen die Hindernisse auf, die sich uns in Gestalt unserer Patienten in den Weg stellen. Wir betrachten – wie ich in Rockys Fall – die Leiden und Krankheiten der Patienten als Feinde, die sich gegen uns verschworen haben. Man greift jeden davon an, schärft sein Schwert, um ihn zur Strecke zu bringen, und sticht so lange zu, bis die richtige Reaktion kommt. Bis man ihn vernichtet hat. Von dieser Warte aus betrachtet man den Patienten nur noch als eine Art Gefäß – als Körper, der das Problem beherbergt. Später dämmert es einem dann, dass die Patienten mehr sind als Probleme, die auf elegante Lösungen warten.

Eines der großen Geheimnisse der Medizin ist, dass man als Mediziner einen Zugang zum Leben der anderen erhält, der seinesgleichen sucht. Jeder Patient ist ein existenzieller Spiegel, in dem man seine eigenen Kämpfe wiedererkennt. Jeder Patient bringt einen der Wahrheit über sich selbst näher. Damals erkannte ich, dass Rockys Traum, zu seinem Sohn zu gehen, eine Vision war, die sein Leben zu einem Ende bringen sollte. Ich konnte nicht zulassen, dass Rocky unter meinen Händen, unter meinen Augen starb. Und dass es keine Niederlage war, ihn zu verlieren.

6 Vom Fleisch zum Geist

Das Leben kann nicht warten, bis die Wissenschaft das Universum wissenschaftlich erklärt hat. Wir können das Leben nicht aufschieben, bis wir dazu bereit sind.

JOSÉ ORTEGA Y GASSET

In unserem Leben gibt es Momente von transformatorischer Kraft, die zerbrechlich wie Fäden aus Glas sind. Sie blitzen einen Sekundenbruchteil lang auf und zerspringen dann. Es gibt keine Garantie dafür, dass wir diese entscheidenden Augenblicke bemerken, wenn sie auftreten. Dazu müssen wir erst lernen, den Blick für ihre flüchtige Schönheit und Tragweite zu schärfen. Dann können wir das Leben all jener, die wir lieben, aber auch von Fremden, von Tieren, Bäume, Berge und Meere sehen – verwoben in ein engmaschiges, endloses Netz des Lebens, das sich über Zeit und Raum erstreckt.

Sie sollen wissen, was Sie bei derlei Offenbarungen erwartet. Sie fühlen sie – aber verstehen Sie mich nicht falsch: Sie fühlen diese zarten Momente nicht nur. Sie werden von ihnen getroffen. Wie von einem Faustschlag. In dieser Hinsicht ist das Erwachen, das diese Momente herbeiführen, eher weniger zart. Das gilt vor allem für jenen einen Moment im Jahr 1982. Etwa nach der Hälfte meines ersten praktischen Jahres stand ein zweimonatiger Dienst auf der Station für Verbrennungen auf dem Plan. Bereits seit Beginn der praktischen Ausbildung wusste ich, dass alle sich vor dieser Ausbildungsetappe fürchteten. Sie gruselten sich irgendwie. Ich hatte keine Ahnung, wovor sie alle solche Angst hatten. Da wir schon jede Erscheinungsform menschlichen Leidens und Verfalls gesehen hatten, konnte danach doch nicht mehr so viel kommen.

Die Verbrennungsstation bestand aus zwei Abteilungen. So konnte man etwa in Bigelow 13 landen. Obwohl die meisten Architekten und Bauingenieure es aus latentem Aberglauben vermeiden, ein 13. Stockwerk zu bauen, hatten derlei Bedenken bei der Planung des Bigelow-Gebäudes am Massachusetts General Hospital offenbar keine Rolle gespielt. Auf Bigelow 13, so wollte es der Zufall, lagen die Erwachsenen mit Verbrennungen. Wenn man aus dem Aufzug trat, begann gleich hinter einem Torbogen Abteilung A. Der Bogen war blendend weiß, und in gotischer Schrift stand dort zu lesen: «Willkommen in Bigelow 13 – wir freuen uns über Ihren Besuch!» Bigelow 13 galt als Wunschabteilung, als das kleinere von zwei Übeln. Denn es ging noch viel schlimmer: im Schrein.

Die Shriners-Verbrennungsstation war ein düsteres, trutziges Gebäude, das wie aus einem einzigen Stein gemeißelt wirkte. Es stand isoliert auf dem Krankenhausgelände. Das sechsstöckige Gebäude war mit den Beiträgen von Tausenden von hingebungsvollen Shriner erbaut worden – einer wohltätigen sozialen Organisation, die heute über 20 Kinderkrankenhäuser unterhält, wo Kinder kostenlos behandelt werden. Vom Tage der Eröffnung an war in den Schrein (so nannte man das Institut) fast jedes verbrannte Kind der gesamten Ostküste eingeliefert worden. Die chirurgischen Assistenten bedachten ihn mit dem Spitznamen «Knuspergrill». Denn die Kinderstation kam unserer Vorstellung von der Hölle auf Erden schon sehr nahe. Dort waren Dutzende von verstümmelten, leidenden Kindern in einem tristen, traurigen Gebäude versammelt.

Die meisten Assistenten sprachen nicht laut über den Knuspergrill. Allein die Tatsache, dass wir derlei abschätzige Namen vergaben, zeigt, welchen Schrecken uns Orte wie dieser einjagten. Wir haben das Bedürfnis, derlei Orte auf der Landkarte menschlicher Tragödien mit Namen zu belegen, die den Schrecken ins Lächerliche ziehen.

An meinem ersten Tag dort führte mich die Oberschwester herum. Sie muss gewusst haben, wie verstörend die verbrannten Kinder auf die neuen chirurgischen Assistenten wirkten. Sie schien die Absicht zu haben, meine Aufmerksamkeit auf das Auditorium, den Kopierer, den Kühlschrank und sogar die Videospielstationen zu lenken, an denen die Assistenten spielten, wenn die Kinder schliefen. Aber es kam endlich doch der Zeitpunkt, an dem ich *sie* zu Gesicht bekam. Bevor es auf die Station ging, mussten wir sterile Kittel mit Kapuzen überziehen und einen Mundschutz anlegen. Die Schwester sagte, dass es nun zu den großflächigen Verbrennungen ging – «80 Prozent oder mehr».

Als sich die Milchglastür fauchend öffnete, betraten wir eine fremdartige Welt – eine Art Internierungslager. Der Raum war in den purpurfarbenen Schein ultravioletten Lichts getaucht, das die Bakterien in der Luft reduzieren sollte. Jedes Kind war von Plastikplanen umgeben, um Keime fernzuhalten. An den Seiten seiner Intensivbox waren sterile Schleusen angebracht, durch die die Schwestern ihre Arme stecken konnten, um Verbände zu wechseln, Infusionen zu legen oder Spritzen zu verabreichen.

Verschiedene Apparaturen gaben quäkende, saugende und blubbernde Geräusche von sich – eine roboterhafte Begleitmusik zum Anblick der puppenartigen Kindergestalten in ihren Plastiksärgen. Jedes Kind war wie eine Mumie in Bandagen gehüllt und trug eine Schutzbrille. Es durfte keine einzige Öffnung geben, damit keine

Luft an den Körper kam. Hier und da durchbrach ein Schlauch oder ein Kabel das Weiß der Gaze, um etwas zu- oder abzuführen. Nur die Form, umrissen vom Verbandsmull, ließ erahnen, dass ein Kind darunter begraben lag. Wären die hektischen Maschinen nicht gewesen, nichts hätte darauf hingedeutet, dass die Larven überhaupt noch lebten.

Ich gab mir große Mühe, die ausgeklügelten Vorrichtungen und Vorsichtsmaßnahmen zur Erhaltung der Sterilität zu bewundern. Mich schauderte. Hier schien mir die technische Beherrschung der Keimfreiheit auf die Spitze einer absurden Hexerei getrieben worden zu sein.

Nur die muntere Stimme der Schwester gab mir Halt.

«Und das hier», sagte sie mit einer schwungvollen Geste, «ist Joey!»

Ich sah hin. Noch eine undefinierbare Mumie.

«Joey und sein Freund haben ein 50-Gallonen-Benzinfass gefunden und versucht, es in Brand zu stecken», erklärte sie. «Aber es ist explodiert. Natürlich. Der andere Junge, Joeys Freund, ist dabei gestorben. Wie war doch gleich sein Name? Mal sehen ... Bertram. Bertram war der, der umgekommen ist.»

Ich dachte, dass Bertram der Glücklichere von beiden sein musste.

«Joeys Haut ist zu 95 Prozent verbrannt», fuhr sie in einem monoton-nasalen Tonfall fort. «Er hat seine Ohren verloren. Ebenso einige Finger und Zehen. Seine Nase ist vollständig verbrannt. Seine Augenlider sind weg. Es sind nur noch ein paar Flecken Haut übrig. Eine kleine Stelle unter beiden Achseln. Und natürlich in der Leistengegend. Dort wurde er verschont.»

«Natürlich», war alles, was ich vor Entsetzen herausbrachte. Eine Schutzbrille saß auf Joeys bandagiertem Kopf. «Kann er die Augen schließen?», fragte ich, weil ich dachte, dass man ihm aus diesem Grund die Brille aufgesetzt hatte.

«O nein, das geht nicht. Es sind keine Lider mehr da, wie ich schon sagte. Außerdem ist die Hornhaut seiner Augen verschmort.»

Mir wurde speiübel. «Und wozu ist dann die Brille da?», fragte ich und rang den Brechreiz nieder. «Er ist blind. Wozu braucht er sie?»

«Na, ich denke, sie schützt seine Augen.»

Noch nie zuvor hatte ich ein solches Leiden bei einem Menschen gesehen. Wie sollte ich die zwei Monate hier überstehen? Mir war nicht klar, wie das zu schaffen sein sollte.

Wir verließen die Intensivstation, die liebevoll «Mumienabteilung» genannt wurde, und gingen ins «Camp der Chronischen» hinüber. Es war die Station, auf die die Überlebenden der Mumienabteilung wechselten, um endlose Wiederherstellungsoperationen über sich ergehen zu lassen. Wenn man eine Weile dort war, ging einem auf, dass das Camp der Chronischen mehr als eine Krankenhausabteilung war. Es war ein Menschenlabor.

Hier wurde aus den Kindern lebender «Ton», an dem Generationen von Chirurgen (mich eingeschlossen) übten und ihre Fähigkeiten in der wiederherstellenden Chirurgie perfektionierten. Jede Generation brachte brillantere Ergebnisse in der Rekonstruktion hervor. Es war eine schreckliche Kunst, aber jede Generation arbeitete noch härter als die vorhergehende daran und nutzte jedes verfügbare technische und chirurgische Hexenwerk, um diesen entstellten Kindern etwas wiederzugeben, das eine entfernte Ähnlichkeit mit ihrer früheren Erscheinung und der einstigen Funktionalität ihres Körpers hatte.

Die kleinen Patienten waren von einem akuten Zustand – in dem sie nur von Herzschlag zu Herzschlag lebten – in einen chronischen übergetreten, in dem ihr Leben weniger gefährdet war. Das Dulden begann. Als wären sie geologische Formationen, machte man die Kinder zu chirurgischen Sedimentschichten, in denen sich jede neue technische Ära, jeder fortschrittliche Umbruch verewigte.

Für mein ungeübtes Auge sah das Camp auf dem ersten Rundgang wie eine normale Kinderstation aus. Die Wände waren mit niedlichen Elefanten bemalt, die kunterbunte Luftballons im Rüssel hielten. Zwischen den Dickhäutern tanzten Clowns Hand in Hand mit Hundewelpen auf den Bildern die Gänge entlang. In der Ferne konnte ich Kinder erkennen. Ihre Silhouetten wirkten unversehrt. Hier und da wirkte ihr Gang auf mich seltsam «unrund», was auf ein Hinken hindeutete. Aber aus der Distanz wäre ich nie darauf gekommen, dass etwas mit ihnen nicht in Ordnung war.

Aus der Nähe jedoch raubte es mir den Atem. Gleich das erste Kind trug eine dunkelbraune Kompressionsmaske. Später erfuhr ich, dass diese gummiartigen, dehnbaren Gebilde für jedes Kind maßangefertigt wurden, um das Narbengewebe zu glätten und einzuebnen. Die Maske dieses Kindes saß schräg; ein Auge war freigelassen worden, sodass das Kind wie ein mutierter Pirat aussah. Der Augapfel saß in einem Winkel einer roten, zornig anmutenden Augenhöhle. Das Auge selbst war von einem tödlichen, milchigen Weiß, wie Marmor. Die Iris hatte jede Färbung verloren. Das linke Ohr fehlte vollständig, war geschmolzen wie eine Kerze, die man sich selbst überlassen hat, und nur ein dunkler Kanal war übrig, der drohend in den Schädel hineinführte.

Ich konnte erschließen, wo die Lippen gewesen waren. Die Nase war weg. An der linken Hand entdeckte ich Überreste der Finger und den Stummel eines Daumens. Es sah eher wie der Handschuh eines Baseballcatchers aus. Die Extremitäten des Kindes standen in bizarren Winkeln ab, da das verdichtete Narbengewebe an den

Gelenken zog. Aber die Stimme! Die Stimme war so klar! In ebenjenem typischen, singenden Kindertonfall. Ich war seltsam erleichtert, dass tatsächlich ein Kind in diesem missgestalteten Äußeren hauste.

Ich rang um Haltung, als die Schwester mich an ein weiteres Bett führte. Immer schneller schritten wir die Betten ab, und immer schneller rasselte sie die Krankengeschichten herunter – es war nicht viel mehr als ein Schlagwort zu jedem einzelnen Gespenst.

So ging es weiter, und es machte mich tieftraurig, aber auch zornig, dass die Welt solch ein gefährlicher Ort für Kinder sein konnte. Zugleich hätte ich mir eine spirituelle Droge gewünscht, um meinen Kummer zu betäuben.

Ich brauchte Wochen, um mich einzugewöhnen. In der ersten Zeit war ich jedes Mal einfach nur froh, wenn ich der Verbrennungsabteilung entrinnen und meine Lunge mit frischer Luft ohne Antiseptikum vollpumpen konnte. Ich starrte die Leute auf der Straße und ihre Hände an, die so glatt und perfekt geformt wie Porzellan waren. Ich war erstaunt, wie die Welt da draußen so vollkommen normal bleiben konnte. Sobald ich morgens den Eingang zum Knuspergrill durchschritt, fühlte ich mich wie ein Verdammter, und mein Herz schien zu ersticken.

Nach einigen Wochen kannte ich jedes Kind. Ich erfuhr, dass es für die Kinder leichter war, in der chirurgischen Welt zu leben als in der realen. Mit der Zeit erkannten sie, dass es hier drin sicherer für sie war als draußen. Zunächst waren sie sich ihrer erschreckenden Erscheinung nicht bewusst. Die Kinder glaubten ihren wohlmeinenden Sozialarbeitern, Lehrern oder Eltern, die ihnen versprachen, dass sie wieder ein normales Leben würden führen können. Diese Erwachsenen versuchten, ihnen den Weg zu ebnen, den Grimassen und erschrockenen Gesichtern die Spitze zu nehmen, die sie auf den Straßen, in den Supermärkten und auf den Spielplätzen erwarteten – jenen Orten also, die dem früheren Leben der Kinder angehörten, bevor sie die Verbrennungen erlitten hatten. Aber wie konnte man sie auf eine narbenlose Welt vorbereiten? Wie konnte man einen solchen Empfang schönreden? Schon wir Mediziner, die wir seit Jahren derartige Verbrennungen sahen, konnten uns nicht daran gewöhnen. Wie sollten es da Laien schaffen? Wie sollte man Erstklässler auf die grausige Verwandlung eines Kindes mit Verbrennungen vorbereiten? Gar nicht, denn es ist unmöglich.

Doch jedes verbrannte Kind wollte nach Hause. Es liegt in der Natur des Kindes, die Gesellschaft seiner Spielkameraden zu suchen. Jedes Kind unternahm einen, zwei, aber niemals mehr als drei Versuche. Am Ende kamen sie alle wieder in den Knuspergrill. Sie kehrten weinend in die Geborgenheit ihres Nests zurück. Hier hatte jeder Verbrennungen oder Narben. Hier war Normalität zu etwas mutiert, das für die Außenwelt nicht wiederzuerkennen war.

Anfangs war ich der Meinung, dass diese tragische Welt der Narbenkinder einfach zu traurig war, als dass ich sie hätte verstehen können. Die Kinder mussten so viele Operationen über sich ergehen lassen, dass das Personal beim Zählen durcheinanderkam. Hier war sogar der Schmerz endloser operativer Nachbesserungen leichter zu ertragen als der Schmerz der Zurückweisung durch die Außenwelt.

Ein Kind aus dem Camp der Chronischen, an das ich mich lebhaft erinnere, war Henry. Seine Krankenakte umfasste nicht weniger als acht Ordner, was ihm den Spitznamen Heinrich der Achte eintrug. Henry hatte sich in weniger als dreieinhalb Jahren 127 chirurgischen Eingriffen unterziehen müssen. Was hätte Henry (oder jedes andere Kind auf der Station) auch tun sollen? Hätten wir sie einfach in der Verfassung lassen sollen, in der sie waren? Sollten wir ihnen jede noch so kleine Erleichterung vorenthalten, die ihnen die plastische Chirurgie bieten konnte? War es nicht besser, mit Hummerscheren zu leben, wenn schon nicht mit Händen? Mit Scheren, die wenigstens einen Stift halten konnten?

Nach einer Weile begann ich die Dinge differenzierter zu sehen. Jedes Kind wurde zu einem kleinen, tapferen Experten in Sachen Mut, Durchhaltevermögen und Improvisationstalent. Jedes war ein eigenes spirituelles Experiment, das die Fähigkeit der Menschheit zum Mitleiden auf die Probe stellen sollte. Jedes Mal, wenn ein verbranntes Kind den Knuspergrill verließ, flog es wie ein flügge gewordenes Küken aus. Aber am Ende kehrten sie alle wieder in ihr Nest zurück und erzählten uns, dass die Welt noch nicht reif für sie war. Ganz allmählich hörte der Knuspergrill auf, das freudlose Gefängnis zu sein, für das ich ihn zuerst gehalten hatte. Er wurde zu einer Kreuzung aus Labor und Kirche. Das Leben war ein Schmelztiegel geworden. Ein Kind nach dem anderen wurde in einen Engel umgegossen und ausgesandt, um die Welt auf ihr Mitgefühl zu prüfen. Und wir – die narbenlose Welt da draußen – fielen wieder und wieder durch.

Endlich hatte ein einziges Engelskind doch Erfolg. Sein Name war Thomas. Seine Geschichte – wie die von vielen Kindern auf der Station – nahm einen grausigen Anfang. Als er etwa zehn Jahre alt war, spielte er wieder einmal mit einem Freund im hügeligen Farmland bei Lancaster, Pennsylvania. Sie spazierten über Felder, auf denen gerade das erste Getreide im Jahr spross. Sie passierten die Farm der Familie und stießen auf einen Fußpfad, der auf einen langgestreckten Hügel führte. Dort oben verlief eine Hochspannungsleitung. Der Mast versprach einen grandiosen Blick auf das gesamte Umland. Von dort würden sie nicht nur auf ihre Häuser, sondern auch auf einen ganz neuen Horizont blicken.

Was für eine Aussicht muss das gewesen sein! Einen Moment lang haben sie sich sicher wie Adler gefühlt. Aber Thomas verlor den Halt. Er fiel etwa 3,50 Meter tief und wurde unsanft abgefangen. Mit der Kleidung war er an einem Ausleger des Mastes hängen geblieben. Er griff nach oben, um sich hochzuziehen, doch sobald er die Hochspannungsleitung berührte, jagten Tausende von Volt durch seinen schmächtigen Körper, der wie in Krämpfen geschüttelt wurde. Dabei strampelte er sich frei, aber seine Kleidung hatte bereits Feuer gefangen. Nun stürzte er wie ein Feuerball ungefähr 30 Meter in die Tiefe. Alles, was sein Gefährte tun konnte, war schreckensbleich auf den bewegungslosen Körper seines Freundes hinabzustarren. Er war zu Tode erschrocken und klammerte sich an den Mast, als fürchte er, dass ihn dasselbe Schicksal ereilen könnte.

Der Rauch am Himmel alarmierte die Feuerwehr. Mehr als einmal hatten Kinder gedankenlos ein Feuer gemacht, das leicht auf den nahen Wald übergreifen konnte. Die Feuerwehr kam rasch. Sie rettete Thomas' Freund und brachte ihn sicher nach unten. Von Thomas war wenig übrig geblieben, das nicht verbrannt war. Wie üblich waren nur Flecken von Haut unter den Achseln, in der Leistengegend und in einigen Gelenkfalten noch unversehrt. Er sah aus, als hätte er sich jeden einzelnen Knochen im Leib gebrochen. Fast alle Organe waren verletzt und bluteten. Niemand hatte große Hoffnungen, dass der Junge überleben würde. Es wäre eine Gnade gewesen, wenn er hätte sterben können.

Thomas' Lebensflämmchen hörte jedoch nicht auf zu flackern. Die Sanitäter stabilisierten den Jungen und brachten ihn in ein Traumazentrum in Philadelphia. Dort musste man ihn allein dreimal operieren, um seine inneren Blutungen zu stoppen. Dann standen die Ärzte vor der abschreckenden Aufgabe, diesen Körper wieder mit Haut zu bedecken. Zu diesem Zeitpunkt kam er ins Shriners-Institut und wurde mein Patient.

Ein spezielles Turboprop-Flugzeug brachte Thomas nach Boston. Er war bereit für die Mumienabteilung, hatte man ihn doch vom Scheitel bis zur Sohle in Gaze eingewickelt. Intravenöse Zugänge führten wie widerspenstige Pflanzenranken in die Verbände und aus ihnen heraus. Er wurde rasch aus dem Krankenwagen in eine Box auf der Intensivstation geschafft. Gleich zu Beginn einer Behandlung muss dem Brandopfer neue Haut verpflanzt werden. Zunächst benutzt man dafür Körpergewebe von Frischverstorbenen. Obwohl diese Haut schon tot ist, erfüllen dünne Streifen von Lederhaut und Epithel wunderbar ihren Zweck als Hautersatz. Bald stößt das Immunsystem des Patienten das fremde Körpergewebe jedoch wieder ab. Man hofft, sich so genug Zeit zu verschaffen, um mit Hilfe der körpereigenen – «autologen» – Resthaut ausreichend neue Haut für den ganzen Körper nachzuzüchten. Da diese neuerlichen Transplantate von körpereigenen Zellen stammen, werden sie nicht wieder abgestoßen.

Thomas' Körper hatte eine ungewöhnlich heftige Neigung, die Annahme körperfremder Transplantate zu verweigern. Während in den meisten Fällen Gewebe nach zehn bis 14 Tagen abgestoßen wird, schrumpfte bei Thomas dieser Zeitraum auf fünf Tage. Wir mussten also weitere Haut über die Gewebebank des Krankenhauses auftreiben. Dann versuchten wir erneut, Fremdhaut auf seinen gesamten Körper zu verpflanzen. Wir mussten jedes Mal sechs bis acht Stunden Präzisionsarbeit leisten, um die neue Haut zu fixieren.

Mühevolle und ermüdende Operationen waren das. Es hat etwas Grauenhaftes, einen menschlichen Leichnam zu häuten. Mir erschien es grotesk, neue Haut wie ein Stück Stoff auf einen

Körper zu nähen. Aber es gab kaum etwas anderes, das wir tun konnten, um Thomas' Leben zu retten. Die zweite Verpflanzung wurde nach nur vier Tagen abgestoßen. Wir transplantierten ein drittes und viertes Mal. Die letzte Verpflanzung hielt weniger als 48 Stunden.

Es war nicht sehr wahrscheinlich, dass Thomas überleben würde. Wir konnten einfach nicht schnell genug Haut von Achseln, Hodensack und Damm für seinen ganzen Körper nachzüchten. Es hätte Monate gedauert. Wir waren schon so weit, Thomas aufzugeben – vielleicht mehr aus Erschöpfung denn aus Mitleid. Aber das Schicksal griff ein. Überflüssig zu erwähnen, dass Thomas' Familie am Boden zerstört war angesichts dessen, was ihrem Sohn zugestoßen war. Er war bis zur Unkenntlichkeit verbrannt. Blut sickerte aus den Brandwunden. Seine Knochen waren gebrochen. Jeden Tag kam er dem Tod ein Stück näher. Der Stress war für seine Eltern unerträglich. Am Ende war es zu viel für sie: allein in Philadelphia zu sein, während uns in Boston das Leben ihres Sohnes durch die Finger glitt. Thomas' Vater hatte mit nur 42 Jahren einen Herzinfarkt. Er starb.

Thomas' Mutter rief an, um uns mitzuteilen, dass ihr Mann gestorben war. Es gab keine Möglichkeit, es Thomas mitzuteilen, da er im Koma lag, seitdem die Feuerwehrleute ihn in Pennsylvania gefunden hatten. Mir erschien diese Tragödie zu groß, als dass irgendjemand sie hätte tragen können. Aber seine Mutter fragte uns ganz ruhig, ob wir nach Philadelphia kommen wollten, um die Leiche ihres Mannes zu häuten. Die Idee hatte etwas für sich. Thomas' Zustand hatte sich in den letzten paar Tagen weiter verschlimmert. Er geriet mit jeder Hautabstoßung tiefer ins Koma. Bereits jetzt war er übersät von kleinen Abszessen und lokalen Infektionen – Anzeichen dafür, dass das derzeitige Fremdgewebe bald wieder abgestoßen werden würde. Aber Haut von Thomas' Vater würde vielleicht nicht abgestoßen werden – auch wenn es kein autologes Gewebe war, so kam es dem doch sehr nahe. Es war einen Versuch wert. Den einzigen, den wir in diesem Augenblick hatten.

Also flog unser Chirurgenteam mit Kisten voller Besteck und Instrumenten nach Philadelphia. Wie schon erwähnt, ist das Abnehmen von Haut ein grauenvolles Geschäft. Wir benutzen dazu lange und sehr scharfe Messer, die wie Kurzschwerter aussehen. Der Chirurg schält die Haut ab wie Rinde von einem jungen Baum. Als ich auf den kalten Körper des Vaters hinabsah, konnte ich keine Verwandtschaft zwischen dieser leblosen Gestalt und der anderen, fast leblosen in Boston erkennen. Aber wir schnitten die Haut so dünn wir nur konnten, packten die durchsichtigen Streifen in sterile Plastiktüten und legten sie zum Transport in eine Kühlbox.

Zurück im Shriners, erwarteten uns weitere schlechte Nachrichten. Während der Nacht hatte sich Thomas' Zustand deutlich verschlechtert. Bakterien vermehrten sich in seinem Blutkreislauf. Er glitt langsam in ein finales, septisches Koma hinüber. Wie begossene Pudel standen wir mit unserer Picknickbox voller Haut da. Es kam uns wie ein makabrer, sinnloser Witz vor.

In der Kaffeeküche des Knuspergrills führten wir endlose Diskussionen. Sollten wir die Haut des Vaters einfrieren und für den unwahrscheinlichen Fall aufheben, dass Thomas die Krise überlebte? Die Chirurgen zogen sich schließlich in einen anderen Raum zurück. Heute, da ich längst selbst Chirurg bin, kann ich mir ihre Unterredung vorstellen. Sie debattierten bestimmt über die Verschwendung wertvoller Gelder, die bereits für Thomas' Behandlung aufgebraucht worden waren. Sicher wird auch jemand die sinnlose Nacht-und-Nebel-Aktion in Philadelphia gerügt haben, mit der wir ein Kind hatten retten wollen, das doch ganz offensichtlich dem Tod geweiht war. Aber es mag auch eine oder zwei Stimmen gegeben haben, die leidenschaftlich dafür plädierten, die Hoffnung nicht aufzugeben. Denn es gab eine letzte Chance: die Haut des Vaters zu verwenden.

Die Hoffnung setzte sich durch. Es wurde beschlossen, Thomas in den OP zu fahren und ihm die Haut seines Vaters zu transplantieren. Um halb neun Uhr morgens entfernten wir das tote Fremdgewebe von Thomas' Körper. In den nächsten acht Stunden nähten wir ihm die Haut seines Vaters auf den Leib. Für mich sah das Gewebe leblos und grau aus. Ich war nicht sehr zuversichtlich. Alles, woran ich denken konnte, war diese ganze Verschwendung: Thomas' junges Leben. Das seines Vaters. Weite Strecken unserer eigenen Lebenszeit.

Bis zum Abendessen waren wir fertig. Thomas' frischverbundener Körper im Komaschlaf wurde zurück in die Mumienabteilung gefahren. Seine Vitalzeichen schienen stabil zu sein. Wir wussten, dass er schon viele OPs überstanden hatte, aber wir bezweifelten, dass er noch große physiologische Reserven besaß. Ich ging ins Dienstzimmer und schlief sofort ein. Ich war über 48 Stunden auf den Beinen gewesen.

Es schienen nur Sekunden vergangen zu sein, als ich wütend und vollkommen desorientiert hochschreckte. Eine Schwester klopfte laut an die Tür des Dienstzimmers. Ich sah auf meine Uhr. Ich hatte über zwei Stunden geschlafen. Nun hämmerte die Schwester an die Tür, und plötzlich blitzte in mir der Gedanke auf, dass Thomas wahrscheinlich im Sterben lag. Vielleicht hatte sein Herz schon aufgehört zu schlagen. Vielleicht brauchte sie mich, um die Wiederbelebungsmaßnahmen zu überwachen. Ich rüstete mich, sie abzubrechen. Ihn hinübergehen zu lassen. Wir hatten alles Menschenmögliche getan. Es war Zeit, aufzuhören.

Ich öffnete die Tür. Die Schwester stammelte: «Es ist Thomas ... er ... er versucht ... zu sprechen!»

Das war einfach unmöglich. Thomas musste Probleme mit dem Beatmungsgerät haben. Sie hatte seine Atemgeräusche als Versuch, sich bemerkbar zu machen, fehlinterpretiert. Schließlich lag er schon seit fast einem Monat im Koma.

Ich ging geradewegs auf die Intensivstation. Nicht nur, dass Thomas zu sprechen versuchte, er bewegte auch alle Extremitäten – etwas, das er noch nie zuvor getan hatte. Er wehrte sich gegen die Verbände und Fixierungen. Es muss extrem schmerzhaft gewesen sein, da einige Brüche noch nicht verheilt waren. Aber seine Bemühungen waren unmissverständlich. Er wollte sich den Beatmungsschlauch aus der Luftröhre ziehen. Natürlich waren auch seine Hände bandagiert und festgebunden. Thomas hatte keine Möglichkeit, den Arm weit genug abzuwinkeln, um an den Tubus zu kommen.

Ich steckte die Arme in die Plastikschleusen der Intensivbox und griff an seinen Hals, um den Verbandsknoten zu öffnen, mit dem der Beatmungsschlauch fixiert war. Am Ende des Schlauchs befindet sich ein kleiner Ballon, der den Tubus an Ort und Stelle halten soll – also am oberen Ende der Luftröhre und unterhalb des Kehlkopfes. Ich bekam den Knoten auf und ließ die Luft aus dem Ballon. Ich hörte, wie Thomas versuchte, selbständig Luft zu holen. Mit mehr Wagemut als Hoffnung zog ich den Schlauch aus seinem Mund.

Er musste ein paarmal heftig husten. Und plötzlich sprach er. Seine Stimme war vollkommen klar.

«Was ist mit meinem Vater passiert?», waren die ersten Worte aus seinem Mund.

Natürlich hatte niemand ein Sterbenswörtchen zu Thomas über seinen Vater gesagt. Wie auch? Er war die ganze Zeit nicht bei

Bewusstsein gewesen! Die Schwestern sahen mich an. Ich musste ihm eine Antwort geben. Schließlich war ich es gewesen, der dem Jungen den Tubus gezogen hatte.

Ich beschloss zu lügen. «Nichts ist mit deinem Vater passiert, Thomas. Es geht ihm gut», sagte ich.

Thomas blickte verwirrt zu mir auf. «Sind Sie sicher?» Der Junge war vollkommen bei Sinnen.

«Ja. Ich bin sicher. Es geht ihm gut. Er wird sich sehr darüber freuen, dass es dir bessergeht.»

Heute bereue ich diese Lüge zutiefst. Ich hätte ihm sofort die Wahrheit sagen müssen. Aber ich war ein junger Arzt. Ich wusste es nicht besser. Ich dachte, dass ich ihm etwas Gutes tat. Dabei ahnte Thomas, dass etwas nicht stimmte.

«Mein Dad steht doch da am Ende des Bettes. Warum sagt er denn nichts?» Seine Worte trafen mich wie ein Schlag mit dem Hammer.

Einen verrückten Moment lang blendete ich alles aus, was jüngst geschehen war. Der Tod des Vaters. Die Entnahme der Haut. Dann kehrte ich in die Wirklichkeit zurück. Thomas musste jemanden durch die Plastikplane hindurch sehen, eine verzerrte Silhouette, die ihn an seinen Vater erinnerte. Ich blickte mich um. Dort stand niemand. Jenseits der Intensivbox kamen nur noch die Vorhänge und dann das Fenster mit dem Tageslicht dahinter.

«Thomas», fragte ich und drängte ungläubig die aufsteigenden Tränen zurück. «Wo siehst du deinen Vater?»

«Da steht er doch», antwortete er mit Blick auf das leere Fußende seines Bettes. «Hi, Dad!», sagte er und unternahm einen schwachen Versuch zu winken.

Eine der Schwestern unterdrückte ein Schluchzen.

«Thomas, dein Vater ist gestorben», gestand ich ihm endlich. «Vor drei Tagen. Er hatte einen Herzanfall.»

Ich konnte sehen, wie ihn die schockierende Nachricht traf, selbst unter so vielen Lagen Verband. Und ich hörte, dass er etwas flüsterte. Ich brachte mein Ohr näher an die Intensivbox.

«Dann ist es wohl sein Geist, der mir gerade zuwinkt», sagte er leise.

Ich weiß ohne jeden Schatten eines Zweifels, dass das, was Thomas am Fußende seines Bettes sah, der Geist seines Vaters war. Er stand dort, um über ihn zu wachen. Dies war mein persönlicher Moment des Erwachens. Mein ganzer Körper prickelte, als ob meine Haut Funken sprühte.

Thomas ging es immer besser. Er stieß das Gewebe seines Vaters nicht ab. Im Laufe des nächsten Monats kündigte ein Forscher vom Massachusetts Institute of Technology eine neue Methode an, mit der sich Hautzellen nachzüchten ließen. Die für diese experimentelle Methode erforderlichen Hautstellen waren exakt diejenigen, die bei Thomas noch intakt waren. Zellen aus diesen Arealen wurden im Labor nachgezüchtet und auf eine Schicht denaturierten Kollagens aufgebracht. Die Zellen wuchsen mit dem Kollagen zusammen, und das Ganze wurde wieder dem Patienten verpflanzt. Da die Ausgangszellen vom Patienten selbst stammten (der nun Spender und Empfänger in einem war), bestand die Gefahr der immunologischen Abstoßung nicht. Thomas war der erste Patient in der Medizingeschichte, bei dem dieses Verfahren angewendet wurde. Dass er überlebte, war in der Tat der Höhepunkt einer langen Reihe von Wundern – von denen nicht gerade das geringste war, dass der Geist seines Vaters ihn beschützt hatte.

Nach einigen Monaten war Thomas stark genug, um ins Camp der Chronischen überzusiedeln. Er musste sich den normalen Nachsorgeoperationen unterziehen. Er hatte alle Finger verloren, deshalb rekonstruierten wir an beiden Händen eine Art Hummerscheren. Er bekam eine Nase, die wir aus Fett und Muskeln vom Kopf aufbauten und mit nachgezüchteter Haut bedeckten. Es war eher eine fleischige Abdichtung denn eine elegante Rekonstruktion. Sie verschloss etwas, das in den Augen des durchschnittlichen Betrachters wie ein monströses Loch aussah und unvereinbar war mit unserer Vorstellung von einem normalen, symmetrisch gestalteten Gesicht. Womöglich übertrumpfte er sogar Heinrich den Achten in der Zahl der Operationen, die er über sich ergehen lassen musste. Aber er lebte. Allen Widrigkeiten zum Trotz. Und sein Geist war klar und leuchtend.

Im Gegenteil, Thomas' Geist strahlte heller als alle anderen. Er hatte einen eisernen Willen. Wo Hunderte Kinder kapituliert hatten, tat er es nicht. Er war fest entschlossen, wieder auf seine Schule in Philadelphia zu gehen. Dann versagten die Schuhprothesen an seinen Füßen. Beide Beine entzündeten sich und mussten unterhalb der Knie abgenommen werden. Er brauchte weitere vier Monate, um laufen zu lernen. Aber er schaffte es, und dann bat er darum, nach Hause und in die Schule zurückkehren zu dürfen.

Meine neurochirurgische Ausbildung dauerte noch sieben Jahre. Ich verlor Thomas aus den Augen. Gelegentlich fragte ich einen der Assistenzärzte im Knuspergrill, ob Thomas dort wieder aufgetaucht war. Einmal sagte ein Bursche, er habe ihn gesehen. Ich erinnere mich noch daran, dass er so tat, als müsse er bei der Erwähnung des Namens würgen. Innerlich war ich schockiert, dass wir zu solcher Gefühllosigkeit fähig sind. Äußerlich lächelte ich – um unseres kollektiven Heldenmuts willen, unserer brüderlichen Verweigerung von Sensibilität und unserer Solidarität angesichts von Schwäche. In der Ausbildung bekommt niemand gute Noten dafür, dass er Fingerspitzengefühl hat. Indem man kalt, resolut und gleichgültig bleibt, sichert man sich die Bewunderung der Kollegen.

Ich sah Thomas erst am allerletzten Tag meiner Assistenzarztlaufbahn wieder. Erzählen Sie mir nicht, dass das auch nur Zufall war! Ich hatte den Lift genommen. In der Ecke stand eine schrecklich entstellte, zwergenhafte Person. Daneben eine attraktive Frau. Ich erkannte sie plötzlich. Es war Thomas' Mutter. Aber ich hätte nie gedacht, dass die Gestalt neben ihr *er* war.

Thomas erinnerte sich überhaupt nicht an mich. Seine Mutter schon. Sie erzählte mir stolz, dass er nun studierte. Und sie weinte aus Dankbarkeit, weil wir so viel für ihn getan hatten, als ich aussteigen musste. Er winkte mir zum Abschied mit einer seiner missgestalteten Hände, an deren Rekonstruktion ich wahrscheinlich mitgeholfen hatte.

Aber als er winkte, lächelte er mir zu. Und es war ein breites Lächeln! Ein echtes Lächeln! Das Lächeln eines Menschen, der einfach glücklich war, am Leben zu sein. Mir wurde klar, dass ich an diesem letzten Tag meiner chirurgischen Ausbildung ein wunderbares Geschenk erhalten hatte. Ein großer Kreis hatte sich geschlossen. Ich hatte die Hölle des Knuspergrills erlebt. Ich hatte gelernt, jenseits der Verbrennungen und Abnormitäten die Kinder zu sehen, die dahinter lebten und erblühten. Ich hatte jenen Augenblick erleben dürfen, der alles auf den Kopf stellte – jenen Augenblick, in dem der Geist von Thomas' Vater aus der Welt jenseits dieser Welt gekommen war, um einzugreifen, seinen Sohn zu beschützen und uns vielleicht sogar bei seiner Betreuung die Hand zu führen. Und nun durfte ich das Wunder von Anfang bis Ende und in seiner Gänze jenseits von Zeit und Raum begreifen. Ich hatte seine Bedeutung zuvor noch nicht erfasst. Vielleicht hatte ich in der Zwischenzeit auch wieder eine Menge vergessen. Deshalb kehrte das Wunder zurück, wie ein Komet, der unbeirrt seiner Bahn folgt und sich mir noch einmal zeigt.

Als Thomas mir zulächelte und zuwinkte, musste ich daran denken, dass ich hatte zusehen dürfen, wie sich die vergänglichen Fäden meines Lebens mit den spirituellen Mächten, die in Thomas' Leben wirksam waren, verwoben hatten. Die Reise hatte vom Anfang bis zum Ende meiner achtjährigen chirurgischen Ausbildung am Massachusetts General Hospital gedauert. Das konnte kein bloßer Zufall sein.

Ich verstand zum ersten Mal, dass die Fäden meiner eigenen Existenz untrennbar mit denen von Thomas, seinem Vater, seiner Mutter und einer Unmenge anderer Menschen verbunden waren. Eine Idee nahm langsam Gestalt an: Ich sah plötzlich Tausende von Umlaufbahnen sterblichen und spirituellen Ursprungs, und alle waren aus demselben leuchtenden Garn der Schöpfung gesponnen. Dieses acht Jahre währende Abenteuer erzählte nicht nur die Geschichte einer chirurgischen Ausbildung. Es hatte auch eine Botschaft: Wir sind niemals als Lebewesen auf uns allein gestellt. Ein übernatürlicher Trost – wie der Geist von Thomas' Vater – ist immer um uns und lässt uns nie ohne Kraft und Schutz von oben. Ohne die Gewissheit, mit etwas Größerem verbunden zu sein, würden wir vielleicht manchmal an der Bürde unseres Daseins verzweifeln. Thomas' acht Jahre lange Reise ließ mich erkennen, dass es im Leben nicht um das Leiden geht. Dieses ist nur der Hintergrund, der Zusammenhang, in dem wir die Macht der Liebe über den Tod, über die Krankheit entdecken. Denn erst das Leiden macht den Sieg der Liebe über den Tod möglich.

7 Die Königin der Zigeuner

Ich habe schon erwähnt, dass Ärzte in der Ausbildung lernen müssen, gegenüber dem Tod abzustumpfen. In mancher Hinsicht muss das so sein; man lernt manchmal besser, wenn man keine Gefühle hat. Gefühllosigkeit ist gut.

Am Massachusetts General Hospital behandelten wir auch immer wieder sogenannte «Zigeuner»*. Dieses im Volksmund gebräuchliche, abwertende Wort, das die Betroffenen selbst für sich ablehnen, bezeichnet die ethnische Gruppe der Roma und Sinti, die ursprünglich aus Nordindien stammen. Gegen Ende des neunten Jahrhunderts drangen die Zigeuner über den Mittleren Osten und die Türkei nach Europa vor, im 16. Jahrhundert waren sie bereits überall in Europa und England verbreitet. Da sie nomadische Wurzeln hatten, wurden sie auch jetzt nicht sesshaft und zogen in losen Verbänden mit ihren Planwagen über Land. Sie trieben Handel, nahmen Reparaturen aller möglichen Gebrauchsgegenstände vor oder

* Diese Bezeichnung, die – ähnlich wie «Neger» – politisch nicht korrekt ist, wird hier aus Gründen der Treue zum Original beibehalten, das bewusst mit der negativen Konnotation spielt. (Anm. d. Ü.)

belustigten als Schausteller das Volk im Tausch gegen Waren und Geld. Zigeuner fanden oft auch Beschäftigung als Saisonarbeiter in der Landwirtschaft, vor allem bei der Hopfenernte und Weinlese.

Über die Jahrhunderte waren die Zigeuner in Europa immer wieder Diskriminierungen und Verfolgungen ausgesetzt. Im 19. Jahrhundert, 1876, verbot ihnen ein britisches Gesetz, mit ihren Planwagen auf städtischen Grund zu fahren und dort zu kampieren. Und noch 1968 verpflichtete der Caravan Sites Act die Gemeinden dazu, spezielle Campingflächen ausschließlich für Zigeuner auszuweisen.

Allerlei Mythen und Legenden rankten sich um die Zigeuner, hauptsächlich weil vielen von ihnen Zauberkräfte nachgesagt wurden, mit deren Hilfe sie in die Zukunft blicken konnten. Handlesen und Kartenlegen wie auch Liebeszauber und das Belegen mit Flüchen wurden zur Domäne der Zigeuner, vor allem der weiblichen.

Diese Volksgruppe, die leicht zu erkennen war, wenn sie in ihren Planwagen Einzug in die Städte hielt, schürte weitverbreitete Ängste und Vorurteile. 1596 wurden über 100 Männer und Frauen in England nur dafür zum Tode verurteilt, dass sie Zigeuner waren. Um der Verfolgung auf den Britischen Inseln zu entgehen, emigrierten im 18. und 19. Jahrhundert viele Zigeunerfamilien nach Amerika. Eine besonders große Gemeinde ließ sich damals in Boston nieder. Deshalb war es nichts Ungewöhnliches, wenn man als Arzt am MGH auch Zigeuner aus Neuengland zu betreuen hatte.

Eines Nachts kam eine alte Zigeunerin in die Notaufnahme. Sie hatte offenbar einen schweren Herzanfall erlitten. Ihre Organe waren über längere Zeit nicht mit Blut versorgt worden, doch das Herz schlug unverdrossen weiter. Sie wurde auf die Intensivstation verlegt und an ein Beatmungsgerät angeschlossen. Trotz unseres beherzten Einschreitens bestand wenig Zweifel daran, dass sie sterben würde. Mir ist nicht bekannt, ob der Chefarzt die Familie informierte oder ob sie einfach einen besser funktionierenden sechsten Sinn hatten, als man ihnen zugetraut hätte – aber innerhalb von Stunden strömten trauernde Grüppchen von Familienangehörigen zu uns auf die Intensivstation, um auf das Ende zu warten.

Ich habe keine Erklärung, woher viele Familien intuitiv wissen, wann ein tragischer Todesfall bevorsteht. Selbst dann, wenn wir Ärzte alles daransetzen, ihnen die Wahrheit zu verheimlichen. Im Prinzip lügen wir nicht direkt. Wir sagen ihnen einfach nicht die ganze Wahrheit. Aber oft scheinen die Familien es schon zu wissen, bevor wir Gelegenheit hatten, mit der schlechten Nachricht herauszurücken. Bei der Familie dieser alten Zigeunerin war es jedenfalls so.

Diese alte, sterbende Frau hatte den unmöglichen Spitznamen Bubbles. Es schien irgendwie nicht zusammenzupassen, wenn man sah, wie sich ein Angehöriger über das Bett der alten Frau, die im Koma lag, beugte und sie mit diesem Namen ansprach. Ich erzählte dem Ärzteteam davon. Wir waren alle amüsiert. Jemand dachte laut darüber nach, ob sie vielleicht früher eine Stripperin oder etwas Ähnliches gewesen sei. Dann stellte sich heraus, dass sie für die gesamte Gemeinde der Zigeuner, die in Boston lebte, so etwas wie eine inoffizielle «Königin» war.

Als Arzt findet man schnell heraus, dass einem der Verlust eines jeden Patienten, der einem ans Herz gewachsen ist, nahegeht. Mit jedem Tod, dessen Zeuge wir werden, stirbt auch etwas in uns. Wenn man jung ist, sieht man sich außerstande, so viel Trauer zu verkraften. Ohne entsprechende Erfahrung fehlen uns die emotionalen Reserven, um unser Gleichgewicht wiederzuerlangen. Später, wenn wir reifer sind, ist für uns das Gefühl des Verlusts ein Zeichen für unsere Verbundenheit mit allen Menschen. In der Tat ist niemand von uns eine Insel, sondern wir alle bilden eine große Familie. Es dauert eine Weile, bis wir erkennen, dass Bubbles unsere Schwester, unsere Mutter ist. Sie ist unser Kind. Und eine Königin im besten Sinne des Wortes.

Bubbles' Familie fragte uns mehrmals, ob sie es schaffen würde – also ob sie aus dem Koma wieder aufwachen würde. Schritt für Schritt, widerstrebend, sagten wir ihnen die Wahrheit. Sozusagen tröpfchenweise. Plötzlich, in jener besonderen Nacht, versammelten sich alle um ihr Bett und stellten ringsherum Stumpenkerzen auf den Boden des Krankenzimmers. Wie beim Synchronschwimmen holten einige Familienmitglieder zeitgleich Feuerzeuge aus der Tasche und begannen, die Kerzen anzuzünden.

Eine Schwester rief: «Feuer! Feuer!»

Angehörige anderer Patienten auf der Intensivstation begannen alarmiert zu schreien. Ich erinnere mich, dass eine Frau Mitte 30 sich über das Bett eines Patienten beugte, um ihn mit ihrem Körper abzuschirmen.

Jemand betätigte den Feueralarm, und die Klingel schrillte laut los. Bubbles' Familie machte ungerührt weiter. Eine weitere Schwester rief angsterfüllt: «Sauerstoff! Wir haben eine Sauerstoffleitung im Zimmer. Sie wird explodieren.» Die Hölle brach los. Panische Menschen rannten zu den Sauerstoffzuleitungen und drehten sie ab. Dann schrie jemand anders: «Nein! Nicht den Sauerstoff abdrehen! Hände weg! Die Patienten ersticken sonst. Rührt den Sauerstoff nicht an!» Es schien niemandem aus Bubbles' Familie in den Sinn gekommen zu sein, dass die Kerzen einen Brand hätten auslösen können.

Wieder jemand anders blaffte: «Wir müssen die Kerzen löschen! Macht die Kerzen aus! Macht sie aus!» Der ganze Raum fiel ein: «Macht die Kerzen aus! Macht die Kerzen aus!»

Ein junger Mann begann, auf den Knien auf dem Boden herumzurutschen und die Kerzen mit den Fingern auszudrücken, als würde er Kastagnetten schlagen. Plötzlich fand er sich in einem Handgemenge mit einem Zigeuner wieder. Es war ein Ringkampf zwischen Kastagnetten und Feuerzeug. Eine Schwester griff sich eine Schnabeltasse, goss Wasser hinein und schüttete es mit einer heftigen Armbewegung über Bubbles' Bett in die Luft. Eine Kerze zischte protestierend. Die Schwester war wohl auf der Seite des Kastagnettenmanns.

Jemand hatte den Sicherheitsdienst gerufen. Wer hatte in diesem Tohuwabohu solche Geistesgegenwart bewahrt? Der einzige nützliche Impuls, den ich verspürt hatte, war der Wunsch, die Beine in die Hand zu nehmen und aus dem Gebäude zu rennen. Ich meine: Wenn etwas in die Luft zu fliegen droht, möchte ich im Allgemeinen nicht dabei sein. Ich gebe zu, dass mir erst später in den Sinn kam, wie falsch es war, nur an meine eigene Rettung zu denken, während so viele Menschen – Patienten –, die an Geräten und Schläuchen hingen, nicht den Hauch einer Chance hatten, ohne Hilfe da herauszukommen.

Aber obwohl ich diesen Impuls spürte, rannte ich nicht weg. Ich fragte mich, ob es gegen das Gesetz gewesen wäre. Vielleicht existierte ja eine Vorschrift oder Verordnung, dass Ärzte bei einem Feuer oder einer Bombenexplosion ihre Patienten retten müssen. Gab es ein Gesetz, das es Ärzten verbot, bei Feuer ihre Patienten im Stich zu lassen? Das ähnlich wie beim Militär Feigheit vor dem Feind bestrafte?

Während ich noch – mehr oder weniger tapfer – dastand, packten die Sicherheitsleute alle Mitglieder von Bubbles' Familie und stießen sie mit dem Gesicht nach unten zu Boden, drückten ihnen das Knie zwischen die Schulterblätter und holten billige Kabelbinder aus Plastik heraus, um ihnen die Hände zu fesseln. Die Kerzen waren aus. Die Besucher lösten sich allmählich von den Intensivpatienten, die sie hatten schützen wollen. Walkie-Talkies knackten. Eine Aufzugtür wurde aufgehalten. Polizisten stürmten herein und scannten jedes Gesicht mit geübtem Blick. Feuerwehrleute schnauften und keuchten in voller Montur in die Intensivstation, mit Atemschutzgeräten auf dem Rücken und riesigen Feuerwehräxten in der Hand, bereit zum Einsatz. Aber es gab keinen. Nur Kerzen, die schon per Hand oder mit Wasser gelöscht waren. Und eine Zigeunerfamilie in Handschellen.

Ein katholischer Kaplan wurde ebenfalls herbeigerufen. Es war Vater Timothy Fitzgerald, der nicht nur Jesuitenpriester, sondern auch Psychiater war (was vielen irgendwie doppelt gemoppelt vorkam). Er betrat die Intensivstation und forderte alle auf, sich zu beruhigen.

Es war noch nicht zu spät dazu. Zumindest konnten wir alle versuchen – wenigstens versuchen –, wieder Haltung anzunehmen. Wir sahen einander mit überraschtem Blick an, als wollten wir sagen: «Was zum Teufel war denn das? Worüber regen wir uns eigentlich auf? Schaut euch das an! Wir flippen wegen ein paar kleinen Kerzen aus. Und dabei hat Bubbles' Familie es doch wahrscheinlich gar nicht böse gemeint. Es war alles ganz harmlos. Sie sind unschuldig, oder?»

Unter Vater Fitzgeralds achtsamer Anleitung fassten wir uns wieder, schüttelten ungläubig den Kopf über uns selbst und lächelten. Wie hatten wir uns nur so danebenbenehmen können? Wie hatten wir nur so in Panik geraten können? Die Sicherheitsleute halfen Bubbles' Angehörigen wieder auf die Beine und klopften ihnen höflich den Staub von der Kleidung. Zupften ihnen die Hemden und Krawatten zurecht. Zuckten wegen der Fesseln entschuldigend mit den Achseln. Allem Anschein nach war die ganze Aktion ein großer Irrtum gewesen. Ein Missverständnis. Mist, es tut uns leid. Wirklich leid. Aber was wolltet ihr nur mit diesen Kerzen, ihr verrückten Zigeuner?

Vater Fitz berief rasch eine Versammlung in einem Konferenzraum außerhalb der Intensivstation ein. Jedermann – von den Ärzten bis hin zu den Pförtnern – nannte ihn den «Trauerraum». Und der Name trog nicht: Hier überbrachten wir normalerweise die schlechten Nachrichten.

Hier konnte eine Familie klagen, schreien, die Fäuste ballen und ihre Wut zum Ausdruck bringen. Es gab keine Fenster. Nach allem, was ich wusste, hatte man bei der Planung auch so viel Voraussicht bewiesen, einen Schallschutz einzubauen. Es gab zwei Regale im Raum. Auf einem standen religiöse Texte fast jeglicher Ausrichtung. Die Bibel war da. Der Koran. Texte auf Hebräisch. Texte über Buddha. Von Zeit zu Zeit vermehrten sie sich auf mysteriöse Weise heimlich, still und leise. Vielleicht durch eine Spende von Trauernden, die für die nächste verzweifelte Familie ein hilfreiches Buch hinterlassen wollten. Es war der einzige Ort im gesamten Krankenhaus, an dem Bücher niemals abhandenkamen. Entweder aus Pietät oder aus Pragmatismus: Der Trauerraum war ein geheiligter Ort in der ansonsten so unbarmherzigen Welt des MGH. Oder vielleicht bestand einfach kein Interesse an diesen Büchern. Wer im Krankenhaus las für gewöhnlich schon religiöse Texte, wenn nicht gerade jemand aus seiner Familie im Sterben lag?

Auf dem anderen Regal im Trauerraum standen Zupfboxen mit Taschentüchern. Nicht nur eine oder zwei als Reserve. Nein, es waren mindestens 100 Boxen. Es sah aus, als sei ein Gabelstapler nötig gewesen, um dem Bedarf gerecht zu werden. Erneut war ich seltsam berührt. Ja, es war großartig, dass sie hier Tempos hatten.

Was hatten sie uns Medizinstudenten im psychiatrischen Abschnitt unserer Ausbildung doch gleich wieder eingebläut? «Der unverstellte Blick auf die Taschentücher sagt dem Patienten, dass er hier weinen und seinen Gefühlen Ausdruck verleihen darf. Die Taschentuchbox ist ein Symbol, das dem Unterbewusstsein des Patienten sagt, dass er Ihnen gegenüber seine schlimmsten Ängste und Verlustgefühle äußern darf. Durch die Taschentücher weiß der Patient, dass er bei Ihnen sicher ist.» Ja, genau! Aber die Stapel an Zupfboxen schienen auch eine technische Botschaft zu vermitteln: «Pro trauernde Witwe fünf Taschentücher. Und zehn, wenn die Familie Kinder hat!»

Also beorderte Vater Fitz Bubbles' Familie zusammen mit mir, Bubbles' betreuender Krankenschwester und zwei Wachmännern vom Sicherheitsdienst in den Trauerraum. Letztere hatten das Gefühl, anwesend sein zu müssen, da die Familie noch immer gefesselt und deshalb eigentlich ihrer Obhut unterstellt war. Es war zunächst ein wenig unbequem, denn es ist schwierig, sich zu setzen, wenn die Hände hinter dem Rücken zusammengebunden sind. Deshalb blieben alle Gefesselten stehen. Da aber die Familie stand, wollte auch niemand vom Personal sitzen, und so blieben wir alle stehen.

Vater Fitz befragte die Familie geduldig, was es mit den Kerzen auf sich hatte. Nach einigen gewandten Schmeicheleien seinerseits erzählte ein Sprecher der Familie von dem Glauben der Zigeuner, dass im Augenblick des Todes die Seele in den Himmel auffahren können muss. Wenn der Mensch nicht im Freien sterben kann, werden Kerzen um sein Bett herum angezündet. Die Seele wird dann vom Rauch und der Wärme der Kerzen nach oben geleitet und findet Eingang in den Himmel. Wenn der Seele kein Zutritt zum Himmel gewährt wird, nun ja, dann muss sie eben umherwandern. Einige Seelen (an diesem Punkt wechselten die Angehörigen vielsagende Blicke: «Leute, lasst uns lieber davon schweigen») fallen in Ungnade. Und sogar schlimmer. Ich fragte mich, was noch schlimmer sein konnte, als als unerlöster, missmutiger, verbitterter Geist herumzuspuken. Dann erinnerte ich mich an die Dracula-Filme, die ich als Kind gesehen hatte. Vampire! Gab es nicht eine direkte Verbindung zwischen Vampiren, Zigeunern und Transsilvanien? War dieser Landstrich nicht von Zigeunern bewohnt? Und vielleicht, wenn ihre Seelen auf Wanderschaft gingen ... Kein Wunder, dachte ich, wenn sie es zur Not in Kauf nehmen, dass sie das gesamte Krankenhaus bis auf die Grundmauern abfackeln!

Vater Fitz seufzte verständnisvoll. Dies war tatsächlich eine jener Situationen, in denen sich die doppelte Ausbildung als Priester und Psychiater bezahlt machte. Mein Blick huschte über seine Kutte. Baumelte da irgendwo ein Kreuz? Mir fiel wieder ein, dass Vampire Spiegel nicht mögen. Spiegel? Oder war es Knoblauch? Nicht Knoblauch. Kruzifixe? Verdammt, nicht mal das winzigste Kreuz oder etwas Ähnliches war an seinem Revers zu entdecken.

Während sich Vater Fitz schweigend das Problem durch den Kopf gehen ließ, strich er sich immer wieder über den grauen Bart. Das Problem war aus seiner Sicht folgendes: Entweder würde Bubbles' Seele anderweitig befreit werden müssen, oder wir hätten erneut eine brenzlige Situation am Hals. Sein Blick ruhte nachdenklich auf Bubbles' Angehörigen; jedem einzelnen sah er tief in die Augen.

Er wog seine Worte sorgfältig ab. «Wäre es ... äh ... mit Ihren Bedürfnissen ... Ihrem Glauben vereinbar, wenn wir eine Vereinbarung treffen würden? Wie wäre es, wenn Sie sie in ihrem Bett ins Freie fahren könnten?», fragte er.

«Sie meinen, dass Bubbles in ihrem Bett bleiben und trotzdem draußen sein könnte?», fragte einer der älteren Männer. Die anderen Zigeuner nickten zustimmend.

«Ja, das meine ich. Würde Ihnen das genügen?»

Der Mann sah zu den anderen. Alle nickten erneut. «Ja, das wäre in Ordnung», sagte jemand.

Vater Fitz warf den Sicherheitsleuten einen Blick zu. Ließ sich das irgendwie machen? Zunächst war es unmöglich. Undenkbar! Aber Vater Fitz arbeitete für eine höhere Macht, und bald sagte einer der Wachmänner, dass es einen Lastenaufzug an der Ostseite des Krankenhauses gebe, wo die Fakultätsbüros lagen. Dort hinein könnte ein Krankenhausbett passen. Sie würden zum dritten Stock hinüberfahren müssen; von dort aus würden sie per Aufzug aufs Dach gelangen. Es wäre das Dach des Bürogebäudes. Nicht das Krankenhausdach, falls das eine Rolle spielte.

Das war für die Familie kein Thema. Himmel war überall Himmel. Über jedem Dach. Vater Fitz und seine Zigeuner-Feuerteufel hatten einen Plan.

Die Plastikfesseln wurden entfernt. Sie rollten Bubbles samt Bett, Beatmungsgerät und einem monströsen Überwachungsmonitor fast 800 Meter über die Flure, schoben sie in den Aufzug und am Ende aufs Dach hinaus. Dort mussten die Sicherheitsleute und die Angehörigen ihr Bett noch über eine niedrige Stufe heben.

Aus einem einzigen Grund wohnte ich alldem bei: Ich trug den Notfallkoffer. Er war voller Ampullen, deren Inhalt jedes stillstehende Herz wieder hätte höher schlagen lassen. Die Sache war nur: Vater Fitz hatte die Familie eine Erklärung unterschreiben lassen, dass eine Wiederbelebung nicht in Frage kam, obwohl Bubbles' Entführung aus der Intensivstation die Wahrscheinlichkeit erhöhte, dass sie sterben würde. Aber sie lag ja ohnehin im Sterben, und das

Nein zu jeglichen lebensverlängernden Maßnahmen setzte derlei medizinischen Absurditäten – Bubbles ins Leben zurückzuholen, nur damit sie erneut sterben konnte – ein Ende. Vater Fitz war so schlau wie verständnisvoll. Ich vermochte nicht zu sagen, ob das der Jesuit oder der Psychiater in ihm war.

Schließlich lag Bubbles auf dem Dach des Bürogebäudes mit dem unglaublichen Blick über die Skyline der Stadt, das Baseballstadion und den Charles River, der wie ein Strom aus Diamanten von Boston nach Newton funkelte. Es war eine schöne Nacht und schwer zu begreifen, dass wir hier waren, damit die Königin der Zigeuner sterben konnte. Die ganze Familie stellte sich in einer Reihe auf und küsste sie nacheinander auf die Stirn oder auf die Wange. Als ich sah, wie sie ihr diese letzte Ehre erwiesen, wusste ich, dass sie wirklich eine Königin gewesen war.

Sie starb. Der Monitor piepste alarmiert, als die Kurve auf Nulllinie fiel. Endgültig. Es war ein sonderbares Gefühl: mit dem Notfallkoffer in der Hand dazustehen und sie gehen zu lassen. Wie ein Blatt, das in den Fluss fällt. Sie wurde aus unserer Mitte gerissen, weit weg, und fort war sie. Vater Fitz bekreuzigte sich. Die Wachmänner halfen, das Bett in den Aufzug zurückzuschaffen, und nahmen Bubbles' Leiche gleich in den Keller mit, wo die Leichenhalle lag. Ich fuhr wieder in den dritten Stock und lief zurück zur Intensivstation. Die Oberschwester musste nachprüfen, ob das Siegel, das den Notfallkoffer verschloss, noch unversehrt war. Sie bestätigte es schriftlich und stellte ihn an seinen Platz zurück. Bereit für die nächste Runde. Für die Seele, die als nächste an der Reihe war.

Die anderen Ärzte wussten bereits, welche Route wir aufs Dach genommen hatten. Wenn im Sommer schönes Wetter war, zogen wir uns bis auf die Unterhosen aus und holten die Liegestühle heraus, um uns genau dort oben zu sonnen. Manchmal schmuggelten wir sogar ein paar Bierdosen hinauf und feierten eine kleine Dachparty.

Ich konnte mich nie wieder dazu überwinden, hinaufzugehen und mich dort in die Sonne zu legen, wo Bubbles aufgebahrt gewesen war. Ob es mir gefiel oder nicht, sie hatte es mir verdorben. Bedauernswerterweise brauchte ich Jahre, um das Abschiedsritual würdigen zu können, das Vater Fitz spontan organisiert hatte und dessen Zeuge ich geworden war. Unsere einzige Chance, dem Tod die Stirn zu bieten, uns über ihn hinwegzusetzen, ist, uns seiner bewusst zu werden. Rituale fördern die Erkenntnis, die uns wiederum die Tür zur Spiritualität öffnet. Nur durch die Liebe können wir Menschen uns dem vernichtenden Sog des Todes entziehen.

8 Zufallsbefund

Chirurgen lernen zunächst aus Lehrbüchern und dann aus Erfahrung. Nach einigen Jahren wissen sie, wo der kritische Punkt zwischen dem natürlichen Fortschreiten einer Krankheit und einer Operation mit all ihren Gefahren einer potenziellen Schädigung erreicht ist. Es ist entscheidend, diesen kritischen Punkt bei jedem Patienten zu finden, denn er sagt einem Chirurgen, wann ein Eingriff ethisch zu vertreten ist.

Jeder Operateur ringt mit der fehlbaren Mathematik der Erfahrung. Uns alle verfolgt jene Handvoll Patienten, die ihr Leben dafür gegeben haben, dass jeder von uns seine chirurgische Erfahrung erweitern konnte. Von ihnen lernen wir, wie sich die anderen retten lassen, die nach ihnen unter unser Messer kommen. Und es kommt die Zeit, in der wir unser Fach so weit beherrschen, dass wir unter Umständen, die zu meistern wir früher nicht einmal geträumt hätten, Leben retten können. Die Gleichung schmeckt nun viel besser: viel mehr gerettete Menschen als verlorene. Und doch wünscht sich jeder Chirurg, noch einmal die Zeit zurückdrehen zu können, um die wenigen zum Leben wiederzuerwecken, die gestorben sind –

um ein paar Namen auf seiner persönlichen Liste des Schmerzes zu streichen.

1986 nahm ich, wie bereits erwähnt, an einem Forschungsprojekt der Army teil, das untersuchte, wie das Gehirn auf niedrige Sauerstoffkonzentrationen reagiert – vor allem auf extremen Sauerstoffmangel, wie ihm die Soldaten in großer Höhe ausgesetzt sind. Unser Ziel war es, Methoden zu finden, die den Soldaten halfen, sich schneller an die Höhe zu akklimatisieren. Eines der größten Probleme in der Höhe ist, dass das Gehirn anschwillt und man hämmernde, hartnäckige Kopfschmerzen bekommt, die mit Schlappheit, Schwindel und Erbrechen einhergehen.

Das Vorgehen war kompliziert und mühsam. Ich war verantwortlich dafür, mit Hilfe von Magnetresonanztomographie (MRT), einem bildgebenden Verfahren, darzustellen, wie das Gehirn mit der niedrigen Sauerstoffkonzentration in dünner Luft zurechtkommt. Um das zu untersuchen, setzten wir sieben Probanden in einer Höhenkammer akutem Unterdruck aus. Die größte derartige Kammer der Welt befindet sich vor den Toren von Boston in Natick, Massachusetts, im Forschungsinstitut für Umweltmedizin der Army. Dort konnten wir einen schnellen Anstieg auf über 4800 Meter Meereshöhe simulieren. Später führten wir bei den Soldaten einen Druckausgleich wieder auf Meereshöhenniveau durch. Um zu verhindern, dass sie sich zu schnell von der Höhenkrankheit erholten, setzten wir ihnen Atemmasken auf, die ein Spezialgemisch aus Stickstoff und wenig Sauerstoff abgaben, während wir sie zum MRT fuhren. Alles schön und gut, aber womit sollten wir die aufgenommenen Bilder von ihren Gehirnen nun vergleichen? Wie sahen diese Bilder bei Freiwilligen aus, die nicht kürzlich großer Höhe ausgesetzt gewesen waren? Daher beschlossen wir, auch MRTs von gesunden Menschen zwischen 20 und 30 zu machen, die in den letzten sechs Monaten die Meereshöhe nicht verlassen hatten.

Ich gehörte bald quasi zum Inventar des Instituts, in dem wir die Magnetresonanztomogramme anfertigen ließen, und freundete mich mit den Technikern an, die bis spät in die Nacht hinein an den Steuergeräten saßen und MRTs für uns aufnahmen. Eine von ihnen, Valerie, war eine reizende, attraktive Frau Mitte 20. Sie hatte sich erst vor kurzem verlobt und war zur Technikerin der MRT-Abteilung befördert worden. Valerie schien sich darüber zu freuen, wenn ich ihr erklärte, was auf den MRTs zu sehen war. Eines Abends fragte sie mich, ob sie nicht auch Probandin der Kontrollgruppe werden könne. Sie fand es spannend, ein Bild von ihrem eigenen Gehirn zu sehen.

«Außerdem», fügte sie hinzu, «kann ich auf diesem Wege meinem Verlobten den Beweis dafür vorlegen, dass ich tatsächlich ein Gehirn da oben und nicht nur ein Vakuum habe.»

Da die Army die Studie finanzierte, bekamen die Probanden kein Geld dafür, dass sie sich für die teuren MRTs (eines davon kostete damals etwa 1000 Dollar) zur Verfügung stellten. Wir fanden beide, dass das eine tolle Gelegenheit für sie war, und so vereinbarten wir einen Termin. Valerie sollte an die Reihe kommen, sobald ich die nächste Serie Aufnahmen im Kasten hatte. Nach dem MRT durften die Probanden die Masken abnehmen und endlich wieder die wunderbare Meereshöhenluft atmen. Ich staunte immer wieder darüber, dass die Symptome der Höhenkrankheit innerhalb weniger Minuten zurückgingen, sobald sich die Probanden auf Meereshöhe befanden.

Valerie stellte alles für ihr eigenes MRT ein und legte sich dann selbst auf die Liege. Ich betätigte den Mechanismus, der die Liege in die Röhre schob, und begann mit der Scansequenz. Alles verlief reibungslos. Ich speicherte die Bilder und schickte sie einem Neuroradiologen am Forschungsinstitut für Umweltmedizin, damit er sie am nächsten Morgen auf dem Tisch hatte.

Als ich am nächsten Tag ins Büro kam, klebte ein kleiner Zettel an meinem Telefon: «Allan – ruf mich an, sobald du da bist. Einer deiner Probanden hat ein Aneurysma. Carl». Carl war ein großartiger Radiologe, und so lief ich hinunter in sein Büro. Es war Valeries Scan. Darauf war ein Aneurysma von acht Millimetern an der mittleren Hirnschlagader zu sehen. Ein Aneurysma ist eine blasenförmige Ausbuchtung an einer Arterie. Wenn sie aufplatzt, beträgt die Wahrscheinlichkeit, dass der Patient stirbt oder irreversible Schäden zurückbehält, normalerweise über 50 Prozent. Wenn andererseits schon vorher operiert wird, sinkt die Wahrscheinlichkeit für einen tödlichen Ausgang auf unter ein Prozent.

Ich setzte mich am folgenden Abend mit Valerie zusammen und zeigte ihr die Scans. Ich erklärte ihr sorgfältig, warum ich ihr dringend zu einer Operation riet. Das Aneurysma war bereits groß genug, um platzen zu können. Und je größer das Aneurysma, desto größer die Gefahr, dass es platzt. In dieser Hinsicht lässt sich ein Aneurysma gut mit einer Kaugummiblase vergleichen: Je größer die Blase, desto eher wird sie platzen. Eine weitere Gefahr drohte daher, dass Valeries Aneurysma an der linken mittleren Hirnschlagader saß, die das Sprach- und Bewegungszentrum versorgt und wohl kaum der optimale Ort für ein geplatztes Aneurysma ist.

Ich empfahl ihr, einen meiner Professoren am Massachusetts General Hospital zu konsultieren. Er war einer der besten Operateure des Landes für Aneurysmen: Alberto Contente. Aneurysma-Clipping ist ein eigenes Spezialgebiet innerhalb der Neurochirurgie. Alberto verfügte über einen immensen Erfahrungsschatz und gehörte zu den besten Aneurysma-Spezialisten der Welt. Ich hatte angefangen, Valerie gernzuhaben. Sie hatte anscheinend den Ernst der Lage noch nicht vollständig erfasst, aber ich hielt das in gewisser Hinsicht auch für besser. Sie fragte mich, wie viel von ihrem Haar bei der Vorbereitung für die Operation geschoren werden musste. Wie schnell würde es nachwachsen? Wann durfte sie es wieder färben?

Alberto untersuchte sie und setzte die Operation für die nächste Woche an. Er versprach, für den Schnitt am Schädel nur die allernötigste Menge von ihrem Haar abzurasieren. Er versicherte ihr, dass es sich bis zu ihrer Hochzeit problemlos wieder würde frisieren lassen. Alberto wusste, dass mich die OP interessierte, also lud er mich zum Hospitieren ein. Ich war geschmeichelt. Später wünschte ich mir, ich hätte diese Einladung nie angenommen.

Während der Operation – als Alberto gerade dabei war, den kleinen Metallclip am Hals des Aneurysmas anzusetzen, und noch die geeignete Stelle dafür suchte – platzte das Aneurysma. «Explodierte» hätte es allerdings eher getroffen. Niemand reagierte unter solchen Umständen besonnener als Alberto. Er versuchte, den Clip erneut in Position zu bringen, während Blut aus dem eröffneten Hohlraum strömte. Vergeblich. Er tauchte einen größeren Sauger ins Operationsfeld und schaffte es, einen provisorischen Clip an dem versorgenden Blutgefäß anzubringen. Nachdem er das Blut ausgespült hatte, sah Alberto, dass das Aneurysma weggesprengt worden war. Ein Teil der Gefäßwand war fort, dort klaffte nun ein großes Loch. Ich konnte jede Einzelheit auf dem Monitor über seinem Kopf erkennen.

Alberto seufzte. Mir war schlecht. Ich rief mir ins Gedächtnis, dass es für diese Situation keinen Besseren auf der Welt als Alberto gab. Aber dies war eine entmutigende Aufgabe. Er würde mit einem Stück Vene das Loch in der Arterienwand überbrücken müssen. Und ich wusste, dass eine derartige Ausbesserung große Risiken für Valerie barg. Infolge der Ruptur von Kuppel und Hals des Aneurysmas war die Wahrscheinlichkeit zu sterben um das 50-Fache gestiegen.

Es war eine Tortur, Alberto zuzusehen. Er führte die Korrektur geschickt und virtuos durch. Doch es änderte nichts. Valeries Gehirn begann, eine düstere, dunkle Farbe anzunehmen. Ein Schlaganfall, ein Infarkt kündigte sich vor unseren Augen an. Alberto arbeitete, so schnell er nur konnte. Er fixierte den Clip in weniger als 20 Minuten. Das kam einem Weltrekord für das Flicken einer Hirnschlagader gleich. Aber der Schlaganfall ließ sich dennoch nicht abwenden. Wir sahen hilflos dabei zu, wie ein großer Teil der Großhirnrinde abzusterben begann. Später, in einem zweiten verzweifelten Versuch, Valeries Leben zu retten, ließ Alberto sie wieder in den OP bringen. Er entfernte die Hirnareale, die dem Schlaganfall zum Opfer gefallen und nun nur noch totes Gewebe waren, um Druck und Schwellung in Valeries Gehirn zu reduzieren. Am nächsten Morgen wurde Valerie zum dritten und letzten Mal operiert. Am Ende trafen wir mit ihrer Familie die Entscheidung, keine weiteren heroischen Rettungsversuche mehr zu unternehmen. Wir hatten Valerie verloren.

Alberto und ich gingen nach der letzten OP in sein Büro. Er war am Boden zerstört, ich stand unter Schock.

«Allan», sagte er, «Sie dürfen sich nicht die Schuld geben. Sie haben richtig entschieden, als Sie sie hierhergeschickt haben. Es war der richtige Rat. Was passiert ist, war einfach Schicksal. Das ist alles.»

«Ich weiß, Alberto. Aber ich kann nicht anders, ich denke wieder und wieder darüber nach, ob sie von dem Aneurysma erfahren hätte, wenn ich sie nicht als Probandin fürs MRT zugelassen hätte. Ob sie überhaupt jemals davon erfahren hätte.»

«Aber dann wäre es eines Tages geplatzt.»

«Wer weiß? Vielleicht. Vielleicht auch nicht. Sie hätte auch im hohen Alter von 90 Jahren sterben und das Aneurysma mit ins Grab nehmen können», gab ich zurück.

«Oder es wäre geplatzt, wenn sie in den Wehen gelegen hätte, unter der Geburt. Es gibt jede Menge einschlägiger Fälle in der neurochirurgischen Literatur, in denen Frauen auf diese Weise gestorben sind. Vielleicht wäre es auch geplatzt, während sie am Steuer eines Schulbusses voller Kinder gesessen hätte.»

«Sie war MRT-Assistentin, um Himmels willen.»

«Ich weiß. Ich versuche es ja auch nur ein bisschen überspitzt auf den Punkt zu bringen», sagte Alberto.

«Nun, dann sagen Sie mir: Was ist der Punkt? So zu sterben? Einen Verlobten zu hinterlassen? Eine Familie? Ihnen wurde alles genommen, und wofür? Für einen Schatten auf einem MRT-Scan.»

«Sie ist gestorben, weil es einfach … na ja, weil es gelaufen ist, wie es gelaufen ist. Wir haben es beide gesehen.»

In vielerlei Hinsicht ist es irrational, als Chirurg sein Leben dem Versuch zu weihen, Menschen zu retten, während man doch weiß, dass man zugleich auch ein Handlanger des Todes ist. Dennoch ergriff ich nach Valeries Tod Vorsichtsmaßnahmen. Ich bin abergläubisch, wie ich schon geschildert habe. Deshalb machte ich es mir zur Regel, nur noch vollkommen fremde Personen als Probanden zu meinen Forschungsstudien zuzulassen. Ich dachte, diese Regel würde mich davor bewahren, noch einmal solch eine grauenvolle, zufällige Entdeckung bei einem Freund machen zu müssen. Natürlich ist es eine dumme und absolut zwecklose Regel. Aber sie gibt mir ein Gefühl der Sicherheit.

9 Wiedersehen von Mutter und Kind

Candy gehörte zu meinem engsten Freundeskreis. Und ja, wie der Name Candy schon vermuten ließ, sah sie wie eine dieser hinreißenden, bezaubernden, rehäugigen Blondinen aus, die man aus dem *Playboy* kennt. Sie war eine Schönheit. Aber sie war auch die kompetenteste, intelligenteste und einfühlsamste Krankenschwester, die mir jemals begegnet ist. Ich habe sie in Boston kennengelernt, wo sie mit mir auf der neurochirurgischen Intensivstation des MGH arbeitete.

So schön und wunderbar Candy auch war, ihr Leben war alles andere als das. Es sollte noch lange dauern, bis häusliche Gewalt in den Blickpunkt der Öffentlichkeit rücken würde, dorthin, wo sie heute steht (was allerdings dem Problem noch immer nicht gerecht wird). Ich weiß noch, dass Candy hin und wieder zu ihrem Dienst mit einer dicken Schicht Make-up erschien, die ein blaues Auge oder blaue Flecken im Gesicht überdecken sollte. Ich hatte damals keine Ahnung, was los war. Ich glaubte einfach ihre Ausreden, dass sie im Keller gestürzt sei oder sich den Kopf am Küchenschrank gestoßen habe.

1992 hatte sie endlich genug davon, von ihrem Mann verprügelt zu werden, und ließ sich scheiden. Sie rief mich an und hörte, dass ich Privatdozent für Neurochirurgie an der Universität in Tucson geworden war. Schließlich konnte ich Candy dazu überreden, sich am Krebszentrum von Arizona als Schwester zu bewerben. Überflüssig zu erwähnen, dass ich sie dem Personalchef wärmstens empfahl.

Candy ließ also ihre schlimme Vergangenheit hinter sich, zog nach Tucson und fing ein neues Leben an. Sie kaufte ein bescheidenes Haus. Ihr Ältester, Sean, hatte gerade am Boston College zu studieren begonnen und war noch dort geblieben, um das Studienjahr zu beenden. Taylor, ihre 15-jährige Tochter, kam mit ihr nach Tucson und schrieb sich an der Rincon Foothills High School ein. Taylor war genauso hübsch wie ihre Mutter und sofort beliebt – als Cheerleader und Traum so manches Highschooljungen, da bin ich mir sicher.

In ihrer neuen Rolle als Schwester der Onkologie wurde auch Candy augenblicklich zum Liebling des ganzen Krankenhauses. Die Patienten liebten sie. Die Familien der Patienten liebten sie. Die Ärzte liebten sie. Und es gab keinen einzigen Junggesellen am Krankenhaus, der nicht schon von ihr gehört hatte.

Da Candy die Schichten des Pflegepersonals für das Krebszentrum mit seinen Dutzenden Hirntumorpatienten koordinierte, kreuzten sich unsere Wege regelmäßig. Candy rief die erste Selbsthilfegruppe für Patienten mit Hirntumoren in Tucson ins Leben. Das war typisch für sie: Sie fand immer neue Wege, den Patienten und ihren Familien zu helfen. Sie war der Inbegriff der Schwester, die sich stets für die Bedürfnisse ihrer Patienten einsetzt.

Fast täglich besprachen wir uns über unsere Patienten und sorgten dafür, dass der Austausch zwischen Chirurgie und Onkologie reibungslos klappte. Ich legte immensen Wert auf ihr Urteil. Nach etwa einem Jahr in Tucson traf Candy einen neuen Mann: Tim. Er war Bauarbeiter, und sie konnte allmählich, vorsichtig, zulassen, dass die Beziehung enger wurde. Nach einigen Monaten sprach sie häufiger von ihrer Beziehung mit Tim. Ich traf ihn gelegentlich in der Cafeteria, wenn sie zusammen zu Mittag aßen. Bald funkelte ein Verlobungsring an ihrem Finger. Sie war wieder eine glückliche Braut.

Tim war genau der Mann, den Candy brauchte. Er lag ihr zu Füßen. Ich will mir gar nicht ausmalen, was er mit demjenigen angestellt hätte, der gewagt hätte, sie zu verletzen. Candys Leben schien wieder in die Spur zu kommen. Taylor vergötterte ihren neuen Stiefvater. Da Sean ein sehr begabter Basketballspieler war, hatten wir kein Problem, mit Carl Weston, dem Assistenztrainer der Arizona Wildcats, seinen Transfer an die Universität von Arizona zu arrangieren. Tim baute ein kleines Gästequartier neben ihr Haus, damit Sean seine eigene Studentenbude hatte. Und dann schlug das Schicksal zu.

Anfangs konnte niemand ahnen, dass der Notruf, der in unserer Zentrale in Tucson einging, Sean galt. Er war eben nur ein weiteres Opfer eines Verkehrsunfalls. Jährlich ereignen sich Dutzende Unfälle auf der windigen Route I-10. Junger Bursche. Massive Kopfverletzungen. Gleich hinter Sierra Vista, knapp 100 Kilometer südlich von Tucson. Seans Auto war von einem Anhänger gerammt worden; er hatte sich von dem Truck gelöst, der ihn zog. Außer sich vor Angst und Sorge rief mich Candy um zwei Uhr morgens an. Ich fuhr zu ihr ins Krankenhaus, so schnell ich konnte.

Es gab keine guten Nachrichten. Seans Gehirn war mehrfach gequetscht. In der linken Hemisphäre fand sich ein großes Blutgerinnsel, das sofort operiert werden musste. In einem vierstündigen Eingriff entfernte das Operationsteam das Gerinnsel und flickte eine angerissene Vene in der Sylvius-Furche. Die Prognosen blieben zappenduster. Candy wich tagelang nicht von seinem Bett. Aber endlich war klar, dass Sean es überstehen würde.

Wie viele Opfer gravierender Hirntraumata wurde er jedoch nie mehr der Alte. Eine Weile war es sogar zweifelhaft, ob er sich überhaupt wieder nennenswert erholen würde. Seine rechte Seite war bedeutend schwächer als die linke und sein Sprechvermögen erheblich in Mitleidenschaft gezogen. Er musste für lange Zeit in die Rehabilitation. Aber Candys und Tims Glaube an Gott und Sean war so stark, dass sie sich weigerten aufzugeben. Coach Weston versicherte ihnen, dass Seans Studienplatz weiter auf ihn wartete, wenn er ihn noch wollte – gleichgültig, ob er jemals wieder spielen konnte oder nicht. Weston ist ein feiner Trainer und Mensch.

Sean machte langsame, stetige Fortschritte. Aber er war nicht mehr derselbe Sean wie früher. Aufgrund seiner frontalen Kopfverletzung bekam er schneller als eine Klapperschlange Wutanfälle. Bei einem kleinen Kind ist das weniger ein Problem. Für die Bezugspersonen eines kräftigen, athletischen 19-Jährigen kann das aber ausgesprochen gefährlich werden. Schließlich baute Tim das Gästequartier so um, dass Sean wieder zu Hause bei ihnen leben konnte. Es war nicht leicht, mit allen Schwierigkeiten fertig zu werden, die mit seiner Genesung einhergingen, aber Candy meisterte sie spielend. Wie sie mir sagte, begriff sie ihre Bürde als Segen, denn so verstand sie ihre Krebspatienten und die Kämpfe ihrer Familien noch besser. Das war eben Candy!

Etwa ein Jahr verging, in dem nicht viel Berichtenswertes geschah, außer dass einmal irgendein Grobian Sean einen «Spasti» nannte. Sean rammte ihm dafür die Faust ins Gesicht und zertrümmerte ihm den Kiefer. Candy und ich mussten vor Gericht, um ihn von der Anklage der Körperverletzung zu entlasten. Es war knapp, aber der Richter war sehr verständnisvoll und nahm Anteil an Seans Misere.

Das Schicksal holte zum nächsten Schlag aus. Weniger als ein Jahr später wurde Taylor nach einem Autounfall in die Notaufnahme eingeliefert. Zunächst wurde das Übliche vermutet: eine Frau unter 20 am Steuer. Da mussten Alkohol oder Drogen im Spiel gewesen sein. Aber die Befunde der Toxikologie und alle Drogenscreens waren negativ. Nichts von alledem.

Taylor ließ sich nicht davon abbringen, dass der Unfall passiert war, weil sie die Kontrolle über den Fuß auf der Bremse verloren hatte. Sie sagte, dass ihre gesamte linke Seite taub geworden war. C. Miller Fisher, einer der führenden Neurologen weltweit, hatte uns Ärzten in Boston immer gepredigt: «Ihr findet die Wahrheit immer am Bett des Patienten.» Und so war es auch bei Taylor.

Sie wurde in die Neurologie überwiesen, um einen Schlaganfall auszuschließen. Ich dachte bei mir: ein Minischlaganfall? Bei einer 18-Jährigen? Ist das überhaupt schon mal vorgekommen? Ich besuchte sie in ihrem Krankenzimmer im sechsten Stock. Ihr neurologisches Screening war perfekt. Absolut keine Ausfälle. Trotzdem blieb ich wegen des Taubheitsgefühls besorgt. Das sah mir nach einem typischen Thalamusinfarkt aus. Aber Taylor war viel zu jung dafür.

Der Thalamus ist eine wichtige Relaisstation für die Signale von sämtlichen Sinnesorganen und sitzt in der Nähe der Zentren beider Gehirnhälften. Sensorische Ereignisse im Thalamus treten hemisensorisch auf, was heißt, dass sie sich nur in einer Körperhälfte äußern. Taylor berichtete, dass unmittelbar vor dem Unfall die Taubheit bis zu ihrem Gesicht in ihr hinaufgekrochen sei. Es bestand kaum ein Zweifel daran, dass das, was auch immer mit

Taylor passiert war, sich im rechtsseitigen Thalamus ereignet hatte. Sie hatte von einem Kribbeln in der gesamten linken Körperhälfte gesprochen. Die Gehirnhälften regieren die Körperhälften kreuzweise: die rechte Hemisphäre die linke Körperhälfte und umgekehrt. Taylors Beschreibung stimmte genau.

Es hat gewisse Vorteile, wenn man der chirurgischen Abteilung angehört. Ein junger Radiologe fertigte auf der Stelle ein Magnetresonanztomogramm für mich an. Die Ergebnisse ließen nichts Gutes ahnen. Eine gewaltige Masse, wahrscheinlich ein Tumor, schien sich in Taylors rechtem Thalamus eingenistet zu haben – nicht gerade ein Areal, in dem sich leicht operieren lässt. Man kann dort zwar mit Hilfe einer nadelähnlichen Sonde und einem raffinierten computergestützten System eine Biopsie vornehmen (ein Verfahren aus der Verteidigungsindustrie), um Gewebe zu entnehmen und festzustellen, ob ein Tumor vorliegt. Aber auch diese Methode ist riskant. Und es galt immer noch herauszufinden, was sich hinter dieser Masse verbarg, eine Diagnose zu stellen und mit der Behandlung zu beginnen.

Ich war geübt im Umgang mit dem computergestützten System, daher überraschte es mich nicht, als Candy mich bat, die Biopsie durchzuführen. Ich hätte mein stereotaktisches Team gegen kein anderes der Welt eingetauscht. Sie waren eindeutig die Besten. Deshalb bat ich sie alle in mein Büro.

Wir studierten die MRT-Scans. Larry Hollis, der unser Computersystem und die Bilddatenbank betreute, stellte viele Fragen darüber, welcher Einstichwinkel der ungefährlichste wäre, uns in einen relativ sicheren Teil des Thalamus führen und trotzdem die Entnahme einer geeigneten Probe des Tumors gestatten würde.

Es gab nur wenig Spielraum für Fehler. Wir würden die Hohlnadel relativ weit hinten ins Gehirn einführen, unter Umgehung der motorischen Rinde, wo sämtliche Muskeln des Körpers koordiniert werden. Dann würden wir durch Millionen motorische Zellen und Sinneszellen schlüpfen, um uns Zugang zu einem Areal zu verschaffen, das Pulvinar heißt. Dort schien das Epizentrum des Tumors zu liegen. Wir planten vier verschiedene Einstichwinkel, die Larry am Computer simulierte. Alle vier lagen einen Millimeter voneinander entfernt! Mit anderen Worten: Gleichgültig, welchen Winkel wir wählten, wir durften nicht mehr als den Durchmesser einer Bleistiftmine davon abweichen.

Wir hatten zusammen schon Hunderte von Biopsien durchgeführt, aber diese war definitiv eine der anspruchsvollsten. Es bestand wenig Zweifel daran, dass wir unseren Job schon machen würden – aber würden wir ihn auch gut machen?

Ich erklärte Candy und Taylor, was wir uns hatten einfallen lassen, um diesen Herd zu erreichen, der tief in einem nahezu unzugänglichen Teil des Gehirns lag. Taylor weinte die meiste Zeit. All das Gerede über Zugänge, Großhirnrinde, Nervenfasern, weiße Substanz ... es war einfach zu viel für sie. Wie Valerie in Natick fragte auch sie, wie viel von ihrem Haar wir abrasieren würden. Sie hatte dasselbe lange, goldblonde Haar wie ihre Mutter.

Einer der Vorteile einer computergestützten Biopsie ist, dass man auf den Millimeter genau weiß, wo man durch die Schädeldecke bohren muss. Tatsächlich ist der Einschnitt bei dieser Art von Chirurgie halb so breit wie der Nagel Ihres kleinen Fingers. Wir verschließen ihn mit einem einzigen Stich und bedecken ihn mit einem Punktpflaster, und so konnte ich Taylor versichern, dass sie überhaupt kein Haar verlieren würde. Niemand würde den Schnitt sehen, wenn sie nicht selbst darauf hinwies. Das zauberte ein breites Lächeln auf ihr Gesicht. Aber ich wusste, wie sehr Candy damit zu kämpfen hatte, dass das Leben ihrer Tochter nun in meinen Händen lag – egal, wie fähig wir waren.

Der Tag der OP war da. Diese Art von Biopsie ist gefährlich, deshalb ist es sicherer, sie unter lokaler Betäubung durchzuführen. Taylor würde keinen Schmerz spüren; dafür würde sie uns sagen können, ob sie etwas fühlte, wenn wir die Sonde positionierten. Ihren Kopf fixierten wir mit einem Metallgestell, um zu verhindern, dass sie sich während des Eingriffs bewegte. Denn da sie wach war, würde sie natürlich auch nervös und verängstigt auf die kühle OP-Atmosphäre reagieren. Es war etwas viel verlangt von jedem, besonders von einem Teenager.

Taylor war ein Engel. Wir führten die Sonde vorsichtig ein, Millimeter um Millimeter. Sie teilte es uns mit, wenn sie etwas spürte. Tatsächlich berichtete sie nur von einem kleinen Kribbeln, als ich die Gewebeprobe aus dem Pulvinar entnahm. Das war beruhigend, denn es sagte mir, dass die Sonde korrekt platziert war. Wir hatten unsere Biopsie und machten, dass wir dort wegkamen.

Eines der großen Geheimnisse der Chirurgie, die einem kein Lehrer beibringen kann, ist zu wissen, wann man einen Eingriff beenden, wann man Schluss machen muss. Es ist eine schwierige Entscheidung – wann man weitermacht und wann man zu weit gegangen ist. Sehr oft hängt der Ausgang einer Operation davon ab, wo man die Bremse zieht. Denn Chirurgie ist nun mal ein Eindringen in den Körper. Gute chirurgische Ergebnisse haben weniger mit Rückzug zu tun denn mit einem Waffenstillstand zwischen dem Angriff des Chirurgen und der Abwehr des Körpers. Im richtigen Moment auszusteigen ist der halbe chirurgische Erfolg.

Eine postoperative Aufnahme bestätigte, dass wir sozusagen mitten ins Schwarze getroffen hatten. Dort, wo wir die Biopsie entnommen hatten, saß nun eine winzige Luftblase. Sie würde in einigen Stunden verschwunden sein. Aber sie zeigte uns exakt die Stelle an, von der die Gewebeprobe stammte. Wir waren direkt im Herzen des Tumors gelandet. Und Taylor freute sich wie ein kleines Kind über den winzigen Schnitt.

Der Befund aus der Neuropathologie war jedoch nicht gut. Bei dem Tumor handelte es sich um ein anaplastisches Astrozytom – eine hochgradig bösartige Krebsart. Inoperabel. Wir waren allein auf Bestrahlungen und Chemotherapie angewiesen. Candy mobilisierte alle Ressourcen am Krebszentrum. Jeder, der etwas über die Behandlung dieser Tumorart wusste, wurde zur Unterstützung von Taylors Therapie eingespannt.

Taylors schöne goldene Locken fielen unweigerlich unter der Behandlung aus. Die attraktive junge Frau wurde kahl und aufgedunsen und pickelig. Ein unglücklicher Schatten ihrer selbst dank Steroiden und Chemotherapie. In einem Lebensabschnitt, in dem Teenager ohnehin schon an sich selbst leiden, mutierte Taylor vor meinen Augen. Es war wie in einem schrecklichen Märchen, in dem die schöne Prinzessin verhext wird.

Noch heute erinnere ich mich nur schweren Herzens an die dunklen Tage, als Taylor erneut in die Klinik zurückkehrte. Zu Beginn der Behandlung war zur Identifizierung ein Foto von ihr aufgenommen worden. Es lag gleich vorn im Krankenblatt. Ich sah es mir stets an, bevor ich zu ihr ins Behandlungszimmer ging, um mir ins Gedächtnis zu rufen, wie sie vorher ausgesehen hatte und wie ich sie noch immer sehen wollte. Ich wollte an die echte Taylor denken, die sich nun versteckt hatte. Und die Nachrichten wurden immer schlechter: Der Tumor sprach nicht auf die Behandlung an. Bald war ihre gesamte linke Körperhälfte gravierend beeinträchtigt. Sie spürte nicht mehr, wohin sie ihre Füße setzte. Diese talentierte, akrobatische Cheerleaderin schaffte es nun kaum noch, mit einer

Gehhilfe den Flur entlangzuschlurfen. Als ihre linke Seite noch schwächer wurde, geriet selbst ihr Lächeln schief und begann, wie ein spöttisches Grinsen auszusehen.

Taylor verlor nie ihr liebes Wesen. Doch ich werde jenen Nachmittag nicht vergessen, an dem sie neben Candy saß und wir alle ihr neues MRT begutachteten. Es zeigte deutlich, dass der Tumor trotz all unserer Therapien und besten Absichten immer größer wurde. Sie suchte den Blick ihrer Mutter.

«Es ist so schade, dass ich nicht früher von diesem Tumor gewusst habe. Dann hätte ich mich nicht so lange gesträubt, mit einem Jungen zu schlafen. Jetzt werde ich wahrscheinlich als Jungfrau sterben, so wie ich aussehe.»

Sie sagte es ganz ohne Bitterkeit, aber es brach uns das Herz. Es erinnerte uns an all das, was Taylor nun nicht haben würde: die Freude daran, schön zu sein, dem Verlangen ihres Körpers nachzugeben, ans College zu gehen, zu heiraten, beruflichen Erfolg zu haben, Kinder zu bekommen. Mit all ihrer aufgestauten mütterlichen Wut erwiderte Candy: «Mach dir keine Sorgen. Du verpasst nicht allzu viel. Die Jungfräulichkeit zu verlieren ist nicht im Entferntesten so toll, wie alle immer sagen.»

Taylor starb weniger als zwei Monate später. Janey und ich gingen zur Beerdigung. Eine riesige Menschenmenge war da. Sean hatte den Arm um seine Mutter gelegt, und Tim, der seine Tränen hinter einer Sonnenbrille versteckte, hielt während der ganzen Zeremonie Candys Hand. Über 200 Mitglieder von Tims und Candys Kirchengemeinde, die jede Woche für Taylor gebetet hatten, waren erschienen. Nie wurde ein lieberes Kind seiner Familie und seinem Freundeskreis entrissen. Ich weinte um Candy und alle Eltern, die jemals unter meiner Behandlung ein Kind verloren hatten.

Mit Taylors Tod war das Martyrium jedoch noch nicht vorbei.

Nur ein paar Monate später bekam ich einen Anruf von Candy. Sie flüsterte, als könnte uns jemand belauschen.

«Allan, ich weiß, dass es verrückt klingt, aber ich war gerade unter der Dusche, und ich habe das heiße Wasser auf einer Seite gespürt – auf der linken –, aber nicht auf der rechten Seite. Ich wusste nicht, was ich tun sollte, deshalb habe ich dich angerufen.» Sie klang verzweifelt.

«Hör zu, Candy, es ist wahrscheinlich gar nichts. Vielleicht eine psychologische Reaktion darauf, dass du Taylor verloren hast. Aber damit wir uns beide besser fühlen, mache ich einen Termin für ein MRT. Dann kannst du dich entspannen. Wir bekommen das in den Griff.»

Wir beraumten das MRT für den nächsten Tag an. Es gibt keine Worte, die beschreiben können, wie ich mich fühlte, als ich ihre Scans sah, die praktisch identisch mit denen von Taylor waren. Zuerst beschuldigte ich natürlich die MRT-Assistenten, die Krankenblätter verwechselt zu haben, aber dann sah auch ich Candys Namen auf der einen Aufnahmenserie und Taylors Namen auf der anderen. Außerdem lag das Datum auf Candys Scans drei Monate nach Taylors Tod.

Da war die Gewissheit also und starrte mir ins Gesicht: Candy hatte einen Hirntumor an exakt derselben Stelle wie ihre Tochter. Ich verbrachte die nächsten Stunden im Internet und in der Bibliothek und suchte nach ähnlich gelagerten Fällen in der medizinischen Literatur. Ich ließ meine Leute den Direktor der Nationalen Registratur für Familiäre Hirntumoren aus dem Bett klingeln, um ihn zu fragen, ob er jemals von einem vergleichbaren Fall gehört habe. Wenn überhaupt jemand so etwas wusste, dann er. Er archivierte schon sein ganzes Leben lang Fälle von Hirntumoren, die familiär gehäuft auftraten.

«Ja, wir haben schon ähnliche Fälle erlebt. Aber keinen wie diesen – nicht an genau derselben Stelle. Einmal waren es zwei Brüder. Beide entwickelten im Abstand von drei oder vier Jahren denselben Hirntumor. Ebenso ein Vater und ein Onkel. Das kann in Familien schon mal vorkommen.»

Ich rief Tim an und bat ihn, mich in meinem Büro aufzusuchen und nicht auf der Station. Und ich piepste Candy an. Sie muss gedacht haben, dass ich mit ihr über einen Patienten sprechen wollte. Aber sobald sie hereinkam und uns sah, schlug sie die Hände vor den Mund und begann zu weinen. Wimmernd wie ein kleines Kind kauerte sie sich hin. Tim lief zu ihr und schlang die Arme um sie, als wollte er sie beschützen. Ich musste gar nichts sagen. Sie wusste es. Später sagte sie mir, sie habe unter der Dusche, als sie das warme Wasser nur auf einer Körperhälfte spürte, die schreckliche Wahrheit sofort geahnt.

Wir exerzierten alles genau wie bei Taylor durch. Zuerst die Biopsie: dieselben Ergebnisse. Bestrahlung und Chemo. Dieselbe grässliche Verwandlung einer schönen Frau. Und doch kam es Candy nie in den Sinn, gegen ihr Schicksal aufzubegehren. Sie verbrachte ihre Zeit damit, Tim auf das Alleinsein vorzubereiten und dafür Sorge zu tragen, dass Tim und Sean aufeinander aufpassen würden. Ich weiß noch, wie sie sich einmal, als wir die Chemo und ihre Scans besprachen, unterbrach und sagte, wie froh sie sei, Tim gefunden zu haben, die wahre Liebe ihres Lebens.

«Ich bedaure es nur, dass unsere Liebe ihm so viel Schmerz und Kummer gebracht hat.»

Ich antwortete, ich sei sicher, dass Tim nicht eine Minute davon missen wolle. Ich wusste, wie er zu Candy stand.

Es gibt nicht viel mehr zu sagen, außer dass Candy, Tim und ich uns nun fast täglich anriefen, nur um zu hören, wie es uns ging.

Candy lebte noch zweieinhalb Jahre. Sie war eine Inspiration für jeden Arzt, jede Schwester und jeden Patienten, die ihren Weg kreuzten. Sie sprach weiterhin in der Sonntagsschule über die universelle Liebe und Güte, mit der Gott uns alle segnet, bis eine Woche vor ihrem Tod – bis sie schließlich zu krank war, um sich noch von Tim in die Kirche fahren zu lassen.

Wir begruben Candy neben Taylor. Während ich dies schreibe und die Ereignisse von damals Revue passieren lasse, habe ich wieder das Gefühl, all das nicht ertragen zu können. Ich habe Candy einmal gefragt, wie sie mit all den Schicksalsschlägen, die sie heimgesucht hatten, fertig geworden war. Sie antwortete schlicht: «Der Herr erlegt uns nie mehr auf, als wir tragen können.» Aber ich muss gestehen: Mir wurde es manchmal zu viel, dabei zuzusehen, wie einem mir nahestehenden Menschen so etwas geschah. Ich war zuweilen in Tränen und Zorn aufgelöst und wusste doch, dass ich kein Recht dazu hatte, wenn Candy und Tim so stark sein konnten. Es gab Momente, da ich Gott für das zürnte, was Taylor und Candy zugestoßen war.

Jedes Mal, wenn ich meine Wut artikulierte, sorgte Candy schnell dafür, dass ich mich wieder dafür schämte. Wenn ich sie fragte, wie Gott so etwas zulassen könne, sah sie mich streng an. Sie drohte mir mit dem Finger und sagte: «Wage ja nicht, mit Gott dafür zu rechten! Vielleicht musste das passieren, damit du motivierter bist, nach einer Heilungsmöglichkeit zu suchen! Oder vielleicht hatte es den Zweck, meine Liebe zu Tim und seine Liebe zu mir auf den Prüfstein zu stellen. Aber Gott hat hier keine Schuld!» Sie war fuchsteufelswild, dass ich überhaupt an Gottes Liebe zu ihr oder mir zweifeln konnte.

Tim und ich blieben noch Jahre darüber hinaus Freunde. Er interessierte sich nie wieder für eine andere Frau. Er sagte, Candy sei die perfekte Frau gewesen. Er dankte einfach seinem Schicksal, dass so eine schöne Frau wie sie ihn geliebt hatte. Und einmal, nach ein paar Bieren zu viel, gestand er mir zwei Dinge: Erstens, dass noch kein einziger Tag seit Candys Tod vergangen war, an dem er nicht aufgewacht war und geweint hatte, bis er fast zu schwach dazu war. Und zweitens, dass er sich zunächst hatte umbringen wollen. Er hätte es getan, wenn er Candy nicht feierlich versprochen hätte, sich um Sean zu kümmern. Und es fiel ihm schwer, dieses Versprechen zu halten, denn jeder Tag, den er am Leben blieb, war er einen Tag länger von ihr getrennt.

«Wenn ich Sean jemals im Stich lassen würde, würde Candy zur Furie werden, und du kennst Candy», fuhr er fort. «Wenn sie richtig böse war, konnte sie es echt lange bleiben. Vielleicht auch bis in alle Ewigkeit. Und ich könnte es einfach nicht ertragen, wenn sie böse auf mich wäre. Ich will, dass sie sich freut, wenn ich zu ihr gehe. Ich will, dass sie mich küsst und sich in meine Arme wirft. Also schätze ich, dass ich sie genug liebe, um weiterzuleben, obwohl ich es gar nicht will.»

In über zwei Jahrzehnten Erfahrung mit der Hirntumorchirurgie habe ich nie von zwei ähnlichen Fällen wie denen von Candy und Taylor gehört. Für mich sind sie ein einziger, fürchterlicher Fall.

Bis 2006 archivierte die Nationale Registratur für Familiäre Hirntumore über 200 Familienfälle. Viele treten zwischen Blutsverwandten auf, aber einige auch zwischen Stiefelternteil und Stiefkind oder zwischen Stiefgeschwistern, die im selben Haushalt leben. Zahlreiche derartige Fälle lassen sich nicht auf Vererbung zurückführen. Sie rühren wahrscheinlich daher, dass die Betroffenen im selben Haus leben und denselben Umwelteinflüssen ausgesetzt sind.

Umwelteinflüsse – etwa die Nähe zu massiven elektromagnetischen Feldern, wie sie Hochspannungsleitungen erzeugen – scheinen tatsächlich eine besondere Rolle zu spielen. Eine Studie hat gezeigt, dass Stromarbeiter, die täglich mit Hochspannungsleitungen zu tun haben, häufiger an Hirntumoren erkranken als der Rest der Bevölkerung. Eine andere Studie konnte nachweisen, dass der Umgang mit Petrochemikalien ebenfalls einen Risikofaktor darstellt. Eine dritte Studie beschäftigte sich mit der Frage, in welchen Berufsgruppen am häufigsten Hirntumoren auftreten. Zahnärzte sind am gefährdetsten, da sie ständig Röntgenbilder aufnehmen und permanent Röntgenstrahlen ausgesetzt sind. Und welcher Beruf ist am sichersten? Barkeeper.

Einschlägige Daten deuten darauf hin, dass in den kommenden Jahrzehnten die elektromagnetischen Felder von Handys eine ganz neue Generation bösartiger Hirntumoren hervorbringen werden. Was sollen wir dagegen tun? Ich weiß es nicht. Ich bin ein Handy-Junkie. Wie meine Frau und meine Kinder.

Ein Jahr nach Candys Tod kam ein Mann aus Globe, Arizona, mit seiner Frau zu mir. Bei ihr war kürzlich ein bösartiger Hirntumor diagnostiziert worden. Weniger als drei Monate später stellte man bei dem Mann den gleichen Tumor fest. Sie hatten fast ihr ganzes Leben in ihrem Reinigungsbetrieb zusammengearbeitet. Zusammen mit der Nationalen Registratur studierte ich die Rechnungen ihrer Firma und fand heraus, dass das Ehepaar bei seiner Arbeit über einem Dutzend potenter, krebserregender Chemikalien ausgesetzt gewesen war.

«Warum hat uns niemand etwas von diesen Chemikalien gesagt? Jetzt sehen Sie sich an, was das bei uns angerichtet hat!», schrie der Mann.

Vor allem wegen solch ungewöhnlicher familiärer Häufungen hat die Bush-Regierung eine epidemiologische Untersuchung zur

Rolle von chemischen und Umweltgiften bei der Entstehung bösartiger Hirntumoren in Auftrag gegeben. Im Jahr 2004 hat die weltgrößte biomolekulare Vereinigung unter Leitung von international hochrangigen Forschern wie Jeff Trent und Mike Behrens damit begonnen, das Geheimnis zu lüften, welche Gene in unseren Hirnzellen die Entstehung bösartiger Astrozytome auslösen. Wenn wir mehr darüber wissen, enträtseln wir vielleicht endlich die Frage, warum solch eine Krankheit ganze Familien und Haushalte heimsuchen kann.

Ich versuche das, wozu Candy mich ermahnt hat: mit Gott nicht zu rechten. Ich versuche, mir zu sagen, dass der Schöpfer uns dabei helfen will, allmählich diese Krankheit zu verstehen. Ich bete, dass Gott die hellsten Köpfe und den mächtigsten Biotechnologieunternehmen die Hand bei der Entschlüsselung dieser Geheimnisse führen möge. Aber ich weiß auch: Gott will, dass wir Menschen achtsam mit Mutter Erde umgehen. Ich weiß: Gott erwartet, dass wir gut auf unseren Planeten, seine Schöpfung, aufpassen. Für die Sünden, die wir an unserer Umwelt begehen, bezahlen Unschuldige wie Candy und Taylor mit ihrem Blut. Und vielleicht auch eines Tages Sie und ich.

10 Der Exorzist

Die Friedhöfe sind voller Menschen, die sich für unersetzlich hielten.

CHARLES DE GAULLE

1991, als ich nach dem Golfkrieg gerade den Neuanfang als Neurochirurg in Arizona wagte, wurde Alfred Church mein Patient. Er war 13 und hatte gerade einen wunderschönen Sommer im Ferienlager hinter sich. Seine Familie war nicht reich. Seine Mama ging putzen, und sein Vater, der einen schmeichelnden Tenor besaß, sang für Radiowerbespots. Alfred hatte eine Schwester, Alexandra, und sie alle lebten in einem großen Wohnwagen in Largo, knapp 50 Kilometer von Tucson entfernt.

Alfreds Vater hatte die Chance bekommen, eine Radiokampagne für ein christliches Ferienlager in den Bergen bei Prescott im nördlichen Arizona zu machen. Immergrüne Wälder erstrecken sich dort Hunderte von Kilometern auf dem westlichen Plateau, nur unterbrochen durch die tiefen Schluchten des Grand Canyon. Er war durch seine Arbeit für Camp Piney Woods von den dortigen Freizeit- und Erholungsmöglichkeiten so angetan, dass er nebenbei als DJ jobbte, um seinen Sohn im nächsten Sommer dorthin schicken zu können.

Alfred blühte in den Wäldern auf. Er ritt. Wanderte. Machte

Lagerfeuer. Lernte, mit einem Gewehr umzugehen. Und Pfeil und Bogen. Er wurde braun, muskulös und sehnig und ein ausgezeichneter Bogenschütze – einer der besten, die das Camp je gesehen hatte. Als seine Arme und Schultern kräftiger geworden waren, griff er zu schwereren, anspruchsvolleren Bogen. Noch bevor das Ferienlager zu Ende ging, schoss er so gut, dass der Trainer ihn mit einem maßgefertigten 25-Kilo-Bogen üben ließ.

Der höchste Preis, den man als Bogenschütze erringen kann, ist der American Archer. Um ihn zu gewinnen, muss man über 100 Punkte in weniger als fünf Runden à sechs Pfeile erzielen – auf eine Distanz von etwa 45 Metern. Es gibt wenige Auszeichnungen, die im Bogenschießen wichtiger sind. Selbst Schützen, die bei Olympia Gold geholt hatten, haben es nicht geschafft, sich für den American Archer zu qualifizieren.

Während Alfred sich vorbereitete, erfasste die Spannung das ganze Camp. Kein Camper hatte sich jemals am American Archer versucht. Und selbst der Trainer hatte ihn nicht gewonnen. Aber vielleicht würde Alfred das Kunststück vollbringen. Er ging zum Wettkampfgelände, wo die Zielscheibe in der vorgeschriebenen Entfernung aufgestellt worden war. Bei einem erfolgreichen Abschneiden qualifizierte er sich für die Teilnahme am Wettbewerb. Brandneue Zielvorlagen waren aufgezogen worden, sodass das Einschussloch jedes Pfeils zweifelsfrei festzustellen war. Der Trainer hatte die Pfeile persönlich inspiziert, um sicherzustellen, dass die Schäfte den Wettbewerbsvorschriften entsprachen. Er prüfte auch die Befiederung. Ein offizieller Schiedsrichter war ebenfalls anwesend. Alles war bereit für die Rekordleistung, mit der jeder rechnete.

Alfred trat vor und spannte den riesigen, 25 Kilo schweren Bogen. Und das Schlimmstmögliche geschah: Er schoss daneben.

Weit daneben. Seine Punktzahl war viel zu niedrig, um auch nur berücksichtigt zu werden. Es half nichts: Er würde es noch einmal versuchen müssen – nächstes Jahr. Alfred war am Boden zerstört. Er kochte vor Wut und war nicht davon abzubringen, dass es einen Grund geben musste, warum er so schlecht geschossen hatte. Es war nicht seine Schuld gewesen! Etwas war an diesem Tag mit seinem rechten Arm nicht in Ordnung gewesen. Aber natürlich glaubte jeder, dass er nur versuchte, sich aus einer bitteren Enttäuschung herauszureden.

Alfreds Misserfolg wäre vor dem Hintergrund seines fast perfekten Sommers einfach verblasst, wenn nicht ein aufmerksamer Kinderarzt vor Ort gewesen wäre. Etwas in Alfreds Stimme, seine glaubwürdige Wut ließen ihn grübeln, ob sich hinter dem Fehlschuss nicht eher eine Fehlfunktion des rechten Arms verbarg. Der Kinderarzt wollte sich das genauer ansehen, um ganz sicherzugehen.

Bei der Untersuchung fand der Mediziner heraus, dass Alfred recht gehabt hatte: Es war ein kleiner, aber nachweisbarer Unterschied zwischen der Muskelkraft der rechten und der linken Körperhälfte festzustellen. Die rechte Seite war schwächer. Es war umso auffälliger, da Alfred Rechtshänder war und sein dominanter Arm etwas kräftiger hätte sein müssen. Besonders, nachdem er den ganzen Sommer über ein Intensivtraining im Bogenschießen absolviert hatte. Und es gab noch eine verwirrende Anomalie: Alfreds Reflexe im rechten Arm und rechten Bein waren deutlich stärker ausgeprägt als die auf der linken Seite – ein Zeichen dafür, dass im Gehirn etwas falsch lief. Es hätte sonst keinen Grund gegeben, warum die Reflexe nicht symmetrisch waren.

Der Junge sagte die Wahrheit: Sein rechter Arm funktionierte nicht richtig. Man machte ein Computertomogramm und ein

Magnetresonanztomogramm. Ein großer Tumor saß im Hirnstamm des Jungen. Deshalb wurde Alfred zu mir geschickt. Man hatte der Familie noch nichts davon gesagt, außer dass er sich vielleicht weiteren Tests würde unterziehen müssen. Ich begutachtete die Ergebnisse der neurologischen Untersuchung und kam zu dem Schluss, dass wir auch ein Problem mit den Nerven hatten, die aus dem Hirnstamm führten. Ich sah mir die MRT-Scans nochmals an. Eine unheilvolle Masse wucherte im Inneren des Hirnstamms. Es gab keinen Zweifel daran, dass es ein Gliom war, und obendrein wahrscheinlich ein bösartiges.

Als ich die Bilder mit Alfred und seinen Eltern durchsprach, nahmen ihre Gesichter einen ungläubigen Ausdruck an. Alfred schien vor Gesundheit zu strotzen. Wie konnte solch ein Monstrum im wichtigsten Teil seines Gehirns lauern? Das einzige Symptom, das er zeigte, war ein Fehlschuss beim Bogenschießen gewesen! Sie brauchten Zeit, um die Nachricht zu verdauen. Ich schickte sie nach Hause und sagte, sie sollten am nächsten oder übernächsten Tag wiederkommen. 48 Stunden später waren sie wieder da. Überraschung und Abwehr waren großer Sorge gewichen. Alfred jedoch wirkte, als wäre er sich des Ernstes der Lage immer noch nicht bewusst.

Am dringendsten stand eine histologische Diagnosestellung an, und dazu war eine Biopsie erforderlich. Damals hätten nur wenige Onkologen einen Tumor am Hirnstamm ohne feingewebliche Diagnose behandelt, die den Tumor bestätigte. Heutzutage, da MRT-Scans immer präziser werden, haben Biopsien im Hirnstamm an Bedeutung verloren. Und das ist gut so: Denn es gibt wenige Verfahren in der Neurochirurgie, die schwieriger durchzuführen sind als eine Biopsie am Hirnstamm – weil sich dort so viele funktionell bedeutsame Strukturen befinden. Es gibt kaum chirurgischen Bewegungsspielraum, ohne Gefahr zu laufen, den Patienten zu verletzen. Sogar eine Gewebefläche, die nicht größer als die Spitze eines Kugelschreibers ist, regiert lebensnotwendige Funktionen. Es gibt keine sicheren Hirnstammbiopsien – nur weniger gefährliche. Wir sagen generell nicht, dass uns eine Hirnstammbiopsie «gelingt», sondern dass wir dabei «ungestraft davonkommen».

Am Kopf des Patienten wird unter Lokalanästhesie ein mit einem Computer verbundener Titanring fixiert, und zwar direkt am Schädelknochen, da die Vorrichtung während des Eingriffs auf keinen Fall verrutschen darf. Anschließend werden die CT- und MRT-Scans erstellt. Dabei erlaubt es dem Chirurgen ein ausgeklügeltes Softwareprogramm, das Ziel exakt anzusteuern. Der Computer überträgt die ermittelten Koordinaten präzise auf den Titanring; dann wird ein winziges Loch in die Schädeldecke an genau dem Punkt gebohrt, den das Computerprogramm errechnet hat. Eine 30 Zentimeter lange Sonde wird in Position gebracht und hinunter in den Hirnstamm geschoben. Während des Eingriffs ist der Patient bei Bewusstsein, damit die Tätigkeit des Hirnstamms überprüft werden kann (wie es auch bei den Biopsien von Taylor und Candy der Fall gewesen war).

Während die Hohlnadel tiefer in Alfreds Gehirn vordrang, begann er merklich zu lallen. Daraus schloss ich, dass ich gerade jenen Bereich passierte, der die Zungenmuskulatur kontrollierte. Ich schob die Sonde weiter. Den Computerkoordinaten war zu entnehmen, dass ich mich nun dem Zentrum des Tumors näherte. Ich entnahm vorsichtig eine kleine Probe. Als ich die Hohlnadel zurückzog, normalisierte sich Alfreds Sprechweise unverzüglich wieder. Ich platzierte eine zweite Sonde, um eine Kontrollbiopsie vorzunehmen. Er begann wieder zu lallen, aber wir hatten unsere zweite Probe. Aus der Pathologie kam der Befund: Es handelte sich um ein hochgradig bösartiges Gliom. Wir wussten, was wir wissen wollten.

Da mir die Diagnose schon nach wenigen Minuten vorlag, beriet ich mich rasch mit den Radiologen aus der Onkologie. Ich wollte mit Hilfe des Titanrings um Alfreds Kopf gezielt einen Strahlenkegel tief ins Herz des Tumors schicken. Diese computergestützte Therapie nennt man stereotaktische Radiochirurgie. Es war eine schwere Geburt, aber da sich der Tumor nicht chirurgisch entfernen ließ, war jedem der Nutzen einer Bestrahlung klar.

Alfred wirkte ein wenig geschafft, als wir endlich den Titanring entfernten, aber wir waren alle froh, dass wir in weniger als acht Stunden sowohl eine Diagnose stellen als auch eine Behandlung hatten vornehmen können. Ich beschloss, bis zum nächsten Morgen zu warten und dann mit den Eltern sowie den verschiedenen Fachkollegen erneut zu beraten.

Beide Eltern standen unter Schock. Alfreds Mutter weinte fortwährend, und auch das angespannte Gesicht seines Vaters sprach Bände. Ich war ebenfalls zutiefst betroffen. Alfred war im selben Alter wie mein eigener Sohn. Wie würde ich mich fühlen, wenn mir plötzlich jemand mitteilte, dass mein Kind niemals eine Zukunft haben würde? Alfreds Lebenserwartung war über Nacht von 85 Jahren auf 14 gefallen. Aller Wahrscheinlichkeit nach würde er nicht einmal lange genug leben, um seinen Abschluss an der Highschool zu machen.

Alfred musste sich der üblichen sechswöchigen Bestrahlungsreihe unterziehen. Wie immer schloss sich eine langwierige Chemo- und Steroidtherapie daran an. Sein Haar fiel aus. Infolge der Behandlung mit Steroiden wurde sein Appetit schier unersättlich, und er ging auf wie ein Hefekuchen, bis er fast 100 Kilo wog. Es waren ebenfalls die Steroide, die eine schwere Akne hervorriefen. Ein weiteres Mal wurde ein Mensch durch einen Hirntumor vor meinen Augen bis zur Unkenntlichkeit entstellt.

Der Tumor widerstand allem, was wir gegen ihn aufboten. Alfred verlor die Kontrolle über seine Beine und war fortan an den Rollstuhl gefesselt, auch wenn er mit fremder Hilfe noch stehen konnte. Seine Highschool beschloss, dass man es seinen Klassenkameraden nicht länger zumuten könne, mit ihm im Unterricht zu sitzen. Außerdem, so teilte man mir mit, sehe man sich außerstande, als «normale» Schule unter diesen Umständen die Verantwortung für Alfred zu übernehmen.

Ich fragte den Direktor, warum es ihm Angst mache, Alfred bei sich in der Schule zu behalten.

«Er könnte einen Anfall bekommen. Er könnte aus dem Rollstuhl fallen, sich den Kopf anschlagen und …»

«Und?»

«Nun ja, das wäre eine Katastrophe.»

«Selbst wenn er einen Anfall hätte oder sich den Kopf anschlagen würde – was wäre das Schlimmste, was passieren könnte?»

«Er könnte ins Krankenhaus kommen … Er könnte …»

«Alfred ist schon jetzt fast die Hälfte der Zeit im Krankenhaus. Sie machen sich Sorgen, dass er sterben könnte, nicht wahr?»

«Na ja, natürlich. Wenn er in der Schule sterben würde, wäre das für uns alle furchtbar», sagte der Schuldirektor.

«Aber er stirbt doch sowieso schon. Das Einzige, woran ihm noch etwas liegt, ist die Schule.»

«Es tut mir leid, aber das kommt nicht in Frage. Wir sind natürlich bereit, Alfred privat zu Hause zu unterrichten. Aber er kann nicht wieder in die Schule zurück.»

«Und was, wenn ich einen Brief an die Schulbehörde schreibe und

Sie von allen Aufsichts- und Haftungspflichten entbinde? Dürfte er dann wieder zurückkommen?»

«Nein. Ich fürchte, unsere Entscheidung ist endgültig.»

Alfred musste also nicht nur leiden und Demütigungen hinnehmen, sondern wurde auch noch der Schule verwiesen. Im Rückblick mag ich angesichts der Ignoranz und Angst des Schulamts zu schnell protestiert haben. Meine Wut bewirkte nichts, außer vielleicht sie in ihrem Entschluss zu bestärken. Alfred erholte sich nicht wieder von dieser sozialen Ächtung. Wenn man ihm sein soziales Leben – seine Schulkameraden und das Lernen – nahm, dann nahm man ihm auch alles, wofür es sich zu leben lohnte.

Sein Wille war gebrochen. Er bewegte sich kaum noch. Er blieb zu Hause und stopfte so viel Essen in sich hinein, wie es nur ging. In dem Maße, wie er tiefer in die Depression hineinrutschte, wuchs auch sein Tumor. Seine Steroiddosis musste erhöht werden, und das wiederum ließ seinen Appetit noch größer werden. Er nahm Unmengen zu sich. Drei oder vier Packungen Eiscreme auf einmal. Bald war es ihm vollkommen egal, ob der Privatlehrer kam oder nicht. Er wusste ohnehin, dass er nicht mehr lange genug leben würde, um eine Ausbildung zu brauchen. Er saß den ganzen Tag nur noch auf der Couch vor der Glotze.

Alfreds Tumor war eine Krankheit, die seine ganze Familie heimsuchte. Seine Schwester hatte das Gefühl, wegen der Krankheit ihres Bruders in den Augen ihrer Eltern ins Hintertreffen zu geraten. Sie begann, sich die Aufmerksamkeit, nach der sie sich sehnte, von gleichaltrigen Jungs aus der Highschool zu holen. Und die Ehe von Alfreds Eltern zerbrach an dem Schicksalsschlag, der sie alle getroffen hatte.

Alfreds Mutter versank in tiefe Depression. Sie begann in verschiedenen Internetforen nach alternativen Krebstherapien zu suchen. Einige ihrer Chatpartner spendeten ihr Trost. Andere gaben ihr Ratschläge. Viele davon hatten eine wissenschaftliche Grundlage und waren legitim, viele warben aber auch für obskure Kuren, mit denen nur Kasse gemacht werden sollte. Eines der Mädels im Kosmetiksalon von Alfreds Mutter hatte erzählt, ein Verwandter von ihr habe Haiknorpel in seinen Ernährungsplan aufgenommen, da dieser nachweislich das Krebswachstum stoppe. Und diese Behauptung enthielt sogar ein kleines – winziges – Körnchen Wahrheit.

Anfang der 1970er Jahre hatte das Team um Judah Folkman Stoffe erforscht, die das Fortschreiten eines Tumors aufhalten konnten, indem sie die Angiogenese (also die Versorgung des Tumors durch Blutgefäße) unterbanden. Einer dieser Stoffe war offenbar intakter Knorpel. Er gehört zu den wenigen Gewebearten im menschlichen Körper, die sich von Nährstoffen in der umgebenden Gelenkflüssigkeit ernähren und das Wachstum von Blutgefäßen hemmen. So bleibt Knorpel frei von Blut, während er in den Gelenken als reibungsarme Oberfläche etwaigen Belastungen standhält. Daher kam Folkmans Team zu dem wenig überraschenden Schluss, dass Knorpel (und die Skelette von Haien bieten sich hier für wissenschaftliche Studien an, da ihre Skelette vollständig aus Knorpel bestehen) Tumore daran hindern kann, ihn zu befallen. Es verbreitete sich ebenso schnell wie unrichtig die Kunde, dass der Verzehr von Haiknorpel Krebs aufhalten kann. Das Problem dabei ist nämlich, dass man den Haiknorpel auch verdauen muss, wenn man ihn zu sich nimmt. Dabei zersetzt ihn die Magensäure vollständig, wie sie es auch mit einem Stück Knorpel von einer Hähnchenkeule macht, das man versehentlich verschluckt hat. Sobald Haiknorpel im Verdauungstrakt aber in seine Bestandteile zerlegt wird, hat er keinen nennenswerten Effekt mehr, vielleicht einmal davon abgesehen, dass er dem Körper einen Extra-Eiweißschub liefert. Er besitzt jedoch nicht länger die Eigenschaft, das Tumorwachstum zu hemmen.

Nichtsdestotrotz entwickelte sich quasi über Nacht eine eigene Industrie, die riesige Mengen Haiknorpelpulver als Nahrungsergänzungsmittel für Krebspatienten absetzte. Haiknorpel im Wert von Millionen von Dollars ging unkontrolliert über die Ladentheken, und die Beipackzettel der Hersteller riefen zum pfundweisen Verzehr des übelriechenden Pulvers auf, das mit 1000-prozentigen Gewinnen verkauft wurde. Die Profite waren gewaltig, die Kunden verzweifelt und die Anbieter skrupellos. Alfreds Mutter klammerte sich an die Hoffnung, dass Haiknorpel Alfreds letzte Chance sei, wieder gesund zu werden. Am Ende stürzte sie die Familie in tiefe Schulden, um die Knorpellieferungen bezahlen zu können. Vollkommen umsonst.

Lassen Sie mich an dieser Stelle noch einmal klarstellen, dass ich ein Verfechter der sogenannten alternativen Medizin bin. So befürworte ich voll und ganz die Forschungen meines Freundes Andy Weil zur integrativen Medizin an der Universität von Arizona. Ich selbst habe ein halbes Dutzend Forschungsprojekte zur Evaluation alternativer Therapien geleitet. Wenn ein Patient oder eine Familie Hilfe oder Rat auf dem Weg durch das Labyrinth der Versprechungen und Hoffnungen braucht, die mit alternativen Therapieansätzen einhergehen, habe ich Verständnis dafür und unterstütze sie, wo ich kann.

Vieles, was heute längst Eingang in die Schulmedizin gefunden hat, hat gestern als alternative Therapie begonnen. Sobald ein Mediziner oder Chirurg über die alternative Medizin wettert (was viele – zu viele – noch immer tun), muss ich an die heldenhafte und tragische Geschichte von Ignaz Philipp Semmelweis denken, der als der «Retter der Mütter» Medizingeschichte geschrieben hat. Sie erzählt traurigerweise davon, mit welcher Arroganz die Schulmedizin alternativen Therapien die kalte Schulter zeigt, selbst wenn sie den herkömmlichen Verfahren deutlich überlegen sind.

Mitte des 19. Jahrhunderts wurde der ungarische Gynäkologe Semmelweis Assistent an der geburtshilflichen Klinik des Allgemeinen Krankenhauses in Wien. Hunderte Frauen starben dort jährlich an einer Infektion, die nach der Entbindung auftrat, dem so genannten Kindbettfieber. Die armen Frauen Wiens starben in viel größerer Zahl an dieser nachgeburtlichen Komplikation als die Frauen der Mittel- und Oberschicht, die in anderen Krankenhäusern besser versorgt wurden.

Auf einer Abteilung der geburtshilflichen Klinik wurden die schlechtergestellten Mütter im Rahmen der universitären Ausbildung von Ärzten und Studenten der geburtshilflichen Fakultät behandelt. Die Studenten sezierten jeden Morgen vor der Visite die Leichen von Frauen, die im Wochenbett gestorben waren. In der zweiten Abteilung arbeiteten nur Hebammen und Hebammenschülerinnen. In der ersten Abteilung – wo die Studenten zwischen Leichenhalle und Station hin und her wechselten – war die Sterblichkeitsrate um vieles höher als auf der Hebammenstation. Semmelweis bemühte sich um Klärung der Ursachen, sezierte noch mehr Leichen, und noch mehr Wöchnerinnen starben. Erst als ein mit Semmelweis befreundeter Kollege sich an einem Seziermesser verletzte und in der Folge qualvoll an einer heftigen Infektion mit denselben Symptomen wie die jungen Mütter verstarb, kam Semmelweis der Lösung des Rätsels auf die Spur. Vielleicht, so dachte er, blieben an den Händen der Ärzte und Studenten winzige Teilchen der sezierten Leichen zurück, die sie im Anschluss auf der Station direkt in die Geburtswunden der Wöchnerinnen einbrachten und diese mit dem Leichengift infizierten. Semmelweis folgerte, dass eine Ansteckung nicht mehr möglich war und Tausende Wöchnerinnen gerettet werden konnten, wenn die Studenten sich nach der Sektion die Hände mit Seife und Chlorkalk wuschen, bevor sie ihre Patientinnen untersuchten.

Mit seiner Hypothese stellte sich Semmelweis gegen das schulmedizinische Wissen seiner Zeit. Kindbettfieber, so hatte man bis dahin angenommen, war eben ein natürliches Risiko der Kindsgeburt, und man konnte nichts dagegen unternehmen. Im 21. Jahrhundert sind Semmelweis' Schlüsse natürlich nur logisch und längst anerkannt. Vor 150 Jahren jedoch waren sie ketzerisches Gedankengut. Die geburtshilfliche Fakultät drohte gar, jeden Studenten durchfallen zu lassen, der an Semmelweis' «alternativen Studien» teilnahm.

Aber Semmelweis weigerte sich stur, seiner These abzuschwören oder die Frauen im Stich zu lassen, deren Leben gerettet werden konnte, falls er recht hatte. Er lud Studenten auf seine Station ein – unter einer Bedingung: Sie mussten sich die Hände mit Seife waschen und sorgfältig mit Chlorkalk abspülen, bevor sie die Frauen untersuchten. Als seine Anweisungen befolgt wurden, konnte Semmelweis zeigen, dass die Sterblichkeitsrate auf seiner Station signifikant fiel. Von März bis August 1848 starb auf seiner Station nicht eine Mutter mehr am Kindbettfieber.

Diese Ergebnisse wurden veröffentlicht. Aber Semmelweis bekam nicht die Anerkennung, sondern den Standesdünkel seiner Kollegen zu spüren und wurde zurück nach Ungarn verbannt. Er hatte einer der führenden medizinischen Fakultäten der Welt die Stirn geboten und musste mit lebenslanger Ächtung den Preis dafür zahlen. Aber auch in Budapest hielt Semmelweis unbeirrt an seiner Überzeugung fest. Er wiederholte das Experiment und konnte auch hier, am St.-Rochus-Spital, wo er der Chef der geburtshilflichen Abteilung war, die Sterblichkeitsrate der Wöchnerinnen drastisch senken. In Wien, Berlin und Prag jedoch wütete das Kindbettfieber weiter unter den jungen Müttern und war um ein Vielfaches höher als in jenen Krankenhäusern, in denen Semmelweis zeigen durfte, dass sich seine Erfolge immer wieder reproduzieren ließen.

Semmelweis flehte seine Kollegen an, ihm zuzuhören. Er zog weiter für eine allgemeine Übernahme seiner Hygienevorschriften zu Felde, aber praktisch niemand in der Ärzteschaft wollte sich ihm anschließen. Einer der berühmtesten und verdientesten Ärzte seiner Zeit, Rudolf Virchow, der in Berlin wirkte, schmähte Semmelweis und seine Lehren öffentlich. Arrogant forderte die Ärzteschaft, er solle seine Aufrufe zu einer aseptischen Untersuchung der Wöchnerinnen mit Chlorkalk unterlassen. Semmelweis war als Arzt am Ende.

Zurückweisung und Ablehnung forderten ihren Tribut. Semmelweis, ohnehin schon emotional und körperlich angegriffen, erlitt einen Nervenzusammenbruch und wurde in eine Irrenanstalt eingewiesen. Dort starb er gebrochen und vergessen an jener Krankheit, deren Ausrottung er sein Leben geweiht hatte: Er hatte sich eine Verletzung an der Hand zugezogen, aus der sich dieselbe tödliche Infektion entwickelte, an der auch die Wöchnerinnen damals starben. Semmelweis' Geschichte ist eine der traurigsten der gesamten Medizin. Aber ich erzähle sie hier, um daran zu erinnern, wie reaktionär das medizinische Establishment manchmal neuen, alternativen Therapien begegnen kann.

Alfreds Mutter schüttete also pfundweise Haiknorpelpulver in ihren Sohn hinein. Alle drei bis vier Stunden bereitete sie einen Milchshake – der so faul wie der Stand eines Fischhändlers stank – zu und bettelte Alfred mit Tränen in den Augen an, ihn zu trinken.

Es war offensichtlich, dass Alfred implodierte. Seiner Familie erging es – auf ihre eigene Art – ganz ähnlich. Ich begann, ihnen am Wochenende Hausbesuche abzustatten. Überall in der Küche standen geöffnete Kartons mit Knorpelpulver herum. Angesichts des penetranten Fischgeruchs rümpfte ich die Nase. Zu meinem Schrecken erfuhr ich, dass sie bei einer Bank eine Hypothek auf ihren bescheidenen Wohnwagen aufgenommen hatten, um die Schulden bezahlen zu können, die Alfreds Mutter durch immer neue Pulverbestellungen aufgehäuft hatte.

Die Frühlingsferien nahten. Ich plante, mit meiner Familie für eine Woche in den Skiurlaub nach Park City in der Nähe von Salt Lake City zu fahren. Alfred war bereits dem Tode nahe. Er wurde ins Krankenhaus eingeliefert. Er war inkontinent geworden und hatte seinen Körper überhaupt nicht mehr unter Kontrolle. Er hatte fortwährend Brechreiz. Gelegentlich bekam er einen Erstickungsanfall. Es ging abwärts mit ihm. Ich wollte ihn in diesem Zustand nicht in die Hände eines fremden Arztes übergeben. Daher traf ich eine schicksalhafte Entscheidung: Ich fragte meine Familie, ob sie einverstanden sei, dass wir den Urlaub absagten und zu Hause blieben, damit ich mich um Alfred kümmern konnte.

Natürlich zeigten meine Frau und meine Kinder Verständnis. Sie wussten, warum ich bei diesem Kind in den letzten Tagen seines Lebens bleiben wollte. Ich war bereit, dieses Opfer zu bringen. Es mag wie eine noble Geste auf Sie wirken. Aber das war es nicht. Es war eine der schlechtesten Entscheidungen, die ich jemals getroffen habe. Aus ihr sprach meine Selbstüberschätzung, die mich glauben machte, dass ich schon zu wichtig für Alfred geworden war, als dass jemand anders mit seiner Behandlung betraut werden konnte. Selbst meine eigene Familie verdonnerte ich dazu, meinem Märtyrertum beizuwohnen. Das Mindeste, was ich hätte tun können, wäre gewesen, sie allein nach Park City zu schicken. Aber was ist ein großes Opfer ohne Publikum? Ich machte den klassischen Anfängerfehler. Ich hätte in den Skiurlaub fahren sollen. Wirklich. Es klingt brutal. Aber ich hätte wissen müssen, dass ich nicht unentbehrlich war – nicht einmal für Alfred in seinen letzten Augenblicken.

Alfred starb. Unter einer geringen Dosis Morphium glitt er hinüber. Auf der einen Seite seines Bettes stand sein Vater, der zum Herrn betete, er möge seinen Sohn zu sich nehmen, auf der anderen Seite seine Mutter, die Gott anflehte, stattdessen ihr Leben zu nehmen. Das Einzige, was ich hatte tun können, war, dafür zu sorgen, dass Alfreds Hund bei ihm im Bett bleiben durfte. Der Hund war in einer großen Einkaufstasche ins Krankenhaus geschmuggelt worden. Als eine Schwester ihn entdeckte, trug ich ins Krankenblatt ein: «Der Hund darf ohne zeitliche Begrenzung und ausnahmslos beim Patienten bleiben.» Dies geschah zu einer Zeit, da die Anordnung eines Arztes noch Gewicht hatte. Sobald ich den Hund zur therapeutischen Maßnahme erklärt hatte, verstummten die Einwände vonseiten des Pflegepersonals. Als Alfred starb, war sein geliebter Hund an seiner Seite.

Am Tag nach Alfreds Beerdigung schlief ich aus. Später am Vormittag blickte ich aus dem Fenster auf die schroffen Gipfel der Santa-Catalina-Berge. Ich dachte, dass es gut war, einfach am Leben zu sein. Ich lag auf der Couch, bewunderte die Aussicht und drehte mich zur Seite, um nach meiner Kaffeetasse zu greifen. Es war höchstens eine Drehung von 30 Grad. Plötzlich fuhr mir ein Schmerz in den Rücken. Er war nicht mit meiner früheren Verletzung vergleichbar. Es war, als hätte mich der Blitz getroffen. Ich krümmte mich und fiel von der Couch. Dort lag ich stöhnend und wagte kaum, Atem zu holen. Elektrische Schockwellen schienen meine Beine zu durchzucken. Während ich damals einen hämmernden Schmerz in der Lendenwirbelgegend erlebt hatte, fühlte es sich nun an, als würden mir die Nerven mit der Wurzel herausgezogen.

Janey kam herbeigelaufen. Sie versuchte, mir dabei zu helfen, die Beine zu bewegen, aber es war unmöglich. Der Schmerz war unerträglich. Sie wollte den Krankenwagen rufen, aber ich ließ sie nicht. Ich würde es nicht aushalten, wenn die Sanitäter mich bewegten. Sie legte mir zwei Schmerztabletten auf die Zunge und hielt mir ein Glas Wasser an die Lippen, sodass ich nur noch zu schlucken brauchte. Ich wartete darauf, dass die Tabletten zu wirken anfingen. Ein wenig später lag ich zugedeckt und gegen zwei Kissen gestützt da und versuchte, tief zu atmen, während der Schmerz nachzulassen begann.

Ich hatte keinen Plan. Ich lag einfach nur auf dem Boden, betete darum, dass der Schmerz nicht zurückkommen würde, und bat Gott um eine Antwort – irgendeine Antwort.

Etwa ein, zwei Minuten später klopfte es an der Tür. Ich konnte mich noch immer nicht bewegen, daher rief ich einfach, dass offen sei. Im nächsten Moment spazierte völlig unerwartet ein ehemaliger Student von mir zur Haustür herein. Es war Charlie Begay, ein Navajo, mit dem ich ein oder zwei Jahre zuvor ein Studienprogramm über die Medizin der amerikanischen Ureinwohner ausgearbeitet hatte. Nachdem er seinen Master in Gesundheitswesen gemacht hatte, war er aus meinem Leben verschwunden. Charlie kam mit einem Lächeln herein, wie er es immer tat. Er entdeckte mich auf dem Boden und kniete sich hin, als wäre das eine Situation, die er und ich jahrelang geübt hätten. Mir war es peinlich, dass er mich so sah, aber er umarmte mich mit großer Herzlichkeit. Er setzte sich im Schneidersitz hin und nahm immer wieder meine Hand, während ich ihm erklärte, was meiner Meinung nach gerade in meiner Wirbelsäule vor sich ging. Ich sagte, dass ich ganz ohne Zweifel einen Bandscheibenvorfall hätte. Gott, mir schwirrten tausend verrückte Gedanken im Kopf herum. Krebs. Multiple Sklerose. Ich war vollkommen panisch.

«Ich muss jetzt gehen», sagte Charlie plötzlich. «Aber ich komme wieder. Und ich bringe Hilfe mit. Machen Sie sich keine Sorgen!» Ich hatte keine Ahnung, was er meinte.

Ich fuhr daher erschrocken zusammen, als es Stunden später an der Tür klingelte. Es war schon fast Schlafenszeit. Meine Frau hatte mir auf die Couch zurückgeholfen, und da hatte ich nun den ganzen Tag gelegen, mit zwei großen Kissen, die sie mir unter die Knie gestopft hatte. Ich hatte die ganze Zeit Medikamente genommen, um dem Schmerz die Spitze zu nehmen und ihn erträglich zu machen. Ich war nicht in der Verfassung für Besuch.

Charlie kam wieder herein, aber diesmal war er nicht allein. Er hatte einen Medizinmann mitgebracht. Ich wusste sofort, dass es einer war. Über die Jahre hatte ich die Ehre gehabt, mit einigen Medizinmännern zu arbeiten. Man sieht es ihnen immer an. Sie haben eine bestimmte Kraft, eine bestimmte Präsenz. Außerdem geht eine eigenartige Wärme von ihren Händen aus. Ich habe diese Wärme bisher nur bei heiligen Menschen gespürt (und nein, ich selbst verfüge nicht über so etwas).

Den Medizinmann bei mir zu sehen tröstete und beruhigte mich. Ich war mir nicht sicher, ob der silberhaarige, elegante Herr Englisch verstand. Wenn, dann zeigte er es jedenfalls nicht. Er sprach nur Navajo mit Charlie. Seine Anweisungen waren knapp. Bestimmt. Charlie hörte ihm zu und wandte sich dann an mich: «Er sagt, dass du deine ganze Familie in diesen Raum rufen musst. Sie müssen hier bei dir sein. Und dir helfen.» Ich war ein wenig skeptisch. Das bedeutete, dass wir die beiden kleineren Kinder aufwecken mussten. War das nicht ein bisschen viel Wirbel? Und wozu? Aber der Medizinmann bestand darauf. Er würde keinen Handschlag tun, bis nicht alle hier im Wohnzimmer versammelt waren.

Während meine Frau die Kinder holte, ging Charlie zum Kamin: «Wir werden Feuer machen müssen. Ist das okay?»

Der Abend war zu warm für ein Feuer, aber ich nickte widerstrebend. Der alte Mann zündete ein kleines Feuer an und brannte auch duftenden Beifuß und Süßgras ab.

Charlie schleppte aus der Küche einen Holzstuhl herbei. Er warf einen Blick hinaus zu den Bergen, und ich wusste, dass er den Stuhl so platzieren würde, dass der alte Mann genau im Norden zu sitzen kam – der Himmelsrichtung der Weisheit und Führerschaft. Unsere drei Kinder beobachteten all das mit großen Augen von der Couch aus. Der alte Schamane ließ sich nicht beirren und nickte nicht einmal in ihre Richtung. Mein Ältester, der 13-jährige Josh, wirkte fasziniert. Luke, der Mittlere, schien sich mit seinen erst acht Jahren eher zu fürchten. Meine Jüngste, Tessa, drei Jahre alt, war einfach nur entsetzt. Die Kinder kuschelten sich zusammen, während die seltsamen Gerüche in die Luft stiegen.

«Sie setzen sich hierhin.» Charlie deutete auf den zweiten Stuhl, den er im Osten aufgestellt hatte.

Wie sollte ich mich setzen? Wovon sprach er eigentlich? Ich konnte doch nicht! Die Schmerzen brachten mich fast um! «Das geht nicht, Charlie», protestierte ich. «Ich kann nicht mal atmen, ohne dass es wehtut. Ich komme nie im Leben hoch.» Ich war mir nun ganz sicher, dass ich einen Bandscheibenvorfall hatte. «Ich sollte mich jetzt gar nicht bewegen», fügte ich hinzu.

«Stehen Sie auf», sagte Charlie eisig. «Es wird nichts passieren. Sie müssen aufstehen. Und zwar jetzt.» In seiner Stimme lag ein Nachdruck, der mich erschaudern ließ. Ich fragte mich, ob etwas

Schreckliches geschehen würde, wenn ich nicht aufstand. Ich biss die Zähne zusammen und schleppte mich unter größter Mühe zu dem Stuhl hinüber. Der alte Mann nickte anerkennend.

Charlie half mir in den Stuhl. Er flüsterte mir ins Ohr: «Glauben Sie ernsthaft, ich würde einen großen Medizinmann wie Großvater» – so bezeichnen die Navajo jeden respektierten Ältesten – «zu Ihnen bringen, um Ihnen wehzutun?»

«Nein», sagte ich. «Natürlich nicht. Es ist nur ...»

«Sie müssen mir vertrauen. Und ihm. Wenn Sie das nicht können, kann er Ihnen auch nicht helfen. Das wissen Sie.» Er war ziemlich streng mit mir. Eine Art Rollentausch.

Ich musste ihm recht geben. Auch wenn ich von Schmerzanfällen geplagt war und den ganzen Tag nicht hatte aufstehen können, war es mir doch mit überraschender Leichtigkeit gelungen, zu dem Stuhl zu schlurfen und mich hinzusetzen.

Charlie befahl mir, mich bis zur Hüfte zu entkleiden. Der Medizinmann begann währenddessen, das kleine Feuer mit Adlerfedern zu befächeln. Ich schloss die Augen, atmete tief ein und aus und versuchte, meinen schmerzempfindlichen Rücken so gut wie möglich zu entspannen. Ich lauschte aufmerksam.

Charlie sagte mir, ich solle mich in das Kommende schicken und mich nicht fürchten. «Sie sind in den Händen eines geachteten, sehr geliebten Heilers. Überlassen Sie ihm alles.»

Ich nickte.

Der alte Mann fing an, langsam und guttural zu singen. Der Klang seiner Stimme schien geradewegs in die Mitte meines Körpers zu dringen. Ich vibrierte im Takt zu seinen Beschwörungen. Er sang, blies ins Feuer und sandte den süßen Duft in meine Lungen.

Ich spürte seine Hände wie heiße Kohlen zu beiden Seiten meiner Wirbelsäule. Ich spürte, wie Liebe und Güte von ihm auf mich überflossen. Ich hatte das Gefühl, dass er irgendwie seine Hände in meinen Körper tauchte. Und mir war plötzlich klar, dass er sich selbst dadurch in Gefahr brachte. Er sagte etwas zu Charlie.

«Er sagt, dass Sie jemanden gehen lassen müssen. Er hat einen Jungen in Ihnen gesehen, in seiner Vision, in Ihnen drin. Einen Jungen, den Sie lieben. Er ist schon zu den Ahnen eingegangen. Aber da ist ein Band, eine Fessel an seinem Bein.»

Ich hatte kein Wort zu Charlie oder dem Schamanen über Alfreds Tod verloren. Auch niemand anders hatte das getan. In diesem Moment lag mir nichts ferner als der Gedanke an Alfred.

Charlie hörte dem Medizinmann wieder zu und sprach dann erneut: «Mein Großvater meint, dass Sie das getan haben. Dass Sie den Jungen wie ein Pony an sich gebunden haben. Sie haben sein Bein gefesselt und halten seinen Geist zurück. Sie hängen sehr an ihm, oder? Sie haben diesen Jungen am Knöchel festgebunden, und Sie halten ihn fest. Gegen seinen Willen. Seine Ahnen rufen ihn, aber Sie stehen ihm im Wege!» Charlies Stimme war nun hart, fast aufgebracht. «Der Geist dieses Jungen ist sehr zornig auf Sie. Der Geist des Jungen tritt nach Ihnen, damit Sie ihn freilassen. Er will gehen. Damit er sich mit seinen Ahnen in der Geisterwelt vereinen kann. Er brüllt, dass Sie ihn gehen lassen sollen.»

Der alte Mann murmelte wieder ein paar Worte. Charlie begann erneut zu übersetzen. «Großvater sagt, dass dieser junge Geist von Ihnen loskommen will!»

«Ich weiß nicht, wovon er redet.» Aber ich wusste es sehr wohl. Und dann begann ich einfach zu schluchzen. Es schüttelte mich unkontrolliert. Meine Kinder starrten mich vollkommen verblüfft an. Sie hatten mich noch nie so aufgelöst und verletzlich gesehen. Es war ein sonderbares Erlebnis für sie – und für mich.

«Großvater meint, dass der Junge so schlimm nach Ihnen tritt, um diesen Strick loszuwerden. Er tritt Sie in den Rücken, deshalb tut Ihre Wirbelsäule so weh. Er tritt nach Ihnen, wie ein Maultier nach einem Kojoten treten würde, der sich in sein Bein verbissen hat.»

Der Medizinmann atmete tief in das Feuer hinein. Der Rauch erhob sich in die Luft; die Wärme seiner Hände und der Duft des Beifußes schienen nun in meiner Bauchhöhle zu kreisen. Ich hatte mich nicht mehr im Griff und weinte nur noch, weil ich mich tief drinnen dafür schämte, dass ich an Alfred so sehr festhielt.

«Großvater sagt, dass es Sie umbringen wird, wenn Sie den Geist dieses Jungen nicht bald loslassen. Er wird so lange nach Ihnen treten, bis Sie tot sind – so sehr wünscht er sich, von Ihnen loszukommen.»

«Ich lasse ja los! Ich lasse ja los!», schluchzte ich. Ich fühlte mich vollkommen hilflos. Ich hörte nicht auf, laut zu weinen. Janey sprang auf. Charlie streckte die Hand aus, um ihr Einhalt zu gebieten.

«Nein», ermahnte er sie. «Sie müssen sitzen bleiben und für Ihren Mann beten! Stehen Sie nicht auf! Mischen Sie sich nicht ein, oder der Geist dieses Jungen trifft auch Sie. Oder», fügte er mit unheilverkündendem Blick auf unsere drei Sprösslinge hinzu, «eines Ihrer Kinder. Er könnte aus Rache die Seele an sich reißen. Und dann würde der Junge auf der Erde als lebender Toter herumwandern. Also setzen Sie sich wieder!»

Janey kehrte auf die schützende Couch zurück und legte den Arm um unsere Jüngste.

Mir brach nun unerklärlicherweise der Schweiß aus. Mir war nicht über die Maßen heiß, ich fieberte auch nicht, aber Rinnsale von Schweiß strömten mir den Körper hinunter und durchnässten meinen Hosenbund. Ich schwitzte ebenso heftig, wie ich schluchzte.

Ich weiß noch, dass ich zusah, wie mein Hosenbund dunkel vor Feuchtigkeit wurde.

Der Medizinmann sagte wieder etwas zu Charlie. Seine Stimme klang abgehackt, streng. Charlie übersetzte: «Sie müssen diesen Jungen nun wegschicken … für immer. Er ist sehr wütend, denn er fühlt, dass Sie versuchen, einen Geist aus ihm zu machen. Sie müssen ihm sagen, dass er gehen soll. Dass er Sie für immer verlassen soll. Jetzt!», blaffte er und klatschte in die Hände.

Und das tat ich auch. Meine Stimme war vom Weinen ganz heiser, aber ich sagte laut: «Alfred, es tut mir leid. Geh. Geh weg. Geh aus meinem Leben!» Ich schrie es nun mit aller Kraft heraus. «Jetzt! Geh! Sofort!»

Der Schamane blies weiter seinen warmen Atem gegen meinen Rücken. Plötzlich wurde ich ganz ruhig. Der Schmerz in meinem Rücken begann nachzulassen. Er verlor jegliche Bedeutung. Der Schamane fächelte mit den Adlerfedern über meinen Kopf und meinen Körper hinweg. Das Rauschen der Federn hatte etwas Sanftes, sie kamen mir wie kleine Küsse vor. Als alles vorüber war, sagte er einige knappe Worte zu Charlie.

«Der Geist des Jungen ist jetzt fort. Er ist dankbar, dass Sie vernünftig geworden sind. Er wird Sie nicht länger heimsuchen. Großvater wird eine Kräutermischung für Sie zusammenstellen. Daraus sollten Sie sich jeden Morgen einen Tee kochen.»

Der alte Mann warf noch etwas ein.

«Großvater sagt, dass Sie jeden Morgen bei Sonnenaufgang aufstehen und den Tee mit dem Gesicht gen Osten trinken müssen. Der Tee wird Ihnen Ihre Kraft wiedergeben. Er ist jetzt fertig. Es ist vorbei.»

«Sagen Sie Großvater, dass ich ihm sehr dankbar für seine Behandlung bin … und für seine Liebe.» Charlie übersetzte. Der alte

Mann lächelte mir zu und begann dann, seinen Fächer mit großer Sorgfalt einzupacken. Ich zog mein Hemd wieder an und staunte, welche Mengen an Schweiß ich verloren hatte. Charlie ermahnte mich, viel Wasser zu trinken und einen oder zwei Tage keinen Kaffee anzurühren.

Ich zog ihn beiseite und fragte ihn, ob es angebracht sei, den Schamanen für seine Dienste zu bezahlen. Charlie beugte sich herüber und flüsterte mir ins Ohr: «Ja, es ist in Ordnung, ihn zu bezahlen. Zahlen Sie ihm, was Sie für richtig halten. 50 Dollar sind gut. Und wenn Sie Tabak im Haus haben – das ist ein traditionelles Geschenk. Und Sie müssen ihm etwas kochen, damit er etwas essen kann, bevor er geht.»

«Ihm etwas kochen? Wie denn? Es ist halb zwölf Uhr nachts!», sagte ich und versuchte, nicht laut dabei zu werden.

«Sie stehen hier und wollen mit mir streiten? Geht es Ihnen nicht besser?»

Er hatte recht. Ich stand vollkommen aufrecht vor ihm. Mir war nicht einmal bewusst geworden, um wie viel besser es mir ging. Ich spürte, welch eine Gefahr meine widerstreitenden Gefühle, die mich an Alfred hatten festhalten lassen, gewesen waren. Ich bin heute noch überzeugt, dass der alte Medizinmann mir das Leben gerettet hat.

«Nein, ich bin sehr dankbar. Es ist nur wirklich spät für ein Abendessen. Die Kinder haben schon gegessen, und ich weiß nicht, was wir im Haus haben, das ist alles.»

«Ich weiß nur, dass Großvater so schnell wie möglich gekommen ist, egal, wie viel Uhr es war.»

«Gut. Wären Spaghetti okay?»

«Ja, John liebt italienisches Essen.» Es war das erste Mal, dass Charlie seinen Namen aussprach.

Und so kochte die ganze Familie einen riesigen Topf Spaghetti. Ich machte Fleischbällchen mit frischem Knoblauch in Meeresfrüchtesauce. Dic Kinder halfen, knuspriges Knoblauchbrot zu backen. Wir waren alle bester Laune. Mir ging es körperlich viel besser. Als ob eine dunkle Wolke aus unserem Leben verschwunden wäre. Ich holte eine Flasche Chianti heraus, aber Charlie winkte ab. Er teilte mir höflich mit, dass ein Medizinmann in jenem heiligen Zustand, in den sich John für mich begeben hatte, nicht mit Alkohol in Berührung kommen dürfe. Charlie bestätigte meinen Eindruck, dass John tatsächlich in gewisser Weise seine eigene Seele in Gefahr gebracht hatte, um mir zu helfen. Er war bereit gewesen, für mich, seinen Patienten, ein Risiko einzugehen.

Dies ist es, was das Heilen grundlegend davon unterscheidet, als Mediziner zu «praktizieren». Heilen setzt voraus, dass Arzt und Patient ein Bündnis schließen und gemeinsam den kommenden Gefahren ins Gesicht blicken. Zwei Leben, die auf dem Spiel stehen! Medizin ist nicht als mechanische Transaktion gedacht. Sie ist eine spirituelle Suche, bei der der Arzt seine eigene Seele aufs Spiel setzt, zusammen mit der des Patienten.

Auch wenn es schon fast Mitternacht war, hatten wir alle einen Bärenhunger. Johns Lächeln war breit und wunderbar. Er richtete kein einziges Wort an mich, aber ich hatte den starken Eindruck, dass er ziemlich zufrieden mit mir war und wusste, was mir gerade durch den Kopf ging. Er wusste, dass wir, die wir Heiler werden wollen, nur auf einer schwierigen, persönlichen Reise zu den dazu notwendigen Einsichten gelangen können.

Als er aufstand, um sich zu verabschieden, gab ich ihm ein Päckchen mit altem Pfeifentabak, das ich noch im Haus gehabt hatte, dazu 50 Dollar und eine leuchtende neue Wolldecke als Dreingabe. Die Decke war als Weihnachtsgeschenk für meinen Bruder gedacht gewesen, aber sie kam mir plötzlich in den Sinn, und so ging ich an den Schlafzimmerschrank und holte sie heraus. John strich andächtig mit der Hand über den Stoff. Er lächelte, legte mir die Hand auf die Schulter und umarmte mich. Er berührte auch meine Kinder mit einer segnenden Geste am Kopf. Dann ging John. Ich habe ihn seither nicht mehr gesehen oder von ihm gehört. Charlie erwähnte ihn mit keinem Wort mehr. Ich war zu oft mit amerikanischen Ureinwohnern zusammen gewesen, um nicht zu wissen, dass ich nicht nach ihm fragen durfte. Wie hat es einer meiner Arztkollegen einmal ausgedrückt? «Indianer wissen Dinge, von denen wir Weiße keinen Schimmer haben.»

Alfreds Eltern ließen sich bald nach seinem Tod scheiden. Was die Familie zusammengehalten hatte, war nun nicht mehr da – eine häufige Erscheinung bei Familien, die mit einer Krebserkrankung ringen oder jemanden aus ihrer Mitte verlieren. Krebs befällt ganze Familien, selten nur ein einzelnes Familienmitglied. In einigen Fällen kann er Familien zusammenschweißen und ihr Zusammengehörigkeitsgefühl stärken. In anderen wiederum sind die Bande zu schwach, um die Krise zu überstehen.

Jedes Jahr, einen oder zwei Tage vor Alfreds Geburtstag, kommt an meine Adresse im Brain Research Laboratory eine Karte. Sie klemmt stets unter der Bronzeplakette an der Labortür. Niemand weiß, wie sie dorthin gelangt. Niemand sieht je den Absender kommen oder gehen. Dieser Gebäudetrakt unterliegt strengen Sicherheitsvorschriften, und es wäre normalerweise einiger Aufwand nötig, um ins Labor zu gelangen. Die Handschrift ist niemandem von Alfreds Verwandten zuzuordnen. Aber seit mehr als zehn Jahren ist die Karte immer rechtzeitig da. Darauf steht jedes Jahr dasselbe: «Alfred, du bist immer bei uns.»

Ich habe nach jenem Jahr mit Alfred nie wieder einen Urlaub

abgesagt. Ich bin vorsichtiger geworden und hänge nicht mehr auf Gedeih und Verderb mein Herz an einen Patienten. Aber gerade damit habe ich noch immer meine Probleme, denn mir ist sehr wohl bewusst, dass ein echter Heiler, ein wirkmächtiger Heiler stark und kundig genug sein muss, um auch sich selbst in Gefahr zu bringen und trotzdem sicherzustellen, dass dem Patienten und ihm nichts geschieht. Ein Heiler muss sich ganz hingeben, aber vollkommen unbeteiligt bleiben, so wie John in jener Nacht bei mir.

Ich bin mittlerweile demütiger. Mir ist klargeworden, dass meine Emotionen allein einen anderen Menschen nicht retten, ja dass sie unter bestimmten Umständen sogar ziemlich gefährlich werden können. Anfang des 20. Jahrhunderts verfolgte Walter B. Cannon, ein berühmter Physiologe aus Harvard, fasziniert, wie immer wieder junge Männer und Frauen offenbar infolge eines Fluchs, den man über sie gesprochen hatte, unerwartet verstarben. Die Verfluchten, so glaubte er, erlagen dem so genannten Voodoo-Tod, weil ihre Gefühle so mächtig waren, dass sie ihren Körper töten konnten. So gesehen ließ sich nach Cannons Auffassung der Voodoo-Tod dahingehend erklären, dass die betreffende Person aufgrund ihrer eigenen starken Überzeugungen gestorben war.

Es waren meine eigenen Schuldgefühle, Alfred verloren zu haben, mit denen der Schamane rang. Ich hatte so viel emotionale Energie in Alfred gesteckt, dass aus meinen eigenen Gefühlen ein enorm machtvoller bösartiger Geist entstehen konnte. Der Schamane besaß die Fähigkeit und Kraft, mir zur Konfrontation mit meinem Monster zu verhelfen. Er zeigte mir, dass der meisterliche Heiler zugleich beteiligt und völlig unbeteiligt ist und damit unfehlbar und objektiv tun kann, was zu tun ist.

Ich bin überzeugt, dass unsere Gefühle einen immensen Einfluss auf unsere Gesundheit haben. Ich glaube, dass negative

Gefühle – Zorn, Schuldgefühle, Hass, Groll, Reue, Neid – ziemlich gefährliche emotionale Energien sind, weil sie bei demjenigen, der sie hat, eine destruktive Wirkung entfalten können. Cannons Voodoo-Tod stand am Beginn einer neuen wissenschaftlichen Teildisziplin, die man heute Psychoneuroimmunologie nennt: Sie untersucht, wie Gefühle durch den Geist den Körper beeinflussen.

Der Geist ist das größte Geheimnis in der Medizin. Johns schamanische Gabe war das Wissen darum, dass man nicht heilen kann, wenn man nicht fühlt. Heilung kommt nicht vom Gehirn, sondern von der Seele. Man muss am richtigen Ort und mit der richtigen Einstellung nach Heilung suchen. Sonst kann es keine Heilung geben.

11 Die Hoffnung stirbt zuletzt

Das Leben ist der Roman Gottes. Lass ihn schreiben.

ISAAC BASHEVIS SINGER

Andrew Weil ist mein Freund. Sein Buch über Spontanheilungen und alternative Heilweisen hat ihn berühmt gemacht, und so ist es kein Wunder, dass ich ihn vor fast 15 Jahren als Heiler aufsuchte. Andy, Professor für Integrative Medizin an der Universität von Arizona und selbst Heiler, ist ein visionärer Geist in der modernen amerikanischen Medizin. Das *Newsweek*-Magazin setzte sein Gesicht aufs Cover und titelte darunter: «Wird dieser Mann die amerikanische Medizin revolutionieren?»

Für mich lautet die Antwort schlicht: Ja! Das hat er schon getan! Als noch niemand bereit war, eine Kombination der alternativen Medizin mit der allopathischen oder Schulmedizin in Betracht zu ziehen, prägte Andy den Begriff der «integrativen Medizin». Er glaubt, dass die eine medizinische Richtung nicht notwendigerweise die andere ausschließt. Medizinische Schulen können einander ergänzen. Die physische und die spirituelle Seite der Medizin müssen nicht als Antagonisten verstanden werden. Andy hat mir gezeigt, dass selbst ich als Arzt die Medizin sowohl als spirituelle wie auch als wissenschaftliche Suche begreifen kann.

Andy hat mir beigebracht, nicht davor zurückzuscheuen, «Hoffnung» zum integralen Bestandteil einer Therapie zu machen. Er erklärt, dass es so etwas wie eine «falsche Hoffnung» nicht gibt. Hoffnung ist einfach der Wunsch, sich zu behaupten, zu überleben und sich gegen übermächtige Widerstände durchzusetzen.

Ich habe oft mit angehört, wie Kollegen ihren Patienten eine neue Behandlungsart vorenthielten, weil sich das entsprechende Medikament erst im experimentellen Stadium befand und sie «dem Patienten keine falschen Hoffnungen machen» wollten. Andy hat mich gelehrt, derlei nicht unwidersprochen hinzunehmen – weder als Mensch noch als Arzt. Zu viele Ärzte klammern sich an einen sterilen wissenschaftlichen Nihilismus, der ihnen die Hoffnung verbietet. Als Ärzte und Chirurgen lernen wir, das Wunderbare und Magische *nicht* zu sehen. Wir lassen uns von einem Zynismus überwältigen, der die Hoffnung ausschließt – jene Hoffnung, die sich im Leben unserer Patienten, ja sogar in unserem eigenen Leben immer wieder zeigt. Ärzte werden dazu angehalten, sich auf das Offensichtliche zu konzentrieren, auf das Konkrete. Offenbarungen des Göttlichen und Heiligen gelten hingegen als ganz und gar suspekt.

Ich musste sehr viel über Hoffnung lernen. Es war kein Fach, das ich an der Universität oder in der Facharztausbildung hatte. Hoffnung ist nichts, das auf dem Lehrplan steht. Also lernte ich über sie auf dem steinigen Weg – indem ich sie zunächst zunichtemachte. Bis ich herausfand, dass Hoffnung für einen Chirurgen ein so elementares Instrument ist wie das Skalpell.

Die Hoffnung hat sich mir vor allem in zwei Situationen meines Lebens ganz deutlich offenbart. Beide Male ging es um Patienten, die Freunde waren. Einer war Truckfahrer und der andere ein berühmter medizinischer Forscher. Ich hätte mir keine zwei unterschiedlicheren Lehrer vorstellen können – sowohl vom Lebensweg als auch von der sozialen Schicht her. Mit ihnen teilte ich Erfahrungen, die wunderbar waren und mich demütig machten.

Donald erteilte mir die erste schreckliche Lektion in Sachen Hoffnung. Er war 23, als ich ihm begegnete, und der typische Kleinstadtheld. Quarterback an der Highschool. Er hatte weder die Noten noch den Hintergrund, um das College als Möglichkeit zu sehen. Stattdessen trat er in die Spedition seiner Eltern in Flagstaff, Arizona, ein. Lkws zu fahren gefiel ihm nicht besonders, aber sein alter Herr sah ihn gern am Steuer der großen Trucks. Und seine Mutter freute sich einfach darüber, dass sie mit ihrem Sohn über Funk plaudern konnte, wenn er unterwegs war. Sein Deckname war «Fliegenfischer».

Fliegenfischen war nämlich Donalds Leidenschaft. Sein Vater hatte es ihm beigebracht, doch er hatte ihn schnell überholt. Im Coconino National Forest, wo es in rauen Mengen Bäche und Flussläufe gibt, war er bald einer der Besten. Wenn man sich als Fischer im nördlichen Arizona einen Namen macht, ist man gleich im ganzen Staat – der zu großen Teilen aus Wüste besteht – berühmt.

Donald hatte stets sein Angelzeug im Lkw bei sich, sodass er jederzeit an seinen Reizfliegen basteln konnte, wenn er eine Pause einlegen wollte oder im Stau stand. Er band so viele Fliegen, dass er sie nicht alle selbst benutzen konnte. Zuerst verschenkte er sie nur an Einwohner des Veteranenheims bei Prescott. Bald begannen die Veteranen bei ihm Fliegen für Freunde und Verwandte zu bestellen, und schließlich wurde ein richtiger kleiner Nebenerwerb daraus. Es war ein großer Tag für Donald, als zwei der renommiertesten Firmen für Angelzubehör im Land seine Fliegen in ihren Katalog aufnahmen. Für die meisten Menschen war er nur Lkw-Fahrer. Aber für die Fliegenfischer dieser Welt wurde er der Meister von

Flagstaff, der diese unglaublichen, unvergleichlichen Fliegen band. Mit 23 war er bereits eine Legende. Es schmeichelte ihm ungemein, wenn man ihn in den einschlägigen Anglershops von Idaho oder Montana wie eine Berühmtheit auf der Durchreise begrüßte.

Eines Tages im Oktober 1994 wollte Donald seinem jüngsten Neffen im Oak Creek Canyon ein paar Kilometer von Sedona entfernt beibringen, wie man Purpurforellen fängt. Doch ihm fiel auf, dass er die Fliege nicht mit derselben Geschicklichkeit wie sonst auf der Wasseroberfläche platzieren konnte. Tatsächlich begann sein Neffe schon darüber zu spotten, wie viele seiner Fliegen in Bäumen und auf Felsen landeten. Als Donalds Mutter davon hörte, scherzte sie, dass ihr Sohn – bei den Preisen, zu denen er die Fliegen verkaufte – an diesem Nachmittag über 300 Dollar buchstäblich verschleudert habe. Bis zu diesem Tag hatte Donald über viele Jahre nicht eine Fliege verloren.

Donald beschlich der Verdacht, dass mit ihm etwas nicht stimmte. Er erzählte mir später, er habe sich die ganze Nacht schlaflos herumgewälzt. Am nächsten Morgen wachte er mit hämmernden Kopfschmerzen auf. Sie waren bald an der Tagesordnung. Oft gingen die Kopfschmerzen mit Übelkeit einher, die so heftig war, dass Donald lieber die Finger von den selbstgebackenen Keksen seiner Mutter ließ. Eine Woche nach dem verunglückten Angelausflug bemerkte er, dass das Sonnenlicht auf der Straße und die Spiegelungen auf der Windschutzscheibe ihn ernsthaft störten. Er hielt sogar in Las Vegas an und kaufte eine zweite Sonnenbrille, die er über der ersten trug, um die grellen Reflexionen weiter abzudämpfen. Er begann, rund um die Uhr Schmerzmittel zu nehmen. Zehn Tage später rammte er in Eugene, Ohio, einen stehenden Eisenbahnwaggon. Bis zu diesem Tag hatte er noch nie auch nur eine Schramme in seinen Lkw gefahren. Hier stimmte etwas absolut nicht mehr.

Donald rief auf dem Heimweg seinen Arzt an. Damals war Flagstaff eine Kleinstadt, in der man noch sofort einen Termin bei seinem Arzt bekam (der einen wahrscheinlich schon das ganze Leben lang kannte). Buck McComb hatte Donald schon nach diversen Footballverletzungen verarztet; darunter waren auch einige schwere Gehirnerschütterungen gewesen. Er wusste, dass Donald ein stoischer Kerl war – niemand, der sich ständig beklagte –, und so sagte er ihm, er solle sofort zu ihm in die Praxis kommen.

Er war keineswegs auf das vorbereitet, was ihn erwartete. Donald hatte seit zwei Wochen kaum Nahrung bei sich behalten. Er hatte fast zehn Kilo abgenommen. Die Kopfschmerzen ließen ihn nachts immer wieder aufschrecken, sodass er vollkommen übermüdet war. Wie er so dastand, mit großen, dunklen Augenringen und gestützt an die Wand, um nicht umzukippen, sah er aus, als komme er direkt von einem Riesenbesäufnis. Aber Dr. McComb wusste es besser: Donald rührte keinen Tropfen Alkohol an.

Dr. McComb fuhr Donald sofort in die Notaufnahme des örtlichen Krankenhauses und untersuchte ihn dort, während sie auf das CT warteten. Allein vom Augenschein her war klar, dass mit Donald ernsthaft etwas nicht stimmte. Außerdem war Donalds halbes Gesichtsfeld ausgefallen. Aus diesem Grund hatte er auch den Waggon gerammt. Er hatte ihn überhaupt nicht gesehen.

Nun mag sich mancher fragen: Wie kann man die Hälfte seines Sehvermögens verlieren und es nicht einmal merken? Das lässt sich so erklären: Während Sie diese Zeilen lesen, können Sie nichts sehen, was sich hinter Ihrem Kopf befindet. Nun strecken Sie Ihre Arme aus und schwingen sie von vorn nach hinten. Dabei erreichen Sie einen Punkt auf jeder Seite, ab dem Ihre Arme nicht mehr zu sehen sind. Sie befinden sich nun außerhalb Ihres Gesichtsfeldes.

Aber das Gehirn weiß sich recht elegant zu behelfen. Obwohl

wir jeweils nur einen kleinen Teil der Welt um uns herum sehen, ergänzen wir uns den Rest zu einem Ganzen. Fokussieren Sie zum Beispiel einen Punkt an der Wand vor Ihnen. Während Sie weiter direkt darauf blicken, werden Sie bemerken, dass Sie auch die Peripherie um den Punkt herum wahrnehmen. Sie haben das Gefühl, den ganzen Raum zu sehen. Aber Sie sehen eigentlich nur das, was sich innerhalb Ihres Gesichtsfeldes befindet. Es ist tatsächlich so: Jemand könnte – wenn das denn möglich wäre – heimlich, still und leise alles außerhalb Ihres Gesichtsfeldes «entfernen», und Sie würden trotzdem erstaunt feststellen, dass Sie etwa unter einem Baum oder auf einem Parkplatz stehen. Das Gehirn gaukelt uns vor, dass wir die Welt um uns herum wahrnehmen, während wir eigentlich jeweils nur einen kleinen Ausschnitt von ihr sehen.

Das Gehirn kompensiert Veränderungen so gut, dass wir uns dessen gar nicht bewusst sind. Ihr Gesichtsfeld schrumpft vielleicht allmählich, und Sie merken es eine ganze Zeit lang nicht. Das ist Donald passiert. Seine visuell wahrnehmbare Welt hatte um mehr als die Hälfte abgenommen. Darum war er einige Wochen zuvor so schlecht im Fliegenfischen gewesen.

Als Dr. McComb Donalds Computertomogramm in Händen hielt, ergaben alle Symptome einen Sinn. Er hatte einen Tumor im Hinterkopf – im Hinterhauptslappen, wo das Sehzentrum liegt. Der Tumor war so groß wie ein Pfirsich und übte einen beträchtlichen Druck auf das Gehirn aus. Dieser Druck war verantwortlich für die Kopfschmerzen, die Übelkeit und den Brechreiz. Die Photophobie (also die Lichtempfindlichkeit der Augen) deutete ebenfalls auf den zunehmenden Druck in Donalds Gehirn hin.

Dr. McComb war sofort klar, dass Donald ein lebensbedrohliches Problem hatte. Er wies die Familie an, Donald ins Auto zu packen und zum University Medical Center in Tucson zu fahren. Ich erhielt seinen Anruf und trug meinem Team auf, sich für Donalds Ankunft bereit zu machen.

Die Universität von Arizona ist gesegnet mit einer phantastischen telemedizinischen Abteilung (die Telemedizin ermöglicht es Ärzten und Patienten, sich auch aus der Ferne miteinander zu beraten). Ich war also in der Lage, über eine Videoschaltung mit Buck sprechen zu können. Ich sah mir bereits alle Befunde und die CT-Scans an, als Donalds Familie erst im Aufbruch war. Ich fragte Buck, ob er die Befunde mit der Familie besprochen habe. Er hatte ihnen nur gesagt, dass es nach einem Hirntumor aussah und die erforderliche Operation zu kompliziert für die örtlichen Kapazitäten in Flagstaff war. Sie wollten nach Tucson fahren. Sie wollten alles tun, was getan werden konnte.

«Wissen sie, dass der Tumor bösartig sein könnte?»

«Nein. So weit bin ich nicht ins Detail gegangen», antwortete er.

Gut. Das war also mein Job.

Donald kam etwa sechs Stunden später bei uns an. Ich traf die Familie, als sie gerade unsere hektische Notaufnahme betrat. Eine unserer Schwestern, Darlene, hatte schon alle Vorbereitungen für Donalds Aufnahme ins Krankenhaus getroffen. Seine Daten waren bereits im Computer. Er konnte geradewegs nach hinten in den Untersuchungsraum durchgehen, sich hinlegen und ein wenig ausruhen. Ich sah ihnen allen die Anspannung an.

In den über zwei Jahrzehnten, in denen ich Gehirntumoren operiert habe, hat mich immer wieder erstaunt, wie überdurchschnittlich viele nette, liebe Menschen von diesem tragischen Schicksalsschlag betroffen sind. Ich kann mich der Auffassung nicht anschließen, wonach Gott diese schreckliche Krankheit nur jenen auferlegt, die damit umgehen können. Aber ich habe mich gefragt, ob die Diagnose, an einem Hirntumor erkrankt zu sein, diese Patienten nicht auf irgendeine Weise erleuchtet. Die meisten von ihnen haben etwas an sich, das nicht von dieser Welt, das heilig zu sein scheint. Es ist, als hätte sich ihnen eine göttliche Präsenz auf eine greifbarere, sichtbarere Weise offenbart. So war es auch bei Donald. Er begann mir unverzüglich zu danken und machte sich Sorgen, dass er meine Zeit schon über Gebühr beansprucht haben könnte. Und es sah so aus, als liege ihm mehr daran, dass seine Eltern für die Nacht in der Nähe des Krankenhauses untergebracht wurden, als dass sich endlich jemand um seinen Hirntumor kümmerte.

«Mach dir keine Sorgen», beschwichtigte ihn sein Vater. «Deine Mom und ich übernachten im Wohnmobil auf dem Parkplatz draußen. So sind wir gleich da, wenn du uns brauchst.» Er sah mich fast verlegen an. «Du weißt schon, wenn die Ärzte Informationen brauchen oder so.» Er wollte seinem Sohn in diesem Augenblick einfach nur so nahe wie möglich sein.

In den nächsten 24 Stunden machten wir alle Tests, die zur Vorbereitung der Operation nötig waren. Am Tag darauf wurde Donald anästhesiert, und nach sechs Stunden OP war der Tumor entfernt. Der Patient erholte sich hervorragend von dem Eingriff und frühstückte am Morgen danach schon wieder. Zwei Tage später entließen wir ihn. Der Verlust des halben Gesichtsfeldes ließ sich jedoch nicht rückgängig machen. Der Tumor hatte den gesamten linken Bereich des Sehzentrums befallen, sodass wir diesen Teil des Gehirns zusammen mit den entarteten Zellen wegschneiden mussten. Aber mit dem Tumor verschwanden die Kopfschmerzen.

Es war vorgesehen, Donald in einer Woche die Fäden zu ziehen. In der Zwischenzeit wurden Gewebeproben des Tumors in unserem neuroonkologischen Labor untersucht. Dort wollten die Spezialisten unter Larry, dem Laborleiter, herausfinden, wie sich der Tumor verhielt. Was sie entdeckten, war allerdings erschreckend.

Die Zellen eines bösartigen Hirntumors besitzen die Fähigkeit, sich zu teilen, zu reproduzieren und das hirneigene Gewebe zu befallen. Der Gradmesser für die Aggressivität eines Tumors ist der mitotische oder Zellteilungsindex (MI). Dieser Index gibt Auskunft darüber, welche Zellen innerhalb eines Tumors sich im Moment teilen. Obwohl die meisten Krebsgeschwüre rasch wachsen, reproduziert sich jeweils nur ein sehr kleiner Teil ihrer Zellen gleichzeitig. Normalerweise sind selbst sehr aggressive Tumoren in dieser Hinsicht relativ ineffizient und haben einen MI von sieben bis 15 Prozent (wobei letzterer Wert als sehr hoch gilt).

Ich bekam einen Anruf von Larry.

«Erinnerst du dich noch an die Tumorproben, die du uns geschickt hast?», fragte er.

«Die von dem Jungen aus Flagstaff?»

«Ja, genau.»

«Was ist damit?»

«Du wirst es nicht glauben, aber das Ding hat einen MI von 92!»

«Das kann nicht sein. Niemand hat einen Tumor, der sich so schnell teilt. Mit euren Geräten ist wohl etwas nicht in Ordnung», gab ich zurück.

«Keineswegs. Ich habe das Verfahren viermal mit vier verschiedenen Proben und vier verschiedenen Laboranten wiederholt. Es sind wirklich 92 Prozent. Dieser Tumor wächst schneller als jeder andere, den ich in 20 Jahren Zellbiologie gesehen habe.»

Mein Gehirn arbeitete fieberhaft. Vielleicht konnte uns dieser mitotische Index einen Angriffspunkt liefern. «Ist das etwas, mit dem wir etwas anfangen können?», fragte ich. «Du weißt, was ich meine. Wenn er schon so schnell wächst und sich so viele Zellen gleichzeitig teilen – werden sie dann nicht auch besser auf Bestrahlung und Chemo ansprechen? Es sind schließlich nur acht Prozent ruhiggestellt.»

Eines habe ich über die Jahre gelernt: Jeder Tumor verhält sich anders. Auch wenn die Pathologen Tumoren unter demselben Namen zusammenfassen – etwa dem eines Glioblastoms –, ist das eben nur ein Name. So wie man hört, dass jemand Bill heißt. Aber was sagt das schon aus? Der Name ist nicht das, was er beschreibt. Donalds Tumor war ganz offensichtlich ein Glioblastom, doch es unterschied sich grundlegend von jedem anderen Tumor dieses Namens, den wir jemals zuvor im Labor untersucht hatten.

Jeder Tumor ist ein Experiment der Natur. Wir müssen dabei zusehen, wie das Experiment seinen Lauf nimmt. Wir können keine Vermutungen daraus ableiten, dass sich die letzten fünf Tumore dieses Typs so und so verhalten haben. Der neue folgt vielleicht seinen eigenen Regeln. Wir können die Variabilität nicht ignorieren, die von Natur aus allem innewohnt: Waren schon jemals zwei Eichen oder Schneeflocken identisch? Jeder Krebs ist ein einmaliger Vertreter seiner histologischen Klasse und hat seine ganz individuellen Eigenschaften und Empfindlichkeiten. Diese Individualität eines Tumors kann aber auch Anlass zur Hoffnung sein. Wir können seine Schwächen nutzen und sollten uns nicht auf einen resignativen Zynismus zurückziehen, der sagt: Keiner dieser Tumoren hat gute Prognosen, warum sollten wir uns also noch mit ihnen befassen? Was, wenn schon der nächste Tumor das Geheimnis, den Schlüssel zu einer Entdeckung bereithält, die uns einen neuen, wirkungsvollen Therapieansatz eröffnet? Wir würden es nicht einmal erfahren, wenn wir nicht weiterhin jedem Krebsgeschwür mit Hoffnung und einem großen Respekt vor der Verschiedenartigkeit der Tumorbiologie begegnen würden.

Als Donald kam, um sich die Fäden ziehen zu lassen, teilte ich ihm mit, was Larry über seinen Tumor herausgefunden hatte. Er fragte mich verständlicherweise, ob das eine gute oder eine schlechte Nachricht sei. Ich gab ehrlich zu, dass ich es nicht wüsste. Einerseits war ein Tumor, der eine derartig alarmierende Zellteilungsrate besaß, furchtbar. Andererseits bot er uns damit auch eine Angriffsfläche. Diese Zellen sprachen vielleicht in hohem Maße auf Bestrahlung und Chemotherapie an. Diese beiden Behandlungsmethoden werden gezielt in jenen anfälligen Phasen angewandt, in denen die Zellen sich teilen und ihre DNA reproduzieren, also den genetischen Code in ihren Chromosomen.

Ein breites Grinsen zeigte sich in Donalds Gesicht. «Junge, das gefällt mir! Schnappen wir uns diese Zellen! Machen wir sie kalt!» Wie zur Bekräftigung boxte er sich mit der Faust in die Hand. «Wann fangen wir an?», fragte er.

«Nächste Woche», antwortete ich.

«Vergeht bis dahin nicht zu viel Zeit, in der wir untätig bleiben?»

Darüber hatte ich noch gar nicht nachgedacht. Eine Woche hin oder her spielt keine große Rolle, wenn man es mit einem durchschnittlichen Zellteilungsindex von vier oder acht Prozent zu tun hat. Aber Donalds Tumor hatte ja einen MI von 92!

«Da könnten Sie recht haben. Wir sollten diesen Tumor nicht warten lassen. Normalerweise würden wir Ihnen noch eine Woche Zeit geben, um die Operation zu verkraften und die Wunde heilen zu lassen. Aber die Narbe sieht gut aus.»

«Ich bin stark wie ein Bulle, Doc. Sie werden schon sehen.»

Es folgten sechs Wochen, in denen wir Donald nonstop jeden Tag bestrahlten. Ich sah, wie ihm die Haare ausfielen. Ich sah, wie er immer matter wurde. Die Ringe unter seinen Augen. Doch nicht ein einziges Mal beklagte er sich oder verlor seinen Enthusiasmus.

Sobald die Bestrahlungen beendet waren, begannen wir mit einer aggressiven Chemotherapie, die ihm intravenös verabreicht wurde und weitere sechs Wochen dauerte. Es war ein Marathon. Wäre Donald nicht so jung und stark gewesen, er hätte all das nicht überstanden. Aber er meisterte es mit Bravour, und der Tumor sprach tatsächlich auf die Behandlung an. Ganz offensichtlich machte die hohe Zellteilungsrate den Tumor empfänglich für unsere Therapiemaßnahmen, besonders da sie so dicht aufeinanderfolgten. Ich stellte mir die Zellen von Donalds Tumor als Soldaten vor, die zu Tausenden von unserem wütenden Trommelfeuer niedergemäht wurden, dem wiederum der Angriff der chemotherapeutischen Kavallerie folgte. Ich sah sie unter den Salven fallen, Reihe um Reihe. Unter dem anhaltenden Bombardement schrumpfte die Armee der Soldaten weiter und weiter.

Donalds erstes CT nach Beendigung des dreimonatigen Blitzkriegs sah tadellos aus. Dort, wo wir den Tumor entfernt hatten, war deutlich eine Kavität zu sehen, ein Hohlraum. Die Ränder waren glatt, es gab keine Kontrastmittelanreicherungen. Ein sehr gutes Zeichen. Die neurologischen Befunde hatten sich nicht verändert, und Donalds Haar begann nachzuwachsen – wenn auch dünner und flaumiger.

Ich traf mich mit Donald und seiner Familie in unserer Ambulanz, um einen neuen Schlachtplan festzulegen. Ich erklärte ihnen, dass ein Glioblastom fast nie heilbar ist. Eine skandinavische Studie war der Frage nachgegangen, wie hoch die langfristige Überlebensrate ist. Schweden hat ein hervorragendes Gesundheitssystem: Jeder Patient, bei dem ein Glioblastom diagnostiziert wird, wird in einer nationalen Datenbank registriert. So kann die Regierung jeden Patienten von der Diagnose bis zum Tod im Auge behalten. Auf diese Art und Weise wurde untersucht, wie viele von 5000 Patienten fünf Jahre nach der Diagnosestellung noch immer am Leben waren. Die Zahlen waren trostlos: Nur fünf von diesen 5000 hatten fünf Jahre oder länger überlebt. Die Chancen darauf standen also eins zu 1000!

Ich teile meinen Patienten dies meist zu einem passenden Zeitpunkt mit, aber mit zwei Einschränkungen. Zum einen wurde die schwedische Studie durchgeführt, bevor wirklich aggressive multimodale Therapien zur Verfügung standen. Wir können noch immer nicht abschätzen, welchen Einfluss diese Therapien auf die Überlebensrate haben. Zum anderen sind allein sechs meiner Patienten über fünf Jahre nach der Diagnose noch am Leben und fühlen sich gut. Es gibt also auch ganz klare Ausnahmen von der Statistik.

Aber unter dem Strich sind Glioblastome für gewöhnlich unheilbar. Man kommt nie an einen Punkt, an dem man mit der Behandlung aufhören kann. Wir wussten – und ich sorgte dafür, dass Donald mit uns auf einer Linie war –, dass unsere einzige Möglichkeit, diesen Tumor in seine Schranken zu weisen, darin bestand, ihn weiter zu beschießen. Darum unterzogen wir Donald erneut drei Chemotherapien. Die Ränder der Kavität, an der der Tumor gesessen hatte, bestrahlten wir, da dort die Wahrscheinlichkeit für das Wachstum weiterer entarteter Zellen am größten ist. Bei jedem Schlag, zu dem wir ausholten, schien eine Erschütterung durch Donalds Körper zu gehen: eine Senkung von Zellen, der Anflug einer Lungenentzündung, ein Blutgerinnsel im linken Bein. Und stets kam er als der alte, lächelnde, optimistische Donald wieder auf die Füße.

Etwa ein Jahr nach Beginn der Odyssee fragte Donald, ob er unter vier Augen mit mir sprechen könne. Ich habe die Erfahrung gemacht, dass es normalerweise um etwas Wichtiges geht, wenn mich ein Patient oder Angehöriger beiseitenimmt. Donald schloss die Tür, lehnte sich verschwörerisch zu mir und flüsterte: «Doc, es ist wegen des Tumors. Ich weiß, was Sie gesagt haben. Ich weiß, dass wir dieses Ding vielleicht nicht kleinkriegen, dass es vielleicht nachwächst und nichts dagegen ankommt. Ich denke mir, dass dieser Tumor einfach wie ein wildes Tier ist, das ständig gejagt wird. Es wird immer schlauer. Jedes Mal, wenn man darauf schießt, wird es noch gerissener, bis man es einfach nicht mehr erwischt.»

Das, was Donald sagte, stimmte wirklich. Tumorzellen mutieren in der Tat, und zwar dergestalt, dass sie immer widerstandsfähiger gegen Bestrahlungen, Chemotherapie und sogar Operationen werden. Daher nickte ich, um zu signalisieren, dass ich der gleichen Meinung wie Donald war.

Er fuhr fort: «Ich schätze, dass der Tumor mich irgendwann von den Füßen holen könnte. Vielleicht bin ich dann so schwach, dass ich nicht mehr gehen kann. Oder ich drehe durch und werde bekloppt.»

Tränen stiegen ihm in die Augen. «Ich … ich will nur nicht, dass meine Mom mich dann so sieht. Ich will nicht, dass sie mich in dieser Verfassung pflegt. Wenn es also mit mir bergab geht, müssen Sie mir sagen, dass es Zeit ist, zum Fischen zu gehen – wenn Sie verstehen, was ich meine. Das ist wirklich wichtig für mich. Sagen Sie mir nur, dass ich zum Fischen gehen soll. Haben Sie verstanden?»

Er sah mir direkt in die Augen. «Versprechen Sie's, Doc. Versprechen Sie, dass Sie es mir sagen, wenn es Zeit wird, es zu lassen und zum Fischen zu gehen. Okay?»

«Ich verspreche es. Ich gebe Ihnen mein Wort, dass ich es Ihnen sage, wenn … wenn es so weit ist», sagte ich.

«Gut! Aber zur Hölle, ich gebe noch nicht auf. Sie kennen mich besser, oder?», erwiderte Donald.

Seine Miene hellte sich wieder auf. Er lächelte. Es kam Leben in sein Gesicht zurück. Seine Augen wurden klar und hell. Er und ich würden kein Wort mehr über dieses Gespräch verlieren. Wir würden es stets im Hinterkopf haben. Und ich wusste, dass ich Wort halten würde.

Im zweiten Jahr schien Donalds Tumor nicht aktiv zu sein, so als würde er sich zurückziehen. Wir hatten Donald mit Chemotherapien regelrecht plattgemacht. Aber ein Champion wie er ließ sich nicht unterkriegen. Er erholte sich und war wieder stark genug, um zum Fischen und sogar auf die Hirschjagd zu gehen. Er brachte mir immer ein Souvenir mit – eine Forelle oder ein Stück Elchfleisch oder einen riesigen Kiefernzapfen. Einmal schenkte er mir die Abwurfstange eines Maultierhirsches. In einer Ecke meines Büros stand ein Regal, auf dem ich all diese Andenken sammelte. Jedes einzelne davon erinnerte mich an Donalds ungebrochene Entschlossenheit, am Leben zu bleiben.

Im dritten Jahr kehrte der Tumor jedoch zurück. Und er holte zum Vergeltungsschlag aus. Er war wie ein Tier, das verwundet worden war und sich wieder aufgerappelt hatte. Und nun stellte es Donald nach. Rasend vor Zorn machte es jetzt Jagd auf ihn. Ein Routine-Scan zeigte, dass der Tumor rasch wuchs. Er saß nicht nur in der Kavität der alten Resektion, sondern schritt zügig in Richtung der weißen Substanz fort, um neue Teile des Gehirns zu befallen. Und er war bereits in die Seitenventrikel eingedrungen.

Ventrikel sind Räume innerhalb des Gehirns, die mit einer klaren, wässrigen Flüssigkeit gefüllt sind, dem Hirnwasser oder Liquor. Der Liquor bespült das gesamte Gehirn sowie den Zentralkanal des Rückenmarks und zirkuliert permanent. Wenn ein Glioblastom ein Ventrikel befällt, können Tumorzellen auch in den Liquor gelangen und sich so Zugang zu praktisch allen Gehirnarealen sowie dem Rückenmark verschaffen. Ich konnte bereits einige Knötchen erkennen, die wie winzige Perlen an verschiedenen Stellen des

Liquors saßen. Wie Donald vorausgesehen hatte, war sein Tumor sehr schlau geworden. Er streute im ganzen Gehirn, auch in Bereichen, die nicht bestrahlt werden konnten oder nicht gut auf Chemotherapie ansprachen.

Ich besprach die Scans mit Donald und seinen Eltern. Wir würden einen neuen Therapieangriff starten müssen. Wir beschlossen ebenfalls, so viel wie möglich von dem Muttergeschwür zu resezieren, da es sonst weiter gestreut hätte. Ich musste also erneut Donalds Gehirn aufschneiden und operativ den Tumor attackieren. Diesmal war es nur schwieriger wegen des Narbengewebes von der ersten OP. Auch versorgte sich der Tumor intensiv mit Blut, indem er Blutgefäße anzapfte, die zu noch gesundem Hirngewebe gehörten. Es war der niederschmetternde Anblick eines histologisch skrupellosen Tumors. Donald hingegen schien neue Kraftreserven zu entwickeln. Sein Durchhaltevermögen war ehrfurchtgebietend. Nach der Operation stürzte er sich voll konzentriert in die nächste aufreibende Chemotherapie.

Innerhalb von drei Monaten waren die Metastasen so weit gediehen, dass sie den Durchfluss des Liquors durch die Ventrikel behinderten. In den frühen Morgenstunden des Samstags nach Thanksgiving wurde Donald von seinen Eltern in die Notaufnahme gebracht. Sie hatten ihn bewusstlos im Bett aufgefunden. Ich raste ins Krankenhaus, während dort schon ein Notfall-CT gemacht wurde. Es zeigte, dass während der Nacht ein Ventrikel vollkommen verstopft und auf die dreifache Größe angeschwollen war. Es übte so großen Druck auf Donalds Hirnstamm aus, dass er ins Koma gefallen war.

Ich sah ihn an und musste daran denken, wie viel er schon durchgemacht hatte. Ein Gedanke drängte sich mir auf: War es wirklich so schrecklich, ihn einfach gehen zu lassen, sodass er für immer schlafen konnte? Mein nächster Gedanke war: Wer war ich, dass ich diese Entscheidung für einen anderen Menschen fällen wollte? Wer war ich, dass ich dachte, das Leben sei für jemand anderen zu schwer oder eine Quälerei? Es war nicht an mir, diese Entscheidung zu treffen, und außerdem hatte ich Donald mein Wort gegeben – auch wenn es schwierig war, es nun zu halten.

Ich besprach mich mit Donalds Eltern. Seine Mutter weinte so sehr, dass ich nicht einmal die Hälfte von dem verstand, was sie sagte. Aber ich verstand, dass sie mich anflehte, mich anbettelte, etwas zu tun, irgendetwas, um ihren Jungen zu retten. Sein Vater nickte traurig dazu, und wir kamen überein, Donald ein weiteres Mal zu operieren, um die Stauung in seinem Gehirn zu beseitigen.

Die Operation dauerte eineinhalb Stunden. Ich setzte ihm einen ventrikulo-peritonealen Shunt ein: eine Art Bypass, der die verstopfte Stelle überbrückt und die Liquorflüssigkeit in die Bauchhöhle ableitet, wo sie vom Bauchfell resorbiert werden kann. Nach der Operation wachte Donald völlig klar auf. Er war wieder bei uns und strahlte wie ein frischgeprägter Penny.

Da der Tumor weiterwucherte, griffen wir zu experimentelleren Chemotherapien. Die Welt der Hirntumore ist sehr klein, auch auf globalem Niveau. Alle großen Forschungsgruppen weltweit stehen über das Internet in ständigem Kontakt miteinander und halten sich über den aktuellsten Forschungsstand und die neuesten Chemotherapien auf dem Laufenden. Wir waren gut informiert, und für eine Weile schien Donald ohnehin auf einen neuen, experimentellen Wirkstoff anzusprechen.

In den folgenden drei Monaten kam er wieder zu Kräften. Der Shunt verhinderte weitere lebensbedrohliche Situationen. Doch im Frühling – genauer gesagt am ersten April – versagte der Shunt. Donald fiel erneut ins Koma und wurde wieder ins Krankenhaus gefahren. Unser Operationsteam stand schon bereit. Ich warf einen kurzen Blick auf das CT, um mir bestätigen zu lassen, dass der Shunt verstopft war, und wir erneuerten ihn operativ. Er war vollkommen blockiert – selbst im Shunt wucherten Krebszellen!

Am Tag nach dem Eingriff aß Donald schon wieder und bat darum, nach Hause gehen zu dürfen. Ich wusste, dass wir ihn am kommenden Tag entlassen konnten. Und ich wusste, dass ich nun mein Wort halten musste: Es war Zeit, zum Fischen zu gehen.

Ich wartete, bis die Ärzte und Schwestern ihren morgendlichen Rundgang und den Papierkram beendet hatten. Donald saß im Bett, in Jogginghose und T-Shirt, und war reisefertig. Ein voluminöser Verband bedeckte seine Operationswunde am Kopf. Er sah wie ein Flaschengeist mit Turban aus.

Ich steckte den Kopf durch den Vorhang, der sein Bett abtrennte. «Hey, Donald. Kann ich Sie einen Augenblick sprechen?»

«Klar. Was ist los?»

Ich erklärte ihm, dass es nur eine Frage der Zeit sei – vielleicht von Wochen, vielleicht auch nur Tagen –, dass der Shunt wieder verstopfen würde und wir wieder von vorn würden anfangen müssen. Ich sagte, dass der Tumor nun rasch im gesamten Liquor streute.

Er starrte mich mit leerem Blick an. Zuerst dachte ich, dass er resignierte. Aber dann dämmerte es mir: Er begriff nicht, dass es vorbei war! Er wusste nicht, dass er sterben würde. Ich setzte mich ans Fußende seines Bettes. «Donald, wissen Sie noch, dass Sie mich gebeten haben, es Ihnen zu sagen, wenn es Zeit wäre, zum Fischen zu gehen?», fragte ich ihn.

Er nickte und sah auf seine Füße.

«Es ist nun Zeit. Jetzt, Donald.» Meine Stimme klang fast hart.

Er blickte nicht auf. Er saß einfach nur da, mit gesenktem Kopf. Ich sah die Tränen auf seinen Schoß tropfen. Ich blieb eine ganze Weile bei ihm. Ich wusste, dass die Botschaft angekommen war.

Nach einigen Minuten des Schweigens fragte ich ihn: «Kann ich irgendetwas für Sie tun, Kumpel?» Mein jovialer Ton war völlig unpassend, aber ich kam mir so hilflos vor.

Donald schüttelte nur den Kopf. Ich ging leise aus dem Zimmer.

Bei seiner Entlassung ein paar Stunden später war er ein vollkommen vernichteter Mann. Seine Augen hatten ihre Strahlkraft verloren. Die Energie, die ihn – uns alle – durch alle Torturen hindurch getragen hatte, war fort.

Ich setzte einen Termin eine Woche später an, um zu kontrollieren, ob der Shunt funktionierte. Ich ging mit Donald die üblichen Entlassungsformalitäten und Instruktionen für die Wundpflege durch, aber er hörte gar nicht zu. Ich beschloss, seiner Mutter noch einmal alles zu wiederholen, da vier Ohren mehr hören als zwei. Donald umarmte ernst jede einzelne Schwester und jeden einzelnen Arzt. Am Ende umarmte er auch mich und drückte mir eine schöne rotgrüne, strubbelige, handgefertigte Reizfliege mit Haken in die Hand: «Die brauchen Sie in dieser Jahreszeit für die Forellenjagd. Dann kommen sie sofort an die Oberfläche und beißen fest … und schnell. Sie sind jetzt sehr hungrig.» Er lächelte.

Rückblickend betrachtet hätte ich verstehen müssen, was er wirklich meinte.

Am nächsten Morgen rief mich Donalds Mutter an. Sie schluchzte. Donald war in der Nacht gestorben. Er war fort.

Ich bin überzeugt, dass Donald in dieser Nacht starb, weil ihm die Hoffnung, die ihm Kraft gegeben hatte, genommen worden war. Als ich sagte, dass es Zeit sei, zum Fischen zu gehen, hatte ich den dünnen Faden Hoffnung durchtrennt, der ihn am Leben erhalten hatte. Er starb nicht unmittelbar an seinem Tumor. Er starb an der Verzweiflung. Er starb daran, dass ich unabsichtlich verkannte, was ihn wirklich am Leben erhielt. In gewisser Weise hatte ich auf meine Art seinen Voodoo-Tod herbeigeführt. Ich lernte immer noch. Auf die harte Tour.

12 Singing in the Brain

> Ich weiß, welches die größte Heilung ist: uns aufzugeben, uns auszuliefern, zu kapitulieren, sodass unser kleines Herz im Einklang mit dem großen Herz der Welt schlagen kann.
>
> HENRY MILLER

In meiner zweiten Geschichte über Hoffnung geht es ebenfalls um einen Hirntumor. Den Hirntumor eines meiner eigenen Kollegen. Mit ihm ist mein größtes publik gewordenes Versagen als Neurochirurg verknüpft.

Sidney «Sy» Sonnenberg war einer der herausragenden Alzheimer-Spezialisten des Landes. Er war an der Entdeckung von «verknäuelten» Proteinen beteiligt, so genannten neurofibrillären Bündeln (oder Alzheimer-Fibrillen). Die Menge dieser Bündel schien in engem Zusammenhang mit dem Ausmaß und Ausbruch der Alzheimer-Krankheit zu stehen. Seine Idee war ebenso simpel wie brillant: Wenn die Gehirnzellen des Patienten durch dieses schädliche Eiweiß verklumpten, waren weitreichende kognitive Störungen und Demenz die Folge. Seine Theorien ebneten vor 20 Jahren ersten Therapien zur Vorbeugung oder gar Heilung der Alzheimer-Krankheit den Weg.

Sy war gebeten worden, eine große Alzheimer-Konferenz zu führen, und befand sich auf dem Weg nach Auckland in Neuseeland. Als er in der Business Class vor seinem Cocktail saß, wandte er sich seiner Frau Joanne plötzlich mit konsterniertem Gesichtsausdruck zu. Sie fragte ihn, was denn los sei. Aber er antwortete nicht. Er starrte sie nur an, als sei er verwirrt und nicht ganz bei sich.

«Joanne, ich habe vergessen, wie man nach Erdnüssen fragt.» Er wirkte verblüfft.

«Willst du denn Erdnüsse?», fragte sie irritiert. «Ich hole dir welche.»

«Nein», sagte Sy leise. «Ich habe nur vergessen, wie man danach fragt. Ich habe die Worte nicht gefunden. Sie wollten nicht kommen.»

Plötzlich begann Joanne, sich Sorgen zu machen. Sy beruhigte sie. Was auch immer es gewesen war, es war so plötzlich verschwunden, wie es aufgetaucht war. Aber im Stillen fragte er sich, ob er vielleicht gerade eine transitorische ischämische Attacke (TIA) erlitten hatte, eine Art Minischlaganfall, der von einem kleinen Blutgerinnsel ausgelöst wird. Natürlich verlor er zu Joanne kein Wort darüber. Aber er nahm zwei Aspirin – nur für den Fall des Falles. Und das tat er auch in den nächsten Tagen, in der Hoffnung, so einen etwaigen, sich ankündigenden Schlaganfall abwenden zu können.

Es gab keine weiteren Zwischenfälle – soweit feststellbar – bis zum letzten Tag der Konferenz, an dem ihm der Larson Award für seine bahnbrechenden Verdienste um die pathologische Diagnose der Alzheimer-Krankheit verliehen wurde. Er hielt seine Preisrede. Eine Stunde lang lauschte das Publikum gebannt seinen brillanten Ausführungen über die kortikale Demenz. Während der Rede hatte Sy mehrmals anfallsartige Wortfindungsstörungen, die jeweils nur einen Sekundenbruchteil dauerten und für andere lediglich als Pause oder Atemzug wahrnehmbar waren. Niemand bemerkte etwas. Außer Sy. Er kannte die Wahrheit. Mindestens drei Mal während der Rede hatte sein Gehirn krampfhaft nach dem richtigen Wort gesucht. Sy wusste, dass mit seinem Gehirn etwas ganz und gar nicht in Ordnung war.

Er verließ unter tosendem Applaus und stehenden Ovationen das Podium und eilte zu Joanne.

«Es ist wieder passiert», flüsterte er ihr zu.

«Was?»

«Die Worte. Sie wollten wieder nicht kommen.»

«Du meinst: in deiner Rede? Ich habe zugehört. Du hast dich kein einziges Mal verhaspelt oder gestottert.»

«Nein, das konnte man auch nicht merken. Aber ich habe es gemerkt. Ich will nach Hause.»

24 Stunden später sahen Sy, Joanne und ich uns seine MRT-Aufnahmen an. Es waren keine Hinweise auf einen Schlaganfall zu entdecken, und auch die Arterien in seinem Hals und Schädel zeigten keine signifikanten Anomalien. Aber da war etwas anderes. Etwas, das schlimmer war als eine TIA. Im MRT war ein großer Tumor an der Verbindung zwischen Schläfen- und Scheitellappen zu sehen – in der Nähe des Sprachzentrums. Ein Blick, und Sy wusste Bescheid. Ein Blick in mein Gesicht, und auch Joanne wusste Bescheid. Es war ein Glioblastom.

Sy zu behandeln war für mich schwieriger, als jeden anderen Patienten zu betreuen. Er wusste mehr über kognitive Funktionsstörungen und das Gehirn im Allgemeinen als ich – mehr als fast jeder andere. Er kannte das aggressive Verhalten von Glioblastomen. Bevor ich es aussprechen konnte, wusste er, dass die Prognosen vernichtend waren. Und er wusste, dass er einen Chirurgen brauchen würde, der ihn operierte.

«Was hast du vor, Sy? Möchtest du, dass ich Bobby Winston in San Francisco anrufe?»

Bobby war zu jener Zeit der wahrscheinlich bekannteste Gliom-Chirurg der Vereinigten Staaten. «Wenn du willst, dass er dich operiert, telefoniere ich mit ihm. Du kannst morgen bei ihm in San Francisco sein.»

«Nein, du machst es», sagte Sy.

«Bist du sicher? Ich habe kein Problem damit, dich zu ihm zu schicken.»

«Ich bin mir sicher. Ich will, dass du es machst.» Er lachte schnaubend. «Du musst nicht besonders kreativ sein. Nimm nur hier und da ein bisschen mehr weg.» Dann wurde er ernst. «Joanne und ich haben uns entschlossen. Du operierst mich morgen.»

Es klang fast wie ein Befehl. Ich reservierte den Operationssaal für den nächsten Morgen und verbrachte den größten Teil des Abends damit, die Operation am Computer zu simulieren. Der Tumor schien geradewegs bis zum Sprachzentrum zu reichen, wenn er es nicht sogar schon befallen hatte. Wundersamerweise hatte Sy keine gravierenderen sprachlichen Probleme. Genau das war es, was mir Sorgen bereitete.

Der Tumor war so weit vorgedrungen, ohne großen Schaden anzurichten. Aus Sys Perspektive war das großartig. Aber mir machte es paradoxerweise Angst. Denn ich konnte durch die OP auch alles schlimmer machen. Es bestand die Gefahr, dass ich bei der Entfernung des Tumors Sys Fähigkeit zu sprechen zerstörte. Kurz gesagt: Ich wünschte mir perverserweise, der Tumor hätte mehr Schaden angerichtet, damit die Operationsrisiken nicht so hoch wären.

Ich ging die Scans nochmals durch. Das betroffene Areal ist besonders heikel, vor allem auf der linken Seite. Ich betrachtete wieder die Computerdarstellung des Tumors. Sie mutete fast surreal an. Das Programm bildete Tumoren in einem fluoreszierenden

Hellgrün ab, das zwischen Grün und Gelb changiert. Das hat den Zweck, dass sich rote Arterien und blaue Venen deutlich gegen den Tumor abheben. Mit Hilfe der Maus konnte ich den Tumor wie einen Planeten im Orbit drehen. Ich konnte ihn mir von unten ansehen, dann von oben und nach allen Seiten drehen. Ich muss das Bild von Sys Tumor aus wohl hundert verschiedenen Perspektiven betrachtet haben.

Drei Dinge hasste ich abgrundtief an diesem Tumor. Erstens war er nicht scharf abgegrenzt und von einem diffusen grünen Nebel umgeben, was bedeutete, dass er undefiniert in die gesunden, normal funktionierenden Hirnstrukturen auslief. Dies war ein Tumor, der mit mikroskopisch kleinen Tentakeln nach dem umliegenden Gewebe griff.

Zweitens saß eine Ansammlung von Blutgefäßen in unmittelbarer Nähe seiner untersten Begrenzung. Es war ein Knoten aus zwei kleineren roten Fäden, die mit der Schlinge einer größeren blauen Vene verknäuelt waren. Ich sah, dass vor allem dieses Gewirr den Tumor mit Blut versorgte. Was noch schlimmer war: Das grüne Gebilde des Tumors schien die roten und blauen Linien zu verschlucken. Sie verschwanden einfach in ihm, ohne dass man sagen konnte, wie sie weiter verliefen. Jenseits des Tumors, seitlich, erkannte ich eine einzelne rote Ader. Versorgte sie als zweite Quelle den Tumor mit Blut? Oder war sie eine der Arterien, die unten in ihn eingedrungen waren? In letzterem Fall wäre sie nun an dieser Stelle wieder ausgetreten, um auch gesunde Teile des Gehirns zu versorgen.

Das Übelste an diesem Tumor aber war, dass er beschlossen hatte, in Sy Sonnenberg zu wuchern. Als ich gegen Mitternacht ins Bett sank, galt mein letzter Gedanke ihm. Wie ging es Sy mit dem Wissen, dass ich morgen seine Schädeldecke öffnen würde?

Er wusste ebenso gut wie ich, dass es in der Neurochirurgie keine Garantien gibt.

Vor jeder größeren Operation zelebriere ich ein Ritual. Ich stehe früh auf. Es ist fast immer noch dunkel, unabhängig von der Jahreszeit. Ich stelle mich unter die heiße Dusche und lasse das Wasser ein paar Minuten über meinen Körper laufen. Ich wasche mein Haar, den Körper, das Gesicht und zuletzt die Hände. Dann bleibe ich unter der Dusche stehen und gehe in Gedanken die gesamte OP durch, so als stünde ich bereits im Operationssaal. Ich stelle mir vor, wie mein Blick über den OP-Tisch wandert. Ich prüfe nach, ob das Besteck am richtigen Platz liegt. Ich sehe am Mikroskop und am Netzschaltfeld nach, ob alles funktioniert.

Mein OP-Team steht bereit, über Computermonitore gebeugt. Dann betrachte ich mich, immer steril, mit Handschuhen, Mund- und Haarschutz und im Kittel. Ich beobachte mich bei der Operation: vom ersten Einschnitt bis zum letzten Stich der Naht. Während ich unter der Dusche stehe, läuft die OP wie ein Film hinter meinen geschlossenen Lidern ab. Ich begleite mich bei der gesamten Operation, die vor meinem geistigen Auge in gefühlter Echtzeit abläuft – so als würde alles in derselben Geschwindigkeit geschehen wie später tatsächlich im Operationssaal. Aber wenn ich dann einen Blick auf die Badezimmeruhr werfe, hat das Ganze normalerweise nur fünf Minuten gedauert, egal, wie komplex die Operation ist.

Dieses Morgenritual ist für mich das, was die Vorflugkontrolle für einen Piloten ist. Ich habe herausgefunden, dass das «innere Auge» meiner rechten Gehirnhälfte potenzielle Probleme erkennen kann, die meine analytische linke Gehirnhälfte übersieht. Ich vergegenwärtige mir den gesamten Eingriff und habe am Ende ein klares Endergebnis im Kopf. Bisher hat mich diese mentale Visualisierung kaum im Stich gelassen. Anfangs fiel es mir schwer, meiner inneren Stimme zu lauschen, ihr zu vertrauen und ihr die Führung zu überlassen. Aber der visuelle Prozess hat immer funktioniert. Ich stelle mir vorab die Operation bildlich vor. Diese Vorstellung zapfe ich an, und dann sagt sie mir, was ich zu tun habe.

Über die Jahre musste ich eine Menge von dem, was mir in der Facharztausbildung beigebracht wurde, wieder verlernen. Man sagte mir, dass zwanghaft genaues Arbeiten und eine konstante Aufmerksamkeit erforderlich seien, um Probleme zu vermeiden. Als ich älter wurde, begann ich jedoch zu begreifen, welche Rolle das Glück spielt. Wenn ein chirurgischer Eingriff glückt, sind es nicht nur unsere Hände, die dabei die Fäden ziehen. Für den Erfolg sind auch der Patient, der Anästhesist, das OP-Team sowie eine gesunde Portion göttlicher Intervention nötig. Unter Chirurgen wünscht man sich «lieber Glück als Verstand». Mein Morgenritual unter der Dusche ist meine Art, Kontakt zu jener unsichtbaren Seite der Chirurgie herzustellen, zu der man sich mehr durch Intuition, durch den Bauch als durch den Verstand Zugang verschafft. Man kann sich durchaus mit einer göttlichen Kraft verbinden – aber nur, wenn man den eigenen Verstand zum Schweigen bringt. Ich zum Beispiel kann ihn unter der Dusche leise stellen und lauschen. Und um Glück bitten.

In Sys Fall verlief das Duschritual beunruhigend. Ich konnte mich nicht konzentrieren. Das Wasser war zu heiß, dann zu kalt, zu heftig, und schließlich lief es mir in die Augen. Ich kam einfach nicht zur Ruhe. Endlich schaffte ich es, mir den Tumor bildlich vorzustellen. Doch er hörte nicht auf, sich mir zu entziehen. Ich arbeitete in der richtigen Entfernung und mit der richtigen Brennweite unter dem Mikroskop, als er mir immer wieder entwischte und förmlich ins Gesicht sprang. Das passierte mir jedes Mal, wenn ich in die Nähe des Knäuels aus Blutgefäßen an der untersten Begrenzung des Tumors kam.

Ich stellte mir vor, wie ich die Blutgefäße auseinanderpräparierte. Dabei riss die blaue Vene. Ich sah, wie Blut aus dem Riss quoll. Nicht in Sturzbächen, aber doch beständig, sodass ich meine Arbeit unterbrechen und mich der Blutung widmen musste. Ich musste das Mikroskop auf die Vene am unteren Ende meines Gesichtsfeldes einstellen, um sie besser sehen zu können. Ich verödete sie und kehrte wieder zu meinem ursprünglichen Arbeitssektor zurück. Einen Augenblick später sickerte wieder Blut aus der Vene. Ich verstellte den Fokus erneut. Ich brachte einen kleinen Clip aus Titan an, um die Öffnung zu verschließen. Die Blutung stand.

Ich fasste wieder den Tumor ins Auge. Aber jetzt wuchs er und nahm eine dunkle, bedrohliche Färbung an. Er ging wie ein Hefekuchen auf und blähte sich mir entgegen. Ich sah, wie er sich mit Blut füllte. Ich setzte rasche Schnitte, um ihn zu entfernen, und bekam ihn endlich als solide Masse heraus. Und in diesem Moment sah ich die Blutung aus der einsamen Arterie, die zurückgeblieben war. In kleinen roten Strahlen spritzte es daraus hervor.

Als ich tatsächlich mit der Operation begann, hatte ich noch nicht verstanden, was mir meine Vision unter der Dusche hatte sagen wollen. Natürlich machte ich mir Gedanken wegen der Blutversorgung des Tumors und darum, wie sich der Tumor am besten entfernen ließ. Aber ich schrieb die beunruhigende Vision meinen schwachen Nerven zu – vornehmlich, weil Sy auf meinem Tisch lag und kein Fremder.

Mitten in der Operation wurde mir der wahre Grund für mein Unbehagen klar. Die Vision hatte mir sagen wollen, dass die Blutversorgung des Tumors massiv war und dass er anschwellen würde, wenn ich sie unterband. Bei der Resektion würde ich allerdings einige Blutgefäße opfern müssen. Eines davon – die kleine Arteriole, die mir in meinem Duschritual den Wink mit dem Zaunpfahl gegeben hatte – zeigte mir nun die erschreckende Realität. Sie versorgte nicht nur den Tumor, sondern auch einen wichtigen Bereich des Gehirns, der Sprache und Sprechvermögen steuerte. Ich hatte keine Wahl. Ich musste die kleine Arterie zusammen mit der Tumorwand opfern. Als ich sie verödete, wusste ich, dass ich damit vielleicht Sys Schicksal besiegelt hatte. Ich fragte mich, ob er jemals wieder ein Wort würde sprechen können. Wenn nicht, dann war es meine Schuld.

Niemand ist einsamer als ein Chirurg, in dessen Herz sich plötzlich der Schatten der Gewissheit schleicht, einen Fehler gemacht zu haben, der sich nicht wieder beheben lässt. Das ist die Ironie der Hirnchirurgie: Sie gehört zu den elegantesten und technisch anspruchsvollsten chirurgischen Disziplinen – aber zu welchem schrecklichen Preis! Man kann Fehler begehen, jemanden beträchtlich verletzen – dort, wo seine Persönlichkeit sitzt, wo er denkt – und nicht in der Lage sein, es wiedergutzumachen. Es geht hier nicht um ein Stück Darm, von dem man ein Stückchen zu viel abschneidet und es dann wieder annäht. Das Gehirn besitzt keine genetische Fähigkeit, nachzuwachsen wie ein Muskel oder ein Blutgefäß. Ein Fehler, und alles ist vorbei. Das ist der Fluch und der Segen der Neurochirurgie.

Wenn man also diesen besagten, irreversiblen Fehler macht, schlägt im OP-Saal eine finstere Welle über einem zusammen. Niemand anders bemerkt es. Nur man selbst – nämlich dass etwas Schreckliches unter den eigenen Händen geschieht. Das Team arbeitet weiter. Die Geräte des Anästhesisten piepsen unverdrossen. Die OP-Schwester reicht Instrumente an. Von außen sieht es so aus, als würde man selbst, der Chirurg, weiter operieren. Aber innerlich schreit ein schwacher Mensch aus Leibeskräften und will nur weg von hier, weg aus dieser Operation. Einfach nur wegrennen! Aber man beendet die OP. Das ist der härteste Teil. Man weiß, dass etwas Grässliches passiert ist. Aber man muss es zu Ende bringen und dann den Patienten wieder aufwecken, um festzustellen, ob man Schaden angerichtet hat. Manchmal hat man Glück. Man hat es vermasselt, aber dem Patienten ist nichts geschehen. Das ist ein wunderbares Gefühl. Fast, als wäre man beschwipst. Aber dann, ein anderes Mal, trifft es einen gnadenlos.

Nach der Entfernung des Tumors dauerte es fast zwei Stunden, bis wir die Schädeldecke sowie die Muskel- und Hautschichten darüber wieder geschlossen hatten. Die ganze Zeit über hatte ich das Gefühl, aus lebendem Gewebe einen Sarg zu zimmern. In der totalen Abdunkelung des Schädels, tief im Gehirn, lag Sys Sprachzentrum in tödlicher Ruhe. Es hatte dem Angriff des Glioms standgehalten. Es hatte den Tumor überlebt, der wie ein Parasit seine Blutversorgung angezapft hatte. Über die Hälfte des Blutbedarfs in diesem Gehirn war von der bösartigen Geschwulst umgeleitet worden. Aber meine Hand hatte es vollendet. Dort, wo ich das letzte Blutgefäß geopfert hatte, war die Sprache erloschen.

Ich rollte Sy in den Aufwachraum. Er war noch immer intubiert. Wir würden den elastischen Schlauch in seiner Luftröhre belassen, bis die Betäubung so weit gewichen war, dass er wieder mühelos selbständig atmen konnte. Jeder wusste, dass Sy mit einem Beatmungsschlauch in der Luftröhre nicht sprechen konnte. Aber ich hatte ein dunkles Geheimnis: Er konnte vielleicht auch dann nicht wieder sprechen, wenn der Tubus entfernt worden war. Wenn Sy stumm aufwachte, gab es absolut keine Hoffnung mehr, dass er jemals sein Sprechvermögen wiedergewinnen könnte. Ich war mir sicher, dass ich diese Hoffnung bei der Operation zerstört hatte.

Ich ging zu Joanne in den Warteraum hinaus. Ihr erwartungsvoller Blick war unerträglich. Sie lief mir entgegen und schlang die Arme um mich. Ich umarmte sie und flüsterte, dass die Operation vorüber sei. Mehr brachte ich nicht heraus. Ich sagte, dass wir uns in einer halben Stunde auf der Intensivstation sehen würden.

In meinem Büro beschäftigte ich mich hektisch weiter und diktierte Sys Operationsbericht, der fünf einzeilig beschriebene Seiten umfasste. Ich durchlebte jeden qualvollen Augenblick noch einmal, während ich jede Einzelheit über die große Vene und die Arteriole festhielt. Ich hatte das Gefühl, vor dem Mikrophon meine Beichte abzulegen.

Dann war es Zeit, hinaufzugehen und Sy zu untersuchen. Ich zog einen frischgestärkten weißen Kittel an und ging den Flur entlang bis zur Intensivstation. Als die automatische Tür aufschwang, sah ich Joanne schon. Sie hielt sich den Kopf und schluchzte. Eine Schwester stand neben ihr und hielt ihr eine Packung Taschentücher hin. Ich sah zu, wie Joanne Sy auf Stirn und Hand küsste. Als ich bei ihnen war, griff ich nach dem Klemmbrett und begann, die Werte zu überfliegen. Das war meine Art, die emotionale Anspannung zu überspielen.

Sy erkannte mich und streckte die Hand nach mir aus. Ich nahm sie und hielt sie fest.

«Geht's dir gut?», fragte ich. Er lächelte und nickte.

Ich konnte nicht länger warten. «Wie heißt du?»

Er sah aus, als wollte er antworten. Kein Ton kam aus seinem Mund. Sein Lächeln schwand. Er versuchte es wieder, aber nichts. Dann trat ein seltsamer Ausdruck in sein Gesicht – fast wie Überraschung, aber eben doch nicht. Im Zimmer war es vollkommen still.

Dann änderte sich sein Gesichtsausdruck. Er verfinsterte sich. Ich sah, wie ihn das Wissen um seinen Sprachverlust überfiel. Sy wurde klar, dass er nicht mehr sprechen konnte.

Ich machte weiter und hielt einen Stift in die Höhe. «Was ist das?»

Schweigen.

«Ist das ein Stift?», fragte ich.

Er nickte.

«Ist das eine Taschenlampe?»

Er schüttelte den Kopf.

Ich hielt meine Armbanduhr hoch. «Und was ist das?»

Joanne hatte aufgehört zu weinen und beobachtete Sy aufmerksam.

Ich schwenkte die Uhr vor ihm hin und her. «Komm schon, Sy, wie heißt das Ding hier?»

Keine Antwort.

Es drehte mir den Magen um, aber ich machte mit meiner «Untersuchung» weiter. Ich kritzelte etwas auf einen Block und hielt es ihm hin.

Plötzlich lächelte Sy. Ich hatte geschrieben: «Streck mir deine Zunge raus» – und das tat er. Wie ein rotzfreches Kind.

Sys Reaktion bestätigte meinen Verdacht. Er konnte Sprache perfekt verstehen und verarbeiten, aber er war nicht in der Lage, auch nur ein einziges Wort zu äußern. Wie ein Funkgerät, das ein Signal klar empfängt, es aber nicht wiedergeben kann. Ich hatte für immer den Sender von Sys Funkgerät zerstört.

Ich musste wegsehen. Ich hatte Angst, vor allen zusammenzuklappen, und tat so, als würde ich etwas im Krankenblatt lesen. Tief drinnen fühlte ich mich hundsmiserabel. Ich hatte Sy im Stich gelassen. Mein Fachkönnen hatte uns beide im Stich gelassen. Ich war verantwortlich dafür, dass eine der besten Stimmen der Neurologie für immer verstummt war.

Weder Sy noch Joanne machten mir jemals einen Vorwurf. Sie fragten mich nicht einmal, was passiert war. Einmal erwähnte Joanne, dass wir schließlich alle gewusst hätten, wo der Tumor saß und welches Risiko damit verbunden war. Näher kamen wir dem Thema niemals wieder.

Ich verstand wohl, dass ich nicht verantwortlich war für die Anatomie des Patienten. Aber es war meine Hand gewesen. Ein lateinischer Grundsatz in der Medizin lautet «Nihil nocere» – das bedeutet «(dem Patienten) keinesfalls schaden». Ich habe diesen Grundsatz verletzt. Es spielte keine Rolle, was jemand anders sagte oder dachte. Ich konnte mir selbst nicht vergeben.

Ich sah Sy und Joanne regelmäßig während der Bestrahlungen und dann in der Chemotherapie. Es lief sehr ähnlich wie bei Donald ab. Die Behandlung von Glioblastomen folgt mehr oder weniger einem Standardverfahren, und Sy wusste besser als jeder andere, wie schlecht die Prognosen standen.

Er trat als Direktor des Alzheimer-Forschungszentrums zurück, und die landesweite Suche nach einem Nachfolger begann. Er hatte gerade 35 Millionen Dollar Spenden für einen neuen Gebäudetrakt gesammelt, und der Bau schritt rasch voran. Er stattete der Baustelle fast täglich einen Besuch ab, nickte und lächelte. Joanne hatte fast telepathische Fähigkeiten entwickelt und schien in der Lage zu sein, über fast jedes Thema in Sys Namen zu sprechen.

Ich quälte mich im Stillen weiter. Wie Sy. Monate später, als der Tumor zurückkehrte, verlor keiner von uns ein Wort über eine Operation. Joanne ließ einmal die Bemerkung fallen, dass der Tumor nun ein «totgeschwiegenes Thema» sei.

Als sich der neue Forschungstrakt der Fertigstellung näherte, schlug ich dem Dekan vor, ihn nach Sy zu benennen. Man beschloss, zur Einweihung eine Gala zu veranstalten, mit Sy als Ehrengast. Natürlich sah ich dem mit gemischten Gefühlen entgegen. Für mich würde es eine schmerzliche Mischung aus öffentlicher Demütigung und Freude über Sys wohlverdiente Ehrung für seine außergewöhnliche, jahrzehntelange wissenschaftliche Arbeit sein.

Ich sah Sy und Joanne ungefähr drei Tage vor der Gala in der Klinik und fragte sie, wie es ihnen mit der bevorstehenden Zeremonie gehe. Joanne antwortete an Sys Stelle – das tat sie nun schon automatisch –, dass er aufgeregt und glücklich sei, weil alle so einen Wirbel um ihn veranstalteten. Sie vertraute mir ebenfalls an, dass sie eine kurze Rede geschrieben habe, die sie für Sy halten werde.

Während ich dasaß und Joanne zuhörte, erinnerte ich mich an eine alte, längst vergessene Theorie über die Funktionen des Gehirns. Ein brillanter Neurologe namens Norm Mueller hatte sie einst entwickelt. Er fiel mir wieder ein, weil Sy seine Facharztausbildung unter Mueller absolviert hatte. Nach Muellers Theorie sind bestimmte Sprachfunktionen in verschiedenen Bereichen des Gehirns angesiedelt. Eine Art Transmitterstation, das Broca-Sprachzentrum, etwa sitzt im linken unteren Frontallappen. Es war bei der Resektion von Sys Tumor irreparabel geschädigt worden. Muellers Theorie zufolge erfüllten jedoch andere Areale, deren präzise Lage und Funktion noch immer nicht genau erforscht waren, weitere singuläre Aufgaben (so gibt es etwa eigene Bereiche für Pronomen, für Präpositionen und für Namen).

Mueller war in der medizinischen Literatur auf Fälle gestoßen, in denen die Patienten nicht mehr hatten sprechen können – aber singen. Die Tatsache, dass unser zentrales Nervensystem Musik offenbar nicht auf demselben Weg wie Sprache verarbeitet, beeindruckte Mueller. Er hatte mehrere Schlaganfallpatienten gefunden und beschrieben, deren linke Hemisphäre betroffen war und die wie Sy an einer Aphasie litten. Sie brachten nicht ein Wort heraus. Aber … sie konnten noch immer singen!

Ich hatte so gründlich die Hoffnung aufgegeben, dass Sy jemals wieder sprechen würde, mich so beflissen in Selbstanklagen gewälzt, dass ich nie an diese Möglichkeit gedacht hatte. Laut Muellers Theorie würde eine Schädigung des unteren linken Frontallappens die Musikalität eines Menschen nicht tangieren. Ich fragte mich, ob das möglich war. Konnte Sy noch singen? Plötzlich fiel ich Joanne, die noch immer von der anstehenden Einweihungsfeier sprach, ins Wort. Ich plapperte irgendetwas von Dr. Mueller und wandte mich dann an Sy. «Sing ‹Happy Birthday› für mich, okay? Komm, Sy. Sing!»

Er starrte mich ungläubig an. Und dann tat er es: Er begann zu singen.

Es war wunderschön – als hätte er es schon 1000-mal gesungen. Auf mich wirkte seine Stimme magisch. Joanne war ebenso verblüfft und berührt. Sie hatte seit Monaten kein Wort mehr von ihrem Mann gehört. Er sang wieder und wieder «Happy Birthday» – mit einem breiten Lächeln auf dem Gesicht. Wir probierten ein halbes Dutzend weitere Lieder aus. Wir veranstalteten unser eigenes kleines Chorfestival.

Ich sah Sy an. «Norm Mueller war ein Genie!»

Und so nahm ein Plan Gestalt an. Joanne schrieb die kleine Rede, die sie für Sy hatte vortragen wollen, um und unterlegte sie mit Musik:

«Ich bin geehrt, hier bei Ihnen zu sein,
geehrt, den Neubau mit Ihnen einzuweihn.
Es freut mich, dass er meinen Namen trägt,
darüber bin ich zutiefst bewegt.»

Sie übten Tag und Nacht.

Bei der Feier sang Sy vier Strophen vor. Es war eine wunderschöne, exzentrische und zu Herzen gehende Darbietung. Natürlich wussten alle, dass Sy kein Wort mehr sprechen konnte – umso donnernder waren der Applaus und die Ovationen, nachdem er seinen Sangesvortrag beendet hatte. Ich stand ganz hinten und erlebte den Zauber, die Macht dieses Abends. Ich wusste, dass ich Zeuge eines neurophysiologischen und anatomischen Wunders geworden war. Dieses Wissen packte uns alle, die wir dort versammelt waren.

Sy lebte noch acht Monate und hörte bis zum Schluss nicht auf zu singen. Er übte sorgfältig jeden Song mit Joanne ein, manchmal tagelang. Schließlich hatte er sich diverse Lieder erarbeitet, mit denen er Menschen begrüßte, ihnen dankte oder anderen Krebspatienten Trost spendete. Er wurde so etwas wie ein Komponist. Wie Wayne Dyer, seines Zeichens Psychologe und Autor, mahnt: Niemand soll sterben, ohne dass «das Lied seines Herzens gesungen» wurde. Sy hielt sich daran. Für mich war das wie ein wunderbares Oratorium.

Ich glaube, dass Wunder geschehen – fortwährend. Wunder laufen jeden Tag im Hintergrund ab. Wunder sind der Leim, der das Universum zusammenhält. Wir brauchen nur eine Prise Hoffnung, dann kann sich das Wunder zeigen. Die Hoffnung wartet nur darauf, dass wir sie wahrnehmen. Das habe ich von Donald und Sy gelernt. Gleich nach der Liebe ist Hoffnung die mächtigste Offenbarung Gottes.

13 Um Gottes willen

Manche Ärzte verübeln es insgeheim ihren Patienten, wenn sie nicht nur eine tiefe religiöse Wandlung erfahren, sondern es sich auch nicht nehmen lassen, ihren Glauben in jeden Bereich ihres Lebens zu tragen – ihre Krankheiten inklusive. Das mag darauf zurückzuführen sein, dass viele Mediziner Glauben mit Aberglauben und mystischem Hokuspokus gleichsetzen. Ich persönlich bedaure jeden Arzt, der die Medizin nicht als integralen Bestandteil von Gottes Schöpfung betrachten kann. Religion bedroht die Wissenschaft nicht. Neue medizinische Entdeckungen schmälern das Mysterium Gottes nicht. Im Gegenteil: Jedes neue Geheimnis der medizinischen Wissenschaft ist nichts anderes als eine weitere Offenbarung von Gottes liebender und majestätischer Macht.

Bei jedem neuen Patienten, der zugibt, an Gott zu glauben, stoße ich insgeheim einen Seufzer der Erleichterung aus. Ich fühle aber auch einen Anflug von Neid. Erleichtert bin ich, weil ich weiß, dass mir der Glaube des Patienten eine authentische Diskussionsgrundlage liefert, auf der ich mit dem Patienten kommunizieren kann. Ich kann ihm nun meine etwaigen Bedenken oder Zweifel mitteilen, ohne mich unbehaglich fühlen zu müssen. Ich fühle mich als sein Arzt freier, mit ihm um einen guten Ausgang der Behandlung beten zu können. Neidisch bin ich, weil mir selbst manchmal ein solcher unerschütterlicher Glaube fehlt. Und weil ich mich nicht traue, meinen Glauben in jeder Lebenslage mutig zu beweisen. Darum beneidete ich auch Mrs. Hilts.

Ich begegnete Louisiana Desirée Hilts auf der neurochirurgischen Kinderstation. Sie sah krank aus, aber die Energie und Klarheit in ihren blauen Augen beeindruckte mich. Auf dem Arm hatte sie ein Kind mit unbehandeltem Hydrozephalus – also einem abnorm vergrößerten «Wasserkopf», der sich infolge einer Stauung des Hirnwassers und der damit verbundenen krankhaften Ausweitung der Hirnkammern oder Ventrikel entwickelt. Früher schenkte die Medizin diesen Kindern kaum Aufmerksamkeit. Zum Glück kann man diese angeborene Störung seit den letzten 30 Jahren gut behandeln, und nur ein sehr kleiner Prozentsatz von Babys spricht nicht auf die chirurgische Therapie an.

Bei einem Erwachsenen würde eine unkontrollierte Ausweitung der Hirnkammern innerhalb von einem oder zwei Tagen zum Tode führen (wie es bei Donald der Fall war). Säuglinge, die mit Hydrozephalus auf die Welt kommen, haben jedoch wie alle anderen Neugeborenen eine weiche Schädeldecke aus Knorpelplatten. Während die Ventrikel nach außen drücken, gibt der Schädel nach und verschiebt sich. Auf diese Weise kann er das Vielfache seiner normalen Größe erreichen.

Das Kind hieß Beau. Beaus gewaltiger, ausgebeulter Kopf war so schwer geworden, dass sein eigenes Gewicht ihn nach unten zog und der Junge nicht einmal mehr den Kopf drehen konnte, um sich umzusehen. Er zeigte ein klassisches klinisches Symptom, das Sonnenuntergangsphänomen, bei dem sich der Augapfel nach unten neigt, sodass die Iris zum Teil hinter dem Unterlid verschwindet und vor dem Weiß des Auges wie eine untergehende Sonne am Horizont aussieht. Es wird durch den zunehmenden Druck auf Gehirnareale verursacht, die die Augenbewegung steuern. Sein Kopf war weich. Bei der Untersuchung ertastete ich die unvollständigen Knochenplatten. Das Kind war in seiner neurologischen Entwicklung gravierend zurückgeblieben. Einige intellektuelle Beeinträchtigungen lassen sich durch Drainagen und Shunts rückgängig machen – aber viele Schäden sind bleibend, da sich das zentrale Nervensystem größtenteils bereits im Mutterleib und im ersten Lebensjahr ausbildet.

Ich hatte mit der Untersuchung des kleinen Beau alle Hände voll zu tun und gerade das Stethoskop an den Ohren, als Mrs. Hilts mir eine Frage stellte. Ich hörte nur ein undeutliches Murmeln. «Bitte?», fragte ich. Ich zog ein Ohrstück aus dem Ohr, damit ich besser hören konnte.

«Dr. Hamilton, ich habe Sie gefragt, ob Sie schon von Stonewell Jackson gehört haben.» Seltsame Frage. Ich nickte, ein wenig genervt, dass sie mich mitten in der Untersuchung unterbrach.

«Ja, Ma'am, das habe ich. Er war ein berühmter General in der Konföderiertenarmee, glaube ich. Ein großer Kavallerist, hat mir mein Großvater erzählt. Er war selbst bei der Kavallerie», antwortete ich.

«Oh! Hat Ihr Großvater im Unabhängigkeitskrieg gegen den Norden gekämpft?» Sie hatte einen hübschen, kräftigen Südstaatenakzent.

«Nein, Ma'am. Er hat für den Kaiser im Ersten Weltkrieg gekämpft. Sie haben zwei Pferde unter ihm totgeschossen.»

«Ach, herrje.» Mrs. Hilts schnappte nach Luft. «Der Kaiser. Du meine Güte! Die Deutschen. Trotzdem ... wenn einem die Pferde weggeschossen werden … das muss schrecklich sein. Egal, für wen man kämpft.»

«Ja, Ma'am. Das ist es. Er hat seine Pferde sehr geliebt.»

«Das kann ich mir gut vorstellen», gab sie zurück.

«Was ist denn mit Stonewell Jackson?»

«Nun ja, ich dachte, wenn Sie schon von ihm gehört haben, interessiert es Sie vielleicht, dass er der Ururgroßvater von Beau war.»

Ich sah auf den Jungen hinab. Er sah für mich wie jeder beliebige «Kürbiskopf» aus – so nannten wir diese unglücklichen Kinder, wenn wir unter uns waren. «Wirklich sehr interessant, Ma'am», murmelte ich höflich.

Nach ein paar Minuten war ich über das Ausmaß von Beaus Entwicklungsverzögerung im Bilde. Er sprach noch kein Wort, und das in einem Alter, in dem die meisten Kinder bereits Sätze aus vier oder fünf Wörtern bilden können und schon so etwas wie eine Syntax kennen. Sein Kopfumfang lag über dem Dreifachen der Norm. Und da sein Kopf nach unten zog, war seine Rumpf- und Beinmuskulatur – die Voraussetzung für jede Art von Mobilität inklusive Krabbeln – verkümmert. Alles war bei diesem kleinen Burschen schiefgelaufen, bis er fast zu einer Karikatur geworden war.

Wenn wir eine Drainage von Beaus massiv erweiterten Hirnkammern in seine Bauchhöhle einrichteten, würde das angestaute Hirnwasser abfließen können. Der Trick dabei ist, sich während der Drainage in Geduld zu üben. Die Flüssigkeit muss langsam über mehrere Tage oder sogar eine Woche abfließen.

Da ein Hydrozephalus eigentlich nichts anderes als eine große Hauttasche mit ein paar knöchernen Laschen ist, kann er infolge einer zu raschen Drainage kollabieren, wobei häufig auch Blutgefäße in Mitleidenschaft gezogen werden. In Beaus Fall plante ich, eine Reihe von Shunts anzubringen. Bei den neueren Shunts lässt sich der Schließdruck des Ventils und damit die Menge der abgeführten Flüssigkeit über einen externen Magneten regulieren.

Ich wollte bei Beau mit einem ziemlich hohen Anfangsdruck beginnen, damit die Flüssigkeit relativ zügig abfließen konnte, aber auch wiederum nicht so schnell, dass Beaus Kopf kollabierte. Er würde vielmehr allmählich schrumpfen, und seine Knochen würden sich dabei den neuen Gegebenheiten anpassen. Ich kalkulierte, dass es über ein Jahr dauern würde, den Druck in seinen Hirnkammern auf Normalmaß zu senken. So würde sich das Gehirn langsam auf die Veränderungen einstellen können, und seine übrigen Organe und Körpersysteme würden Schritt für Schritt nachziehen.

Die erste Operation verlief sehr gut. Ich benutzte ein Ventrikuloskop, um mich in Beaus Kopf umzusehen. Ich konnte erkennen, dass der Mantel der Hirnrinde infolge des zunehmenden Drucks bereits furchtbar ausgedünnt war. Nach der Operation betreuten wir Beau auf der Kinderintensivstation. Innerhalb von einem oder zwei Tagen ging es ihm sichtlich besser. Er begann, besser zu essen, so als wären seine Muskeln aus ihrem Dämmerschlaf erwacht. Und er begann, Geräusche von sich zu geben – es sah so aus, als würde er den Spracherwerb nachholen.

In den nächsten Monaten entwickelte sich Beau prächtig. Aber Mrs. Hilts sah nicht gut aus. Eines Abends, als ich meine letzte Runde über die Station machte, sah ich sie mit Beau im Arm im Schaukelstuhl sitzen. Ich war eigentlich gekommen, um über das Drainageventil den Abflussdruck des Hirnwassers zu justieren. Mrs. Hilts war aschfahl im Gesicht und nickte immer wieder ein.

«Mrs. Hilts? Darf ich mich kurz zu Ihnen setzen?»

«Was … ja, natürlich, Dr. Hamilton.»

«Danke, Ma'am.» Ich ließ mich auf einem Stuhl nieder. «Beau

scheint es ziemlich gutzugehen, nicht wahr? Er macht große Fortschritte.»

«Doktor, glauben Sie, dass er eines Tages normal intelligent sein wird?»

«Nun, das ist schwer zu sagen. Viele dieser Kinder bleiben ihr ganzes Leben lang in der Entwicklung zurück. Erst nach vielen Monaten erholen sich einige mehr als andere.»

«Ist es vollkommen utopisch zu hoffen, dass Beau jemals so etwas wie ein normales Leben führen wird? Wissen Sie, was ich meine? Dass er sich seinen Lebensunterhalt selbst verdient, mit einer Kreditkarte umgehen kann, heiratet, eine Familie gründet?»

Ich rief mir ins Gedächtnis, wie unnatürlich ausgedünnt Beaus Kortexmantel durch das Ventrikuloskop ausgesehen hatte.

«Mrs. Hilts, ich weiß es nicht, aber ich bin skeptisch.»

«Ich verstehe, Doktor. Ich hätte einfach nur gern eine realistische Prognose, was meinem Beauregard noch bevorsteht. Wie sein Ururgroßvater gesagt hat: ‹Man muss das Gelände kennen, um siegen zu können.›»

«Ja, Ma'am. Ich denke, dass Beau wahrscheinlich seine Familie an seiner Seite brauchen wird, um durchs Leben zu kommen», gab ich zurück.

«Genau darum mache ich mir Sorgen, Doktor.» Sie legte eine Hand, die so zart wie trockenes Pergament war, flach auf die Brust. Ich sah, wie sich ihre Augen mit Tränen füllten, was ihren Blick nur noch durchdringender werden ließ. «Ich werde an Eierstockkrebs sterben. Dieser liebe Junge hier ist mein Enkel, mein Fleisch und Blut. Seine Mutter, die Drogen, Alkohol und Unzucht ihrer Verantwortung für ihr eigenes Kind vorzog, hat ihn meiner Obhut überlassen. Sie war vollkommen unreif fürs Muttersein, und das ist bis heute so geblieben, fürchte ich. Ich bedaure, das sagen zu müssen, da sie meine eigene Tochter ist, aber was wahr ist, muss wahr bleiben. Also bin ich allein für Beauregard verantwortlich. Wenn Sie von einer Familie an seiner Seite sprechen, dann bin ich diese Familie, Sir.»

«Ich verstehe, Ma'am.»

«Ich bezweifle, dass Sie das können, Dr. Hamilton. Ich weiß ja selbst nicht einmal, wie ich mich weiter um dieses Kind kümmern soll, während ich mich auf den Tod vorbereite. Woher wollen Sie meine Notlage nachvollziehen können? Wer wird für Beau sorgen, wenn ich sterbe?»

«Ich weiß es nicht», antwortete ich mechanisch.

«Ich werde nicht zulassen, dass der Staat Beaus Vormund wird. Nein, Sir, ich muss beten und auf die Führung Gottes hoffen, denn wir sind alle seine Kinder, und er lenkt alle unsere Schritte. Wie Joseph zu den Kindern Israels sagte: ‹Wenn Gott euch heimsuchen wird, so sollt ihr meine Gebeine von hier hinaufbringen!› So soll er uns zu Hilfe kommen!»

Und damit wiegte sie Beau fest in ihren Armen. Sie senkte den Kopf, als wolle sie ihn von allem Übel abschirmen, und begann laut und ungeniert zu beten. Ich senkte ebenfalls den Kopf.

«Herr, höre mein Gebet», begann sie. «Ich halte hier in meinen Armen Deinen lieben Sohn Beauregard. Herr, ich will Dir nicht mit Klagen und Beschwerden in den Ohren liegen. Nein, Herr, ich bitte Dich nur: Sieh herab auf mich und meinen kleinen Enkel und schenke uns Deine Weisheit und Geduld, sodass hier und in Zukunft Dein Wille geschehe, wie es Beau und mir zukommt. Herr, ich weiß, dass wir nur einige Zeit hier auf Erden verbringen, bis wir uns wieder mit Dir, unserem himmlischen Vater, im Paradies vereinigen. Ich bitte Dich um nichts anderes als Deine Führung und Liebe. Amen.»

Sie öffnete die Augen und sah mich erwartungsvoll an.

«Äh …Amen», sagte ich.

Damit verabschiedete ich mich. Am nächsten Tag ging ich auf die Krebsstation, um mit unserem Experten für Eierstockkrebs, Steve Michelsen, zu sprechen.

Was er mir erzählte, war schlimm: Mrs. Hilts war vor etwa einem Monat mit Symptomen vorstellig geworden, die nach einem temporären Darmverschluss aussahen. Ursprünglich hatte man es für die Entzündung eines Darmabschnitts gehalten. Eine Operation zu diagnostischen Zwecken zeigte jedoch, dass es ein fortgeschrittenes Ovarialkarzinom war, das bereits Hunderte von Metastasen in Darm, Leber und anderen Bauchorganen gestreut hatte. Nachdem man das Muttergeschwür von den Eierstöcken entfernt hatte, konnte man kaum noch etwas für sie tun. Michelsen sagte mir rundheraus, dass Mrs. Hilts nur noch etwa drei Monate zu leben habe. Ich fragte ihn, ob er ihr das gesagt habe. Das hatte er nicht. Er hatte ihr lediglich empfohlen, ihre Angelegenheiten zu ordnen.

Viel zu oft schrecken wir Ärzte davor zurück, unseren Patienten die Wahrheit zu sagen, weil wir nicht wissen, wie wir den Mittelweg finden sollen zwischen den beiden Polen: einerseits die Hoffnungen eines Patienten zu zerstören und andererseits sein Vertrauen zu behalten. Ich schlug Dr. Michelsen vor, mit ihm und Mrs. Hilts offen die Situation zu besprechen. Ich wusste, dass ihr Glaube an Gott stark war. Zwei Tage später traf ich mich mit beiden im Besprechungsraum auf der Krebsstation. Aber ich hatte keine Ahnung, als wie stark sich Mrs. Hilts' Glaube tatsächlich noch erweisen würde.

Mrs. Hilts wartete bereits. Ihr Enkel war auch dabei. Es sah ein wenig lächerlich aus, wie er da in seinem kleinen roten Wagen von der Kinderstation thronte. Sein Kopf wurde von einem großen

Kissen gestützt. Ein Mädchen, das ehrenamtlich im Krankenhaus arbeitete, saß neben ihm. Sein Blick schien ziellos und ohne ein Zeichen des Erkennens über ihr Gesicht zu huschen. In unregelmäßigen Abständen steckte sie ihm einen Schnuller in den Mund, der an seinem Hemdchen festgeklemmt war. Immer, wenn ihm der Schnuller wieder entglitt, begann er wütend und laut zu schmatzen und dann zu quengeln – so lange, bis der Schnuller wieder dort war, wo er ihn haben wollte.

Mrs. Hilts saß am Ende des gewaltigen, polierten Holztischs. Hinter ihr öffnete sich ein Panoramafenster, das einen überwältigenden Ausblick auf Tucson freigab. Die Helligkeit von draußen umgab sie wie ein Glorienschein, und es sah aus, als bade sie in Licht. Wie ein Engel. Vielleicht hatte sie diesen Platz absichtlich gewählt. Sie war eine Frau von großer Ausstrahlung und Entschlossenheit, das war jetzt schon offensichtlich. Eine Sozialarbeiterin saß ebenfalls am Tisch, blätterte eine dünne Akte durch und hakte einzelne Punkte auf irgendwelchen Papieren ab.

Michelsen kam zu spät. Er sprach laut in sein Handy, als er eintrat. «Ja, ja. Genau das habe ich doch gesagt! Sie können es tun oder lassen!» Er ließ das Handy mit der Endgültigkeit einer Bärenfalle zuschnappen. Es war unpassend, ein Gespräch auf diese Weise vor uns zu beenden. Vermutlich beeinflusste dieser Ton ungewollt das, was dann geschah.

«Ja, nun, Mrs. Hilts! Verzeihen Sie meine Verspätung. Ich wurde aufgehalten.»

«Dr. Michelsen, natürlich verzeihe ich Ihnen. Aber ich hoffe doch, dass das gerade Ihr Buchmacher war und kein Patient.»

«Buchmacher? O nein. Nein. Das war …»

Ich dachte bei mir: Das kann ja heiter werden.

«Wie dem auch sei. Entschuldigen Sie», sagte er.

«Ja, Dr. Michelsen, Sie haben sich ja bereits entschuldigt», gab Mrs. Hilts zurück.

«Ja, nun, tut mir leid. Ich denke, wir sollten nun … nun anfangen. Ich habe Sie ohnehin schon zu lange warten lassen.» Er zog sich einen Stuhl heran und ließ sich neben der Sozialarbeiterin und mir gegenüber nieder. «Wir haben uns hier getroffen … oder vielmehr: Wir treffen uns heute … auf Dr. Hamiltons Bitte», begann Dr. Michelsen, «um zu besprechen, wie sich Ihre Krankheit … auf Ihren Kleinen hier auswirken wird.»

«Beauregard», ergänzte Mrs. Hilts.

«Ja, natürlich. Verzeihen Sie mir noch einmal, Mrs. Hilts. Ihr Enkel Beauregard also.»

«Nun, es ist wohl an mir, um Verzeihung zu bitten, Dr. Michelsen, denn ich dachte eigentlich, dass wir uns hier treffen wollten, um meinen Krebs zu besprechen. Und meine Prognosen, wenn ich nicht irre.»

Michelsen steckte in der Klemme. «Ja … ja, das ist richtig. Darum sind wir hier. Ich … Dr. Hamilton … dachte, weil Sie Beauregards Betreuerin sind …»

«Ich bin seine Großmutter.»

«Seine Großmutter, entschuldigen Sie. Weil Sie seine Großmutter und … äh … sein Vormund sind.»

Er hielt inne, weil er damit rechnete, dass sie ihn ohnehin erneut unterbrechen würde. Aber sie tat es nicht.

Er setzte wieder an. «Weil Sie also seine Erziehungsberechtigte sind, dachte ich, wir sollten Ihre Prognosen diskutieren.»

«Fein, Dr. Michelsen. Da bin ich ganz Ihrer Meinung. Bitte diskutieren Sie also meine Prognosen.»

«Wie Sie wissen, hat das Wort ‹Prognose› unterschiedliche Bedeutungen für manche Leute.»

«Sie hat nur eine Bedeutung für mich, Dr. Michelsen. Überlebensdauer», sagte Mrs. Hilts knapp. Sie war wirklich ein harter Brocken.

«Ja, natürlich. Die Überlebensdauer ist die ultimative … nun ja … ist ein wichtiger Parameter jeder Prognose. In Ihrem Fall haben Sie … einen sehr weit fortgeschrittenen Krebs.»

«Dr. Michelsen, darüber bin ich mir durchaus im Klaren. Könnten Sie mir sagen, wie hoch Ihrer Einschätzung nach meine Überlebensdauer ist?»

«Die Überlebensdauer ist naturgemäß eine statistische Größe.» Er zögerte. «Ein Gradmesser, wenn Sie so wollen, der auf der wissenschaftlichen Beobachtung einer gewissen Anzahl von Patienten mit Ihrer Krankheit fußt. Aufgrund der gesammelten Daten ermitteln wir eine mittlere Überlebensdauer, einen Standard, der eine Tendenz angibt. In Ihrem Fall beläuft sich die mittlere Überlebensdauer – also jener Punkt, an dem 50 Prozent der Patienten noch leben und 50 Prozent tot sind – auf … nun ja … auf weniger als … gewöhnlich vier Monate.»

«Sie wollen also sagen, dass ich vielleicht nicht einmal mehr vier Monate zu leben habe?»

«Nein, nein, Mrs. Hilts. Nein. Ich sage, dass, wenn Sie an einer solchen Studie teilgenommen …»

«Doktor, das Einzige, woran ich teilnehme, ist die Runde hier an diesem Tisch.»

Michelsen wurde rot vor Verlegenheit. «Ja, ich weiß. Das ist mir bewusst, Mrs. Hilts. Es ist nur schwierig … es ist schwer, etwas Genaueres zu sagen, da jeder Patient anders ist. Jeder Krankheitsverlauf ist anders. Jeder Mensch ist anders.»

Er schien in einem fast flehenden Ton zu kapitulieren.

Plötzlich gab Beau einen gewaltigen Rülpser von sich und

spuckte eine milchige Flüssigkeit aus. Mrs. Hilts holte ein Taschentuch heraus und wischte ihm den Mund ab. Sie steckte ihm wieder den Schnuller in den Mund. Dann richtete sie sich kerzengerade vor dem Panoramafenster auf und erhob sich. Das Licht hinter ihr wurde blendend.

«Dr. Michelsen, ich verstehe Ihr Dilemma. Es ist tatsächlich schwierig. Das sehe ich ein.»

Man konnte Michelsens Erleichterung fast hören.

«Ich gebe nicht vor zu wissen, was die Zukunft bringen wird, Sir, und das sollten Sie auch nicht tun. Keinem von uns ist diese Macht gegeben. Nur dem Herrn selbst, darüber sind wir uns doch einig, oder, Dr. Michelsen?», fragte sie.

Er nickte zustimmend. Ich sah die junge ehrenamtliche Helferin neben Beaus rotem Wägelchen ebenfalls nicken.

«Ich möchte daher eine Vorgehensweise vorschlagen, wenn ich darf, Dr. Michelsen.»

«Natürlich. Alles … alles, was Sie wollen», sagte er.

«Nein, Sir. Hier geht es nicht um das, was ich will. Sondern um das, was der Herr will. Verstehen Sie das, Dr. Michelsen?»

«Ich bin mir nicht ganz sicher, Mrs. Hilts.»

«Gehen Sie zur Kirche, Sir?»

«Was?»

«Gehen Sie regelmäßig in die heilige Messe, Dr. Michelsen? Ja oder nein? Das ist doch eine ganz einfache Frage.»

«Nein, nicht regelmäßig.» Er registrierte Mrs. Hilts' Stirnrunzeln. «Nein, ich gehe nicht … regelmäßig jedenfalls.»

«Bei Ihrem Beruf ist das schade», erwiderte sie. «Ich möchte Ihnen eine Stelle aus dem Neuen Testament vorlesen. Jakobus, Kapitel 1, Vers 5 bis 8.»

Damit griff Mrs. Hilts tief in ihre Handtasche und holte eine kleine, abgenutzte, in Leder gebundene Bibel hervor, setzte ihre Lesebrille auf und trat ans Fenster. Sie drehte sich seitlich in den hellen Sonnenschein, sodass wir nun ihre Silhouette gegen das Licht sahen.

«Fehlt es aber einem von euch an Weisheit», las sie, «dann soll er sie von Gott erbitten; Gott wird sie ihm geben, denn er gibt allen gern und macht niemand einen Vorwurf. Wer bittet, soll aber voll Glauben bitten und nicht zweifeln; denn wer zweifelt, ist wie eine Welle, die vom Wind im Meer hin und her getrieben wird. Ein solcher Mensch bilde sich nicht ein, dass er vom Herrn etwas erhalten wird: Er ist ein Mann mit zwei Seelen, unbeständig auf all seinen Wegen.»

Sie klappte die Bibel zu, nahm die Lesebrille ab und machte einen Schritt in den Schatten der Zimmerecke. Sie war eine vollendete Schauspielerin. In diesem Moment hatte sie uns alle in der Hand.

«Ich bin keine Welle, Dr. Michelsen!», versicherte Mrs. Hilts. «Nein, ich bin ein Fels! Ein Fels durch meinen absoluten und unerschütterlichen Glauben an Gott! Ich bin kein Mensch mit zwei Seelen! Ich habe nur eine Seele in all meinem Beginnen. Meine Treue zu Gott ist all mein Begehren. Möge sein Wille geschehen!» Sie hielt inne und ließ ihren Blick über ihr Publikum schweifen. Keiner von uns wagte, auch nur mit der Wimper zu zucken. Wie ein Prediger, der sicher auf seiner Kanzel steht, redete sie sich in Fahrt.

«Also, auch wenn ich mir vollkommen im Klaren darüber bin, dass mein Zustand bedenklich ist – wie Dr. Michelsen so beredt darzulegen bemüht war – und man nur spekulieren kann, wie lange ich noch zu leben habe, stelle ich mich nicht gegen den Herrn! Nein, Sir! Das wäre ja, als würde ich mich gegen mich selbst stellen! Ich stehe im Gefolge des Herrn, und ich denke, dass ich in seinem heiligen Ermessen gut aufgehoben bin. Er blickt mit großem Wohlwollen auf all jene, die bereit sind, sein Schild und Schwert in die Hand zu nehmen. Ich vertraue mich und dieses liebe Kind seiner unendlichen Liebe, seiner Barmherzigkeit und vor allem seinem Willen an. Lassen Sie uns daher alle Therapien in dem sicheren Glauben in Angriff nehmen, dass Gottes Wille – und nur Gottes Wille – hier geschehen möge. Haben Sie das verstanden?»

Michelsen nickte nur.

«Der Herr hat mir dieses Kind aus einem guten Grund geschickt. Ich kann mir nicht vorstellen, dass er diesen lieben, behinderten Jungen in meine Obhut geben würde, wenn er nicht wollte, dass ich hier bin und mich um ihn kümmere. Daher habe ich zum Herrn gebetet, dass er mir die Kraft und Entschlossenheit verleihen möge, Ihre Chemotherapie zu ertragen und zu überleben, Dr. Michelsen. Ich glaube, dass der Herr mir darin beistehen wird. Daran glaube ich mehr, als Sie es sich vorstellen können.»

Damit wandte sie sich um, legte die Hand an die Griffstange von Beaus kleinem rotem Wagen und schob ihn von dannen.

Michelsen bedeckte das Gesicht mit den Händen. «Was zum Henker war denn das?», fragte er und sah mich an.

«Ich glaube, sie hat gerade Gott zu ihrem Leibarzt bestellt», murmelte ich. Die Sozialarbeiterin lächelte scheu.

«Nun, ich habe sie gewarnt. Ich möchte, dass dieses Treffen heute eine entsprechende Erwähnung in ihrer Krankenakte findet», sagte Dr. Michelsen zu der Sozialarbeiterin, die eifrig mitgeschrieben hatte.

Die entsprechende Bemerkung lautete folgendermaßen:

«Dr. Michelsen informierte Mrs. Hilts über die besorgniserregenden Prognosen eines metastasierenden Ovarialkarzinoms des Stadiums IV und schätzte ihre Überlebensdauer auf vier Monate.

Mrs. Hilts nahm es zur Kenntnis und beteuerte, dass sie nicht die Absicht habe zu sterben, da sie glaube, dass der Herr andere Pläne mit ihr habe.»

Mrs. Hilts sollte recht behalten. Der Herr war vollkommen anderer Meinung. Beau holte in erstaunlichem Maße auf, auch intellektuell, und ging schließlich zur Berufsschule, wo er lernte, wunderschöne, kunstvolle Vogelhäuser zu bauen. Eines davon steht derzeit im Meditationsgarten der Krebsstation, keine 30 Meter von jenem Besprechungsraum entfernt, in dem uns Mrs. Hilts an jenem Tag aus der Bibel vorlas. Beau heiratete sogar. Und seine Großmutter war auf seiner Hochzeit.

Weniger als drei Jahre nachdem Dr. Michelsen der entschlossenen Mrs. Hilts weniger als vier Monate zu leben gegeben hatte, ging sie auf seine Beerdigung. Er war von eigener Hand gestorben, durch eine Überdosis Medikamente und Alkohol. Sie hatte dieselbe Bibel wie damals in der Hand und legte eine Rose aus ihrem Garten auf seinen Sarg.

Letztes Jahr, im reifen Alter von 88 Jahren, sprach Mrs. Hilts die folgenden Worte zu einer Selbsthilfegruppe von Krebspatienten, die ihre Krankheit überlebt hatten: «Man muss Realist sein, um an Wunder glauben zu können, denn die Wahrheit sieht man nur mit dem Herzen – nicht mit den Augen.»

Amen.

14 Der Chirurg, der zum Mörder wurde

Jetzt hat die Höll ihr Meisterstück gemacht!
Der kirchenräuberische Mord brach auf
Des Herrn geweihten Tempel und stahl weg
Das Leben aus dem Heiligtum.

WILLIAM SHAKESPEARE, MACBETH II, 3
(ÜBERSETZUNG VON DOROTHEA TIECK)

Ich habe immer behauptet, dass jeder halbwegs gutwillige Medizinstudent Chirurg werden kann. Aber nur, wer einen integren Charakter hat, kann sich im Laufe der Zeit von einem mittelmäßigen zu einem großen Chirurgen entwickeln. Ein Chirurg ähnelt in dieser Hinsicht einem Wein. Man muss große Sorgfalt auf Pflege, Boden, Gelände, Bewässerung und Nährstoffversorgung verwenden. Außerdem auf die Reben, die über eine edle Abstammung und das richtige Erbgut verfügen sollten. Und dann wäre da auch noch das Glück. Glück spielt immer eine Rolle: bei der Witterung, dem Reifen der Beeren, dem kühlen Wind, der dann kommen sollte, wenn man ihn braucht, und bei der Ernte. Von Bedeutung sind auch die Gärung, der Alterungsprozess und die großen Holzfässer, in denen der Wein ruhen und schlafen wird. Und schließlich naht der Zeitpunkt, ihn zu kosten. Erst jetzt wird man sagen können, ob man den großen Jahrgang vor sich hat, von dem alle geträumt haben. Nur ein bisschen weniger, und man hat nur einen teuren, misslungenen Traubensaft.

Jene unerlässliche, große Dosis Glück darf man niemals vergessen. Was aus jedem von uns wird, ist zum großen Teil durch Mächte vorbestimmt, die wir nicht kontrollieren. Wir suchen uns unsere Eltern nicht aus. Wir können nicht vorschreiben, wann oder ob einer von ihnen uns verlassen oder sterben wird. Wir haben keinen Einfluss auf die Werte, nach denen die Erwachsenen um uns herum leben. Und doch hat all das größte Auswirkungen auf unseren Charakter, der am Ende sogar unser Schicksal bestimmen mag. Aus all diesen Gründen bin ich der Meinung, dass wir nicht Herr über unser eigenes Schicksal sind. Wir erleben es nur. Wohin auch immer es uns führt, an welchen Ort auch immer es uns bringt.

Zu jener Zeit, als ich ein Bewusstsein dafür entwickelte, wie und warum sich welche Werte in mir formten, war es bereits zu spät, um darauf noch Einfluss zu nehmen. Was, wenn mein Stiefvater mich nicht nach Sagamore Hill mitgenommen hätte? Oder wenn ich Dr. Denin, dem Tierarzt, nicht begegnet wäre? Ich nehme an, dass es ein oder zwei Momente gegeben hat, in denen außergewöhnliche Willensanstrengungen meinerseits dazu beigetragen hätten, mich in die eine oder andere Richtung zu lenken. Ich fürchte jedoch, dass selbst ein solches Verhalten, eine solche vermeintliche Selbstbestimmung aus einer früheren Lebensphase herrührt, für die verantwortlich zu sein wir uns kaum anmaßen können.

Es ist immer wieder verblüffend, als Chef der chirurgischen Abteilung einen Blick hinter sonst geschlossene Türen werfen und sehen zu können, wie die Topkandidaten für die Facharztausbildung ausgewählt werden. Gerade auf diesem Fachgebiet gibt es viel Konkurrenz. In den gesamten Vereinigten Staaten stehen jährlich weniger als 1000 chirurgische Assistenzarztstellen zur Verfügung. Der Wettbewerbsdruck ist enorm, denn alles balgt sich um etwa 25 Prozent der Stellen. Die meisten Assistenzarztstellen sind nämlich sozusagen lediglich «Durchgangsstationen» und garantieren nur ein, maximal zwei Jahre Beschäftigung, da sich an das erste, praktische Jahr manchmal noch ein zweites anschließt. Aber es ist allen Bewerbern klar, dass man nie länger als höchstens zwei Jahre auf einer solchen vorläufigen Stelle sitzt. Sie ist daher weniger attraktiv, und so hält sich hier beim Ausleseverfahren der Konkurrenzkampf unter den Medizinstudenten in Grenzen.

Der Rest der Stellen hingegen ist für die Besten der Besten in jedem Abschlussjahrgang reserviert; diese Positionen werden für die vollen fünf Jahre der Facharztausbildung besetzt. Bei den auserkorenen Kandidaten geht man stillschweigend davon aus, dass sie die Ausbildung als qualifizierter Chirurg abschließen werden, sofern sie physisch und emotional dazu in der Lage sind. Die Rivalität um diese Stellen ist also groß.

Normalerweise geht dem eigentlichen Bewerbungsgespräch ein sehr umfassender, aber schematischer Filterungsprozess voraus, bei dem die Kandidaten ausgesiebt werden. Die erste Auswahl erfolgt statistisch mit Hilfe einer komplizierten mathematischen Formel, die die Ergebnisse aus den Examina, Punkte für Auszeichnungen sowie etwaige Empfehlungsbriefe berücksichtigt. Ein Computer verarbeitet diese mathematischen Größen und spuckt anschließend die Liste der Kandidaten aus, die zum Bewerbungsgespräch eingeladen werden – beginnend beim höchsten Punktestand abwärts. Schluss ist nach den besten 25 Prozent.

Nach den Bewerbungsgesprächen werden die Einschätzungen der Interviewer ebenfalls in Punkte umgerechnet. Zwischen der ersten und zweiten Runde erstellt man eine Rangliste der Kandidaten, die absteigt vom begehrtesten bis zu jenem, der am wenigsten attraktiv ist. Aber bevor diese Liste der Agentur ausgehändigt wird, die den nationalen Bewerbungswettbewerb ausrichtet, findet eine abschließende Fakultätsversammlung statt. Wir nennen sie scherzhaft das «menschelnde Treffen».

Es findet 48 Stunden vor dem Einreichen der Liste statt. Es gibt der Fakultät Gelegenheit, die Liste einzusehen und eine individuelle Beurteilung einfließen zu lassen. Dabei können sich Fakultätsmitglieder für Kandidaten einsetzen, die sie gut kennen. Umgekehrt können sie auch einen bestimmten Kandidaten, mit dem sie – trotz seiner hohen Punktzahl – schlechte Erfahrungen gemacht haben, herunterstufen, sodass er auf einem hinteren Listenplatz landet. Manchmal bilden sich auch Lager, die vehement für und gegen einen Bewerber stimmen. Zuweilen ähnelt solch ein Treffen eher einer politischen Veranstaltung mit Interessen- und Parteigruppierungen. Man trifft Vereinbarungen. Stimmt ab. Geht Kompromisse ein.

Die Entscheidungen, die dort fallen, haben große Auswirkungen auf die Bewerber. Ein Medizinstudent unter den ersten sechs bekommt garantiert seine gewünschte chirurgische Position, da es an unserem Krankenhaus jedes Jahr sechs Stellen zu besetzen gibt. Natürlich können sich Kandidaten auf den ersten zehn oder zwölf Listenplätzen auch für bessere oder renommiertere Programme eintragen. Denn schließlich werden – wenn schon wir interessiert an diesen Bewerbern sind – wahrscheinlich auch andere Institutionen ihr Interesse an ihnen anmelden. Aus diesem Grund ist der nationale Wettbewerb so entscheidend: weil jeder Kandidat auch eine Liste seiner Wunschprogramme, gestaffelt nach Priorität, einreicht – an erster Stelle steht dort immer sein absoluter Favorit. Ein Computer gleicht anschließend die Wünsche der Bewerber mit denen der Lehranstalten ab. Es ist eine riesige Stellenlotterie.

Gute Institutionen brüsten sich damit, immer «Kandidaten erster Wahl» zu bekommen. Zum Beispiel wird eine großartige chirurgische Ausbildungsstätte wie Duke oder Harvard niemals unter die ersten sechs Kandidaten auf ihrer Liste gehen müssen, um ihre sechs Stellen zu besetzen. Das bedeutet, dass die Spitzenkandidaten diese Lehranstalt ihrerseits als Favoriten ausgewählt haben. Eine weniger renommierte Institution muss vielleicht bis zum 30. oder 50. Listenplatz hinuntergehen, bis alle sechs Positionen besetzt sind. Die schlechtesten gehen leer aus – das heißt, dass ihnen ihre Wunschkandidaten von besseren Programmen weggeschnappt werden. Das ist ein absolutes Desaster. Alle Daten, welche Bewerber an welchen Lehranstalten gelandet sind, werden jährlich veröffentlicht. Die Ergebnisse zeigen darüber hinaus, wie weit eine Institution auf ihrer eigenen «Wunschliste» hinuntergehen musste, um alle Stellen zu besetzen. Daher gilt eine Lehrinstitution, die ihre fünf Topkandidaten ergattert hat, als sehr beliebt und renommiert, während eine andere, die bis zum 57. Bewerber hinabsteigen musste – oder schlimmer noch: nicht alle Positionen besetzen konnte –, sich den schlechten Ruf einer Institution auf Talfahrt erwirbt. Diese Daten haben also einen großen Einfluss auf das nationale Renommee einer Lehranstalt und werden zum Zankapfel der rivalisierenden akademischen Anstalten.

Manchmal muss aber trotzdem ein Assistenzarzt seine Fünf-Jahres-Stelle aufgeben, auch wenn er gut, klug und glücklich genug war, diese Stelle zu bekommen. Es kann immer etwas passieren. Er bekommt Krebs. Oder möchte doch lieber näher bei seiner Familie arbeiten. Hin und wieder stürzt sich traurigerweise auch jemand aus dem Fenster. Dann wird unerwartet eine Fünf-Jahres-Stelle wieder frei. Ohne Konkurrenzdruck und traditionelles Listenverfahren. Sie ist leicht zu haben und wird an denjenigen fallen, der als Erster die Ausschreibung im Internet liest. Solch eine Position kann auch an jemanden mit einer Durchgangsstelle fallen, der bewiesen hat, dass er gut genug ist, auf die prestigeträchtigere Position zu wechseln. Eine Portion Glück spielt immer eine Rolle bei der Stellenvergabe, und so bekommt eine unerwartet frei werdende Fünf-Jahres-Position den Geschmack eines hochdotierten Pokerspiels in Las Vegas.

Mike Dent kam auf eine solche freigewordene Stelle, nachdem einer unserer Wunschkandidaten die Lehranstalt verlassen hatte. Auf den ersten Blick sah Mike wie ein Zugewinn aus. Als würde er uns beweisen, dass er ein guter Jahrgang war. Sein Weg war bisher alles andere als geradlinig verlaufen. Mike hatte es nicht leicht gehabt. Seine Eltern waren bettelarme Rancher in Douglas, Arizona, an der mexikanischen Grenze. Sie hatten Dürren erlebt. Erlebt, dass Grenzschmuggler nachts ein oder zwei Kälber stahlen. Und dass Golfresorts aus der Wüste gestampft wurden, deren Poolbar allein mehr kostete, als Mikes Familie in drei Generationen Viehzucht verdient hatte.

Dennoch war Mike behütet aufgewachsen. Er war zur Grenzpolizei gegangen. Als Grenzschützer hatte er sich durch Mitgefühl und Mut ausgezeichnet. Er hatte Dutzende von illegalen Grenzübergängern gefunden und gerettet, die durch die Wüste Richtung Grenze unterwegs waren. Trotz ruinöser Einflüsse, die durch die amerikanisch-mexikanische Grenze ins Land sickern – dort, wo die sagenhaften Reichtümer der Vereinigten Staaten auf die Entbehrungen und die Armut in Mexiko prallen –, fühlte sich Mike privilegiert, diesen Beruf zu haben. Er traf sogar eine schöne Señorita, der er sein Herz schenkte und die er zur Frau nahm. Zusammen schmiedeten sie Pläne, wie sie den Menschen besser helfen konnten: Isabella wollte auf die Schwesternschule gehen und Mike nachts lernen, um an der Universität die Aufnahmeprüfung für Medizin zu schaffen. Er wollte Chirurg werden. Zusammen mit Isabella wollte er nach Douglas zurückkehren, um ein Krankenhaus zu gründen, das Patienten von beiden Seiten der Grenze offenstehen sollte.

Es war ein schöner Traum für die beiden – und für die Menschen, denen sie damit helfen würden.

Beide arbeiteten hart dafür. Isabella wurde Intensivschwester. Mike studierte zu Ende und bekam schließlich eine Fünf-Jahres-Stelle, die unverhofft in meiner Abteilung frei wurde. Während dieser Zeit setzten sie zwei wunderbare Kinder in die Welt. Isabella bekam einen großartigen Job und wurde mit der Leitung des chirurgischen Schwesternteams am University Medical Center betraut – einer Position, die normalerweise Schwestern mit über 20-jähriger Erfahrung vorbehalten war.

In den ersten beiden Jahren war Mike der Inbegriff eines vorbildlichen Chirurgen. Er war genau so, wie man es von ihm erwartete: Er nahm die Betreuung seiner Patienten sehr ernst, schien dabei aber immer der Erste zu sein, der sich über sich selbst lustig machte, und wurde mit allem spielend fertig. Er schien mit allen Gesellschaftsschichten zurechtzukommen, von den Gutbetuchten bis hinunter zu den Abgebrannten. Er hatte ein Händchen für Menschen.

Im Verlauf des dritten Jahres, wenn die Ärzte von «Routinearbeitern» zu versierten Chirurgen geschliffen werden, lebten sich Mike und Isabella auseinander. Das ist nichts Ungewöhnliches. Viele Ehen gehen gegen Mitte der Facharztausbildung in die Brüche. Mike war nicht mehr der heldenhafte Polizist in der Wüste. Er hatte nun 15 oder 20 Kilo mehr an seinem einst schlanken, muskulösen Körper. Man nennt das bei uns den «Chirurgenbauch». Er sah nun eher einem Gebrauchtwagenhändler als dem gebräunten, gestählten Athleten ähnlich, der er einmal gewesen war.

War das sein Fehler? Nein. Er hatte die herrlichen Jahre des «Helden», wie C. G. Jung es ausdrücken würde, damit verbracht, bis spät in die Nacht zu arbeiten. Seine Jugend war über dem Studium und der strengen Facharztausbildung hingegangen. Während Mike die Ausbildung durchlief, bauten sich immer mehr Spannungen zwischen dem Ehepaar auf. Mit derselben Zielstrebigkeit, die er brauchte, um die Assistenzzeit überleben und beenden zu können, blendete er alles andere aus. Er sah die Kinder immer seltener. Er wollte all das wieder in Ordnung bringen, wenn er mit der Facharztausbildung fertig war und sich als Arzt niedergelassen hatte. Das nehmen wir uns alle vor.

Dann, eines Tages, kam Mike zu mir. Wie er mir gestand, stürzte er abends beim Heimkommen ein oder zwei Bier hinunter, aß schnell etwas und fiel dann in einen komaartigen Schlaf. Manchmal brauchte er auch eine Schlaftablette. Die Libido hatte ihn verlassen. Er ertappte sich immer öfter dabei, wie er zu Hause herumschrie und sich weniger und weniger auf seine Frau und die Kinder freute. Er bat mich, ihn beim Bereitschaftsdienst zu überspringen, damit er sich ausruhen und endlich wieder Zeit mit seiner Familie verbringen konnte. Ich traf mich mit dem Verwaltungschef, und wir beschlossen, Mikes Bitte zu erfüllen. Wir erkannten den Druck, unter dem sowohl Mike als auch Isabella standen. Wir arrangierten eine Paartherapie. Wir versuchten, alles zu tun, was richtig war.

Nicht alle waren mit meiner Entscheidung einverstanden. Wenn man mitten im Jahr eine solche Korrektur vornimmt, bleibt das selten unbemerkt. Ich erinnere mich daran, dass mich ein paar von Mikes Kollegen wütend in meinem Büro aufsuchten. Ihrer Meinung nach war es ein himmelschreiendes Unrecht, dass ich Mikes Bereitschaftsplan geändert hatte. Was, wenn sie alle darum baten? Würden ihre Bedürfnisse dann auch berücksichtigt? Außerdem, so machten einige von ihnen geltend, musste man von einem Assistenzarzt in allen Lebenslagen erwarten können, dass er bereit war, seine Entschlossenheit zu demonstrieren und seinen Eifer unter Beweis zu stellen. Dies war eben der Übergangsritus. In ihren Augen hatte ich überdies einen ungeschriebenen Ehrenkodex verletzt. Und was sie sagten, stimmte. Aber es gab zwingende Gründe, die nahelegten, dass Mike und Isabella an einem kritischen Punkt in ihrer Ehe angekommen waren.

Auf wessen Seite sollte ich mich nun stellen? Ich konnte den aufgebrachten Assistenzärzten die Gründe, die Mike mir anvertraut hatte, nicht nennen. Ihrer Meinung nach hatte ich eine unfaire und willkürliche Entscheidung getroffen. Aus meiner Sicht war Mike in einer größeren Notlage als sie, und er brauchte genau jetzt eine Verschnaufpause. Ich sagte also der Delegation, dass sie mir einfach würden vertrauen müssen. Ich handelte im Interesse der Lehranstalt. Ich wusste, was ich tat. Aber sie glaubten mir nicht wirklich.

Mike und Isabella gingen in die Paartherapie. Mike schien sich zu erholen. Von Isabella sah ich nicht viel. Es ging das Gerücht, dass ihre Ehe am Ende sei.

Eines Freitagnachmittags rief mich meine Sekretärin an und sagte, dass ein Kriminalbeamter vor ihrem Schreibtisch stehe. Ein Kriminalbeamter? Meine Gedanken eilten zu meiner Familie. Im selben Moment ging mein Piepser an – die letzten drei Ziffern waren 911. Das Signal kam von der Notaufnahme, ich musste sofort dorthin. Ich konnte nur daran denken, dass vielleicht eines meiner Kinder einen Unfall gehabt hatte und schon in der Notaufnahme war. Aber da der Kriminalbeamte draußen stand, ignorierte ich den Piepser. Er kam herein und versicherte mir sofort, dass sein Kommen nichts mit meiner Familie zu tun hatte. Er fragte mich, ob ich Michael Eliot Dent kenne.

Ich sagte, dass Mike einer meiner Assistenzärzte sei. «Was ist los? Alles in Ordnung mit ihm?», fragte ich.

«Sir, ich habe schlechte Nachrichten. Wir haben ihn heute gefunden … heute Nachmittag.»

«Gefunden?»

«Wir haben Grund zu der Annahme, dass Dr. Dent mehrere Male auf seine Frau geschossen und sich dann selbst das Leben genommen hat.»

«O Gott», stöhnte ich.

Die Tür zu meinem Büro flog auf. Es waren zwei der Assistenten, die in der Delegation ein paar Monate zuvor zu mir gekommen waren. Ihre Gesichter waren bleich.

«Es sind Isabella und Mike! Sie kommen! Sie kommen in die Notaufnahme!»

Das war fast ein bisschen zu viel. Wir hatten nicht nur die emotionale Tragödie zu verarbeiten – nun wurden die beiden Opfer auch noch direkt zu uns gebracht. Ich fragte den Beamten ruhig, wo Mikes Kinder seien. Beide standen unter Schock. Sie waren von der Schule nach Hause gekommen und hatten ihre Eltern mit Schusswunden aufgefunden. Ich bat den Kriminalbeamten, Mikes Eltern in Douglas anzurufen und sie so schnell wie möglich nach Tucson bringen zu lassen, damit sie sich um ihre Enkel kümmern konnten.

Wie auf Autopilot zog ich unter den entsetzten Blicken der Assistenten meinen weißen Kittel an. Die nächsten beiden Stunden waren der reinste Horror. Isabella, deren Herz noch geschlagen hatte, als die Polizei eintraf, kam als Erste. Mike hatte fünfmal auf sie geschossen, davon zweimal in die Brust. Eine dritte Kugel hatte ihren Kiefer durchschlagen und war hinter dem Auge ausgetreten. Wir öffneten ihre Brustwand und führten Schläuche ein. So viel Blut. Wir taten alles Menschenmögliche. Aber es war zwecklos. Schließlich gaben wir auf, wobei die Hälfte von uns weinte. Wir waren alle blutbesudelt.

Mike wurde unter weit weniger emotionaler Anteilnahme in der Box neben Isabella behandelt. Dort lagen sie entkleidet Seite an

Seite. Vielleicht waren sie nackt einander schon lange nicht mehr so nahe gewesen, dachte ich bei mir.

Mike hatte ganze Arbeit geleistet. Es gab keine Rettung für ihn. Er hatte sich die Pistole direkt in den Mund gesteckt, sie an den Gaumen gehalten und abgedrückt. Wir erklärten sie beide für tot und überließen sie der Polizei.

In Mikes Tasche fand man ein gerichtliches Anschreiben, das ihn über Isabellas Scheidungsgesuch informierte. Es hatte ihn im Krankenhaus erreicht. Anwälte können bei der Zustellung solcher Papiere sehr gründlich sein. Mike hatte den Brief in der Mittagspause gelesen. Ruhig hatte er einem Assistenzarzt in einem höheren Jahr seinen Piepser zusammen mit einer kompletten Aufstellung seiner Patienten, ihrer medizinischen Probleme und der anhängigen Tests ausgehändigt. Mike sagte, dass er sich mit seiner Frau zum Mittagessen treffen wolle. Sie hätten, wie er sagte, einige Dinge zu besprechen. Dann ging Mike nach Hause und erschoss sie und sich selbst.

Jetzt, wo Mike und Isabella tot waren, standen wir Chirurgen nur hilflos herum, als die Leichensäcke kamen und Etiketten an ihren Zehen befestigt wurden. Für die Forensik mussten viele Fotos gemacht werden. Es brach uns das Herz.

Ich setzte mich mit der Fakultätsleitung in Verbindung, und wir schickten so viele Assistenzärzte wie möglich nach Hause, damit sie bei ihren Familien sein konnten. Aber was sollten sie ihnen sagen? Ihren Ehefrauen und -männern? Ihren Freunden und Freundinnen? Dass einer von uns durchgedreht war und die Mutter seiner Kinder und dann sich selbst erschossen hatte? Ich beeilte mich, den Dekan über die Vorkommnisse zu informieren. Ich nahm auch Verbindung mit einem Psychiater und zwei psychologischen Beratern auf und bat sie, sich für eine Versammlung mit allen Assistenzärzten früh am nächsten Morgen bereitzuhalten. Die Presse belagerte bereits den Eingang zur Notaufnahme. Überall waren uns Mikrophone und Fernsehkameras im Wege. Wir mobilisierten unsere eigene Public-Relations-Abteilung, um die Presseleute wegzuschicken. Wir mussten allein sein.

Um sieben Uhr am nächsten Morgen trafen wir uns im Auditorium mit den Assistenzärzten. Ich teilte ihnen die Fakten mit, soweit sie uns bekannt waren. Mikes und Isabellas Familien hatten beschlossen, eine gemeinsame Trauerfeier für beide in derselben Kirche in Douglas abzuhalten. Beide Familien hatten darum gebeten, die Särge Seite an Seite beizusetzen.

Für uns alle im Auditorium begann der Trauer- und Verarbeitungsprozess erst. Allmählich brachen sich die Gefühle Bahn – zunächst vor allem die Wut auf Mike. Ein Assistent nach dem anderen äußerte seinen Zorn darüber, dass Mike nicht einfach nur sich selbst umgebracht hatte. Warum hatte er auch noch die Mutter seiner Kinder töten, die beiden zu Vollwaisen machen müssen? Wie konnte ein Chirurg, der doch geschworen hatte, Leben zu retten, jemand anderem das Leben nehmen? Immer und immer wieder betonten die versammelten Assistenten, wie schockiert sie waren und wie sehr sie sich für Mike schämten.

Die Psychologen ermutigten die Leute, ihre Gefühle zum Ausdruck zu bringen und auch ihren Kummer darüber, Mike und Isabella bei sich in der Notaufnahme gehabt zu haben. Außerdem konnten sie ihnen raten, wie sie um die Toten trauern sollten. Einige Anwesende weigerten sich allerdings, Trauer über Mikes Tod oder Mitgefühl mit ihm zu empfinden.

«Warum sollte mir der Dreckskerl leidtun?», rief ein älterer Assistent von seinem Platz aus in die Runde. Viele Köpfe nickten.

«Ja», sagte ein anderer. «Er ist ein Mörder. Und wie er dem Ansehen der Lehranstalt geschadet hat!» Die Geschichte machte schon im ganzen Land Schlagzeilen, und mein Büro wurde von Faxen und E-Mails überflutet, in denen Interessenten ihren Rücktritt von der Bewerbung um eine der Fünf-Jahres-Stellen erklärten.

Einer der Psychologen richtete eine Frage an uns alle: «Was könnte Ihrer Meinung nach Mike dazu gebracht haben, so etwas zu tun?»

Ein langes Schweigen war die Antwort. Dann vermutete ein Arzt im Praktikum, dass Mike vielleicht «emotional durcheinander» gewesen sei.

Der Psychologe fragte weiter, wie Mike als Arzt und Kollege gewesen sei. Die Antworten kamen zögernd: Er sei ein guter Kerl gewesen. Habe hart gearbeitet. Sei immer lange geblieben, um sich um seine Patienten zu kümmern. Er sei ein Teamplayer gewesen. Mitfühlend. Er habe ein Herz für die illegalen mexikanischen Einwanderer gehabt, die in die Notaufnahme gekommen seien. Sie hatten sich alle um 180 Grad von ihren ursprünglichen Aussagen entfernt.

«Das klingt doch so, als sei Mike ein ziemlich toller Bursche gewesen, oder?», fasste es der Psychologe zusammen.

Einige Köpfe nickten.

«Das klingt, als sei Mike ein vorbildlicher Assistenzarzt gewesen, oder? Als wäre er in seiner Arbeit aufgegangen. Und als hätte er der Institution immer Ehre gemacht.»

Noch mehr Köpfe nickten. Man konnte einige Leute schniefen hören.

Der Psychologe fuhr fort: «Das klingt, als wäre Mike einfach ausgerastet. Richtig?»

Es wurde mucksmäuschenstill im Raum.

«Ich glaube, jeder von uns macht sich Sorgen, dass wir genauso ausrasten könnten wie Mike. Dass wir hart arbeiten und gute Menschen sind und trotzdem zu so etwas fähig sein könnten», sagte der Psychologe.

Das Auditorium war wie betäubt. Der Psychologe hatte den Nagel auf den Kopf getroffen. Es konnte jedem von uns passieren. Aus diesem Grund waren wir alle so aufgebracht. Man musste gar kein schlechter Mensch sein. Man musste nicht böse sein. Man konnte ein wunderbarer Mensch sein und trotzdem solch eine schreckliche Tat begehen.

Als Chirurgen müssen wir eine eigenartige Last tragen. Wir versuchen, uns in den Dienst der Menschheit zu stellen. Wir fassen den Entschluss, niemandem zu schaden. Aber die Chirurgie setzt auch eine heikle Fähigkeit zur Gewalt voraus – echter Gewalt. Es erfordert einigen Willen und einige Übung, bis jemand ein Messer nehmen und ein lebendes menschliches Wesen aufschneiden kann. Man muss eine jahrelange Ausbildung durchlaufen, bis man das richtige Gefühl dafür bekommt, wie viel Druck man anwenden muss, um das Gewebe zu eröffnen. Als Chirurgen wissen wir tief drinnen, dass jede Operation nur um Haaresbreite vom Mord entfernt ist. Natürlich besteht ein himmelweiter moralischer Unterschied zwischen einer Handlung, die vielleicht mit dem Tode enden könnte, und einer, die bewusst den Tod herbeiführt. Chirurgen arbeiten innerhalb dieser schrecklichen Grenzen. Indem wir diese notwendigen Schranken überwinden müssen, um gute Operateure zu werden, laufen wir auch Gefahr, die Schranken zu anderen Formen der Gewalt fallen zu lassen. Vielleicht ist das unser Berufsrisiko.

Wie jeder Chirurg hatte Mike immer wieder auf dem schmalen Grat zwischen Normalität und Wahnsinn balancieren müssen. Es gibt so viele Faktoren, die einen Chirurgen aus dem Gleichgewicht bringen können. Ein unerschütterliches Selbstvertrauen, das vom eigenen Ego befeuert wird. Die fast unerträgliche Einsamkeit, mit der man die Technik gegen die Krankheit eines Patienten ins Feld führt. Die Anspannung, die vom wiederholten Spiel mit dem Leben anderer herrührt. Der Schlafentzug, der ganz allmählich an der Selbstbeherrschung, am Geduldsfaden und sogar manchmal an der Nachsicht anderen gegenüber nagt. Und nicht zuletzt der Zufall. Oder in Mikes Fall das Pech. Das Zünglein an der Waage, das ihn an diesem Tag, in diesem Moment, ausrasten ließ, waren die Scheidungspapiere. Er geriet ins Wanken, stürzte in den Abgrund und wurde verschluckt von Dunkelheit und Verzweiflung.

In meiner Funktion als Chef der Chirurgie war ich der Meinung, dass unsere Institution nach Isabellas Ermordung und Mikes Selbstmord niemals wieder ihren vorherigen Status als Lehranstalt ersten Ranges erlangen könnte. Solche Geschichten bleiben hängen. Wenn sich zwei Chirurgen noch ein Jahrzehnt später über die Vorzüge der verschiedenen Ausbildungsprogramme unterhalten, wird die Sprache auf diesen Mord kommen. Lange nachdem alle Chirurgen in den Ruhestand getreten sind und ein paar hundert Assistenzärzte ihre Ausbildung abgeschlossen haben, wird der Mord im kollektiven Gedächtnis noch immer präsent sein. Wenn diejenigen unter uns, die sich daran erinnern, nicht mehr sind, werden die Geister vielleicht Ruhe geben. Bis dahin wird jeden von uns die Verbindung heimsuchen, die wir zu Mike hatten. Es ist ein Gefühl der gemeinschaftlichen Schuld, dass ein Mörder sich unter uns bewegt hat, dass er aus unseren Reihen kam und wir nicht genug getan haben, um ihn aufzuhalten. Die Ausbildung zum Chirurgen ist hart, weil wir es uns nicht leichtmachen und daran glauben, dass jedes Leben heilig ist. Jemandes Tod versehentlich zu verschulden ist eine Sünde, mit der jeder Chirurg zu leben lernen muss. Aber ein Menschenleben – das eines anderen oder das eigene – absichtlich zu beenden geht darüber hinaus. Selbst in den Wirren des Krieges herrscht eine gewisse Anonymität darüber, welchem Feind wir den Tod bringen. Die Bombe, die fällt, tötet wahllos. Ohne Bewusstsein. Ohne selektive Absicht. Aber Mike hatte sich zwei Leben ausgesucht, um sie gezielt und vorsätzlich zu beenden. Der Umstand, dass meine Lehranstalt ihn ausgewählt und ausgebildet hat – dass es unter meiner Ägide geschehen ist –, macht mich zu einem Komplizen seines Verbrechens.

15 Die Launen des Glücks

> … man sagt, die ungrade Zahl sei eine heilige bei Geburt, bei Schicksalen und beim Sterben.
>
> WILLIAM SHAKESPEARE, DIE LUSTIGEN WEIBER VON WINDSOR IV, 7 (ÜBERSETZUNG VON WOLF GRAF VON BAUDISSIN)

Glück, Zufall, Schicksal – wie auch immer man es nennen will – ist ein schlüpfriger Begriff. Schwer zu fassen wie Quecksilber. Er führt in trügerische Richtungen. Er setzt sich über den Verstand hinweg. Ich habe versucht zu zeigen, welche wechselhafte Rolle das Glück in meinem eigenen Leben und dem meiner Patienten gespielt hat. Wie will man das Glück mit offenen Armen empfangen, wenn man zugleich auf die Hoffnung pfeift? Hoffnung ist unerlässlich für einen Chirurgen. Hoffnung ist die Kehrseite des Glücks.

Ich mag Chirurgen, die als Glücksbringer eine Kaninchenpfote bei sich tragen. Oder ein vierblättriges Kleeblatt. Ein Chirurg ohne Glück ist so hilflos wie ein Segler ohne Wind.

In meinem neurochirurgischen Alltag habe ich viel mit Hirntumoren zu tun. Ich hatte die Ehre, Hunderte von Patienten mit Astrozytomen – bösartigen Karzinomen im Gehirn – zu behandeln. Sehr wenige von ihnen überleben auch nur ein paar Jahre. Wie ich bereits erwähnt habe, stehen die Chancen für eine längere Überlebensrate tausend zu eins. Um «geheilt» zu werden, braucht man in der Tat Glück – aber ob es einen auch trifft, ist reine Lotterie.

Zum Glück (!) überleben bei jedem Neurochirurgen, der es mit Astrozytomen zu tun hat, immer wenigstens einige Patienten. Ohne diese Handvoll Glückliche, ohne diesen Hoffnungsschimmer wäre es schwer, weiterzumachen. Als Chirurgen müssen wir uns natürlich oft dem schlimmen Schicksal unserer Patienten fügen. Aber es liegt in der menschlichen Natur, immer wieder anzutreten und den Ball erneut ins Spiel zu bringen. Ohne Hoffnung kann man nicht operieren.

Ich hatte zwei «Glücks-Patienten» mit Astrozytomen. Sie – und ich – hatten sehr viel Glück. Sie hießen Rusty und Paul und waren völlig unterschiedliche Typen. Rusty war Alkoholiker, Kettenraucher und ein Tunichtgut. Außerdem hatte er gelernt, Frauen an sich zu binden und sie dazu zu bringen, ihn zu lieben und für ihn zu sorgen. Und er hatte natürlich auch einen Hirntumor. Überflüssig zu erwähnen, dass er ein Charmeur war und diesen Hirntumor auszuspielen verstand – wie beim Poker.

Paul hingegen war ein fleißiger Maschinenbaustudent. Ich traf ihn kurz nach seinem ersten Krampfanfall, der zur Entdeckung des bösartigen Astrozytoms führte. Ich entfernte es eine Woche später. Die folgende Bestrahlung und Chemotherapie zwangen ihn, das Studium ein ganzes Semester lang zu unterbrechen. Im folgenden Jahr widmete er sich jedoch mit umso größerem Eifer seinem Abschluss. Er hielt die Chemotherapie durch. Auf den letzten Scans zum Ende der Behandlung hin war von dem Tumor keine Spur mehr zu sehen. Er heiratete und nahm seine Promotion in Angriff. Er und seine Frau wollten sich in Berkeley, Kalifornien, niederlassen und eine Familie gründen, sobald Paul seine Dissertation beendet hätte.

Rusty kam in der Zwischenzeit mit seiner aktuellen Freundin in die Klinik zurück. Es war ganz normal, dass er nach Fusel stank; manchmal war er einfach unerträglich. Wenn er betrunken war, hatte er die Angewohnheit, sich an meine Schulter zu hängen, als wäre er mein bester Kumpel. Oder er kam großspurig über den Flur auf mich zu und grölte: «Hey, Doc! Wie geht's? Hey, ich will Ihnen jemanden vorstellen. Das ist Rose, meine Freundin. Komm schon, Süße, gib Daddy ein Küsschen. Das macht Ihnen doch nichts aus, oder, Doc?»

«Doch», sagte ich dann, «es macht mir was aus. Schön, Sie kennenzulernen, Rose. Rusty, setzen Sie sich hin und benehmen Sie sich. Wir müssen ein paar Tests machen.»

«Sicher, sicher, Doc», gab er zurück. «Aber ich brauche zuerst mein Küsschen, oder, Rose? Ich benehme mich viel besser, wenn ich mein Küsschen bekommen habe.»

Zu anderen Zeiten konnte er entwaffnend unschuldig tun. Einmal sah ich mir seine CT-Scans an. Bisher hatte sich Rustys Tumor auf den linken Frontallappen beschränkt. Auf diesem Scan schien er aber auf die Faserbündel der weißen Substanz, das Corpus callosum, übergegriffen zu haben. Er hatte begonnen, sich in die rechte Hemisphäre auszudehnen. In der Neurochirurgie nennen wir das «bihemisphärische Verteilung». Sie gilt als sehr schlechtes Zeichen. Ich holte meinen Stift heraus und zeichnete den unheilvollen Weg an, den der Tumor genommen hatte, sodass Rusty es sich besser vorstellen konnte.

«Wow!», sagte er. «Das sieht nicht gut aus, oder?»

«Nein», sagte ich. «Nicht wirklich. Es ist definitiv ein Zeichen dafür, dass der Tumor fortschreitet.»

Rustys erste Diagnosestellung lag zwei Jahre zurück. In der Zwischenzeit hatte er bei drei verschiedenen Freundinnen gewohnt, war aber kürzlich wieder zu seiner Mutter gezogen, die von der Sozialhilfe lebte. Sie hatte ihn an diesem Tag über 60 Kilometer weit zu seinem Termin im Krankenhaus gefahren.

«Ma, das sieht nicht gut aus, was?», fragte Rusty mit Blick auf seine Mutter.

Sie hatte Tränen in den Augen. «Mach dir keine Sorgen, Rusty», sagte sie. «Wird schon gutgehen.»

«Ja, das denke ich auch, Ma. Aber fragen wir den Doc. Wie lange habe ich noch?», wollte er wissen.

Ich kann nie eine klare Antwort auf diese Frage geben, weil es keine gibt. Und wie ich schon bemerkt habe, muss es ein Chirurg tunlichst vermeiden, dem Patienten die Hoffnung zu nehmen. Ich wollte offen zu ihm sein, aber die Wahrheit war, dass Patienten, deren Astrozytom sich auf die zweite Gehirnhälfte ausgeweitet hatte, dies noch nie länger als sechs Wochen überlebt hatten.

«Und, Doc?», fragte Rusty. «Wie lange? Ein paar Wochen … Monate?»

Ich zögerte und überlegte, was genau ich sagen sollte.

«Was? Sechs Monate? Oder vielleicht ein Jahr?», drängte er.

«Nein. Ich bezweifle, dass es ein Jahr ist, Rusty. Möglicherweise sechs Monate. Gute drei bis sechs Monate, nehme ich an … vielleicht.»

Über Rustys Gesicht huschte ein Schatten, und er wandte den Blick nach unten, um es vor seiner Mutter zu verbergen. Sie unterdrückte ein Schluchzen und tupfte sich die Augen. Dann schien Rusty neue Energie geschöpft zu haben. Er sah mit einem breiten Lächeln auf und tippte an die Zigarette, die immer hinter seinem linken Ohr steckte.

«Na», sagte er, «wenn es nur noch ein paar Monate sind, dann sollten wir das Beste daraus machen. Nicht wahr, Ma? Und wenn es nicht mehr so lange geht, dann sollte ich vielleicht versuchen, in ein Hospiz zu kommen, was? Damit ich Ma aus dem Weg bin. Was meinen Sie, Doc?»

«Ich schätze, das hängt davon ab, was Sie beide wollen», gab ich zurück. Ich erklärte, dass ich ihn in einem Hospiz ganz in der Nähe seiner Mutter unterbringen könnte, sodass sie die Möglichkeit hätte, ihn oft zu besuchen.

«Ja, das wäre gut», sagte Rusty. «Das wird Ma ein bisschen mehr Frieden und Ruhe geben. Ist doch so, oder, Ma?»

Seine Mutter wirkte erleichtert über Rustys Vorschlag, auszuziehen und in ein Hospiz zu gehen. Ich glaube nicht, dass sie dieses Gefühl guthieß, aber ihn daheim bei sich zu haben war sicher auch nicht leicht. Er war schon zweimal mit Alkohol am Steuer ihres Buicks erwischt worden und hatte seinen Führerschein verloren.

«Du musst nicht ins Hospiz gehen», sagte seine Mutter. «Du kannst bei mir bleiben. Du musst bei mir bleiben. Das klappt schon, du wirst sehen.»

«Nein, Ma. Ich will das nicht. Es ist okay, oder, Doc? Ich meine, dass ich ins Hospiz kann?»

Natürlich war es okay. Mein Büro leitete alles in die Wege. Der leitende Arzt aus dem Hospiz half Rusty dabei, sich dort einzurichten. Das Hospiz hatte einen Kleinbus, der Rusty fahren konnte, wohin er wollte. Er konnte sogar regelmäßig seine Mutter besuchen, ihr ein paar Bier aus dem Kühlschrank wegtrinken und wieder ins Hospiz zurückkehren.

In dieser Zeit waren in Pauls Scans keine Anzeichen für eine Rückkehr des Tumors zu erkennen. Es war ihm gelungen, seine sehr anspruchsvolle Dissertation zu beenden. Unser gesamtes Personal war bei der Doktorfeier dabei. Wir veranstalteten eine kleine Party für ihn in unserer Kaffeeküche, bevor er mit seiner Frau nach Berkeley aufbrach. Auf seinem «Geburtstagskuchen», den eine der Schwestern gebacken hatte, waren fünf Kerzen – eine für jedes Jahr, das er seit der ersten Diagnosestellung überlebt hatte. Er war mein erster Astrozytompatient, der die Fünf-Jahres-Marke erreichte. Seinen Scans nach zu urteilen hatte Paul allen Grund, sich als geheilt zu betrachten. Das war etwas, das wir aus der Klinik feiern wollten, unseretwegen genauso wie für Paul.

Auf der Party stellte eine der Schwestern Paul einer Studentin im dritten Jahr vor, während ich gerade Kuchen verteilte. Sie verkündete: «Das ist Paul. Er hat seinen Doktor in Maschinenbau gemacht und seinen Hirntumor schon um fünf Jahre überlebt.» Sie strahlte Paul so stolz an, als wäre sie seine Mutter. Die Medizinstudentin wusste offenbar bereits, wie selten man jemanden zu Gesicht bekam, der ein Astrozytom so lange Zeit überlebt hatte. Auf ihrem Gesicht zeichnete sich Ungläubigkeit ab. Paul lachte über ihre Überraschung.

«Es stimmt schon», meinte er. «Ich habe fünf Jahre geschafft … und die Uhr tickt weiter. Essen Sie doch ein Stück Kuchen.»

In der Zwischenzeit war Rusty schon zweimal mit Krampfanfällen ins Sierra Vista Medical Center eingeliefert worden. Wir vermuteten, dass sie eher von seiner Trinkerei herrührten, aber angesichts seiner Diagnose mussten wir jedes Mal wieder neue Scans machen. Jede Aufnahme sah exakt wie ihre Vorgänger aus: keine Blutung, kein Wachstumsfortschritt. Nur dieser große, hässliche Tumor, der in beiden Gehirnhälften saß. Ich sah mir jeden Scan an und vergewisserte mich, dass es Rusty nicht schlechterging. Der Arzt aus der Notaufnahme pumpte ihn mit Krampfmitteln voll, um weiteren Anfällen vorzubeugen. Dann kehrte Rusty ins Hospiz zurück.

Ich sah Rusty zum Routinetermin wieder und begutachtete seine Scans.

«Wie sieht's aus, Doc? Besser?», fragte er.

«Nein. Nicht besser. Aber auch nicht schlechter. Genauso wie das letzte Mal. Es hat sich nichts verändert.»

«Na, das sind doch gute Neuigkeiten. Hast du das gehört, Ma? Kein Wachstum. Keine Veränderung. Die Verteidigungslinie hält!», polterte er.

Rusty konnte einen solchen Optimismus verbreiten. Dadurch schien seine Mutter wieder Mut zu fassen. Himmel, sogar ich fasste wieder Mut.

Zwei Monate nach seinem letzten Besuch rief mich die Hospizleiterin von Sierra Vista an. Ich nahm an, dass Rusty wieder einen Krampfanfall gehabt hatte.

«Hören Sie, Dr. Hamilton, wir müssen darüber sprechen, wie wir weiter mit Rusty verfahren», sagte sie.

«Ich weiß nicht, was Sie meinen», erwiderte ich.

«Es ist so … na ja, Rusty ist nun seit über sechs Monaten hier, und es scheint ihm ziemlich gutzugehen. Normalerweise behalten wir Patienten nicht über sechs Monate hier. Das ist die absolute Obergrenze, wenn Sie verstehen, was ich meine.»

«Sie sind bis dahin normalerweise tot», ergänzte ich.

«Nun – ja. Ich fürchte schon. Hospize sind für Todkranke da. Und ehrlich gesagt sieht Rusty nicht so aus, als wäre er dem Tode näher als zum Zeitpunkt seines Einzugs. Ich meine ja nicht, dass das schlecht ist. Das soll keine Kritik sein.»

«Nein. Ich weiß, was Sie sagen wollen. Sie haben in vielerlei Hinsicht recht», versicherte ich. «Seinen Scans zufolge hätte er schon längst tot sein müssen. Deshalb haben wir ihn ja auch ursprünglich zu Ihnen geschickt.»

«Ich weiß. Aber unsere Betten sind für Patienten reserviert, die wirklich im Sterben liegen. Wir werden ihn zu seiner Mutter zurückschicken müssen. Es tut mir leid, aber so laufen die Dinge hier eben.»

«Das verstehe ich.»

«Möchten Sie, dass ich es Rusty und seiner Mutter mitteile, oder machen Sie das?», fragte sie.

«*Ich* sollte das mit ihm besprechen», antwortete ich. «Ich kann ja einfach sagen: ‹Ich habe tolle Neuigkeiten für Sie – Sie sind gerade aus dem Hospiz geflogen.›»

Ich vereinbarte mit Rusty und seiner Mutter einen Termin. Als ich ins Zimmer kam, sah ich ihnen an, dass sie auf schlechte Nachrichten gefasst waren. Ich holte rasch die CT-Scans heraus. Absolut keinerlei Veränderung, versicherte ich ihnen. Ich erläuterte ihnen das Dilemma, das Rustys weiteren Verbleib im Hospiz unmöglich machte.

Rusty, der ewige Optimist, nahm die Nachricht, das Hospiz verlassen zu müssen, vergnügt auf. «Wow, das ist ja toll! Ich komme aus dem Hospiz, Ma! Das heißt doch, dass es mir bessergeht, oder, Doc?»

Ich nickte. «Ja. Ich schätze, das ist richtig.»

«Und was ist mit meinem Tumor?», fragte er.

«Ich kann es mir nicht wirklich erklären, Rusty. Aus irgendeinem Grund ist Ihr Tumor zum Stillstand gekommen. Es sieht so aus, als hätte er aufgehört zu wachsen. Zumindest für den Augenblick – vorläufig.»

«Doc, das ist toll!» Er sprang auf, fiel mir um den Hals und zog auch seine verblüffte Mutter in unsere Umarmung.

«Doc, das ist einfach die schönste Nachricht, die Sie mir überbringen konnten. Mann, das werde ich feiern», sagte er und blinzelte mir zu. Ich wusste genau, was er meinte, aber ich konnte ihm keinen Vorwurf machen. Ich hatte noch nie einen Patienten, der aus dem Hospiz geworfen worden war. Das war wirklich ein Grund zum Feiern.

In den nächsten drei bis vier Jahren wurden von Rusty und

Paul regelmäßig Scans gemacht. Paul schickte mir immer pflichtschuldig seine Aufnahmen aus Kalifornien. Ich sah sie mir an und besprach sie telefonisch mit ihm und seiner Frau. Rusty kam alle drei Monate mit seiner Mutter zu mir. Ich gewöhnte mich daran, dass seine Scans keine Veränderungen zeigten. Pauls Scans waren vollkommen sauber.

Bedenkenlos verlängerte ich daher die Zeitspanne zwischen den Nachsorgeterminen. Statt alle drei Monate mussten Rusty und Paul nun nur noch alle sechs Monate zur Untersuchung. Und am Ende nur noch einmal im Jahr. Wenn wir in der Hirntumorfortbildung ihre Scans durchsprachen, schnappte jeder erstaunt nach Luft. Der von Paul sah so aus, wie wir uns immer den Scan eines geheilten Hirntumors vorgestellt hatten – vollkommen normal. Auch Rustys Aufnahmen fegten alle von den Füßen – aus anderen Gründen. Sein Tumor strafte den gesunden Menschenverstand Lügen. Er schien einfach eingeschlafen zu sein.

Rusty heiratete seine neue Freundin Lucy, als sie ein Jahr zusammen waren. Die Ehe war bestenfalls schwierig zu nennen und hielt nur zwei Jahre. Danach kam Rusty wieder in Begleitung seiner Mutter zu mir. Paul wurde unterdessen Vater zweier Kinder und festangestellter außerordentlicher Professor am California Institute of Technology.

Als ich Rusty 2003, nach 13 Jahren, wieder im Krankenhaus sah, hatten sich seine Scans kein bisschen verändert. Ich gab ihm ein Nikotinpflaster, damit er endlich mit dem Rauchen aufhörte. Wenn er so lange durchgehalten hatte, meinte er, war es nun wohl an der Zeit, seine Gesundheit etwas ernster zu nehmen. Er trank noch immer viel zu viel, aber er war wieder bei seiner Mutter eingezogen und hatte sich zu einem ziemlich guten Koch gemausert. Heute führen wir ihn unseren Studenten und Assistenzärzten wie eine

VIP vor, wenn er kommt. Er nimmt die Kappe ab und zeigt ihnen voller Stolz seine OP-Narbe am Schädel.

«Ja», sagt er dann, während er das Haar über der Stelle teilt, «ich bin aus dem Hospiz geflogen und immer noch nicht tot. Ich bin sozusagen der lebende Beweis. Ist doch so, oder, Doc?»

2003 war für Paul das Jahr 14 nach der Diagnose. Er und seine Frau hatten sich gerade ein Häuschen in den Hügeln gebaut, zwei Autostunden von ihrem Heim in der Nähe des Instituts entfernt. Im selben Jahr hatte Paul einen Krampfanfall. Um sicherzugehen, ließ ich einen Scan in Kalifornien machen und ließ ihn mir schicken. Ich sah ihn mir ungläubig an. Es war ein neuer Schatten zu erkennen. Er war vorher noch nicht da gewesen. Ein neuer Tumor, den wir abschießen mussten. Paul musste zurückkommen und sich einer gezielten Bestrahlungsserie unterziehen, die den Tumor vernichten sollte. Obwohl der Schatten auf den Folgescans verschwunden war – und vermutlich der Tumor mit ihm –, löste das Rezidiv in Paul eine tiefgreifende Veränderung aus. Während er vorher – wie ich – geglaubt hatte, eine Spontanheilung erlebt zu haben, wurde er nun von der Vorstellung umgetrieben, dass der Tumor ihn verfolgte und ihm in den Tiefen seiner Scans auflauerte. Dass er dort darauf wartete, bis seine Zeit gekommen war. Im übertragenen Sinn blickte er nun ständig über die Schulter zurück. Das hatte er noch nie zuvor getan. Und ich tat es ihm gleich, wenn wir mit Hilfe der neuesten Technologien – wie Magnetresonanzspektroskopie und Positronen-Emissions-Tomographie – nach neuen verräterischen Anzeichen Ausschau hielten. Wir feierten die Folgescans nicht mehr. Wir seufzten jedes Mal nur noch erleichtert auf.

Ich habe gelernt, dass Glück oder Unglück den Unterschied zwischen Überleben und Sterben ausmachen kann. Es kann die Kraft hinter einer erfolgreichen Operation oder einer schrecklichen Komplikation sein. Es entzieht sich gerade dann am meisten unserer Kontrolle, wenn es den größten Einfluss auf unser Leben (oder Sterben) hat. Wir müssen es einfach akzeptieren – Patient wie Arzt. Ich habe es noch nicht im Griff, mich zu freuen, wenn das Glück sich zeigt, und nicht verbittert zu sein, wenn es uns verlässt. So viele meiner Patienten haben einen bleibenden Eindruck bei mir hinterlassen (vor allem die, deren Geschichten ich Ihnen erzählt habe). Patienten wie Rocky, Candy, Taylor, Donald und Sy haben ihr Schicksal nicht verflucht. Jeder von ihnen ist aus diesem Leben geschieden, als der Moment dazu gekommen war – und nachdem er seinen Frieden mit der Welt gemacht hatte. Sie hatten ihr Schicksal angenommen – ihr Glück wie ihr Unglück. Ich bemühe mich noch immer, von ihnen zu lernen. Mich von ihrer Würde und Stärke inspirieren zu lassen, deren Zeuge ich wurde, weil ich das Glück hatte, ihr Arzt zu sein. Aber es kommt noch immer vor – noch Jahre nach ihrem Tod –, dass ich um sie weine. Und um mich. Es waren so wenige glückliche Fälle.

16 Die Seele lebt weiter

Viele der spirituellen Erfahrungen, über die ich bisher geschrieben habe, sind keineswegs einmalig. Sie sind im Gegenteil weit verbreitet, Ereignisse, die jeden Tag in jedem Krankenhaus stattfinden. Und obwohl ich nicht für andere Chirurgen sprechen kann, wird über die Mehrheit dieser Erfahrungen einfach hinweggesehen.

Warum? Warum habe ich mir immer zunächst gesagt, dass es Zufall gewesen sein musste, wenn ich selbst Zeuge einer spirituellen Erfahrung geworden war? Meine erste Reaktion war stets, diesen «Anekdoten» keinerlei Bedeutung beizumessen. Sie schienen mich ablenken, mich vom «rechten Weg» weglocken zu wollen, der doch darin bestand, die Facharztausbildung abzuschließen. Später jedoch wurden diese Erfahrungen ein wesentlicher Bestandteil meiner Vorstellung von einer Lebensaufgabe. Und viele von ihnen schnitten übergeordnete Themen wie Spiritualität, übersinnliche Fähigkeiten und übernatürliche Kräfte an.

Wenn ich in meiner Karriere nach dem suche, was wirklich bemerkenswert war, fällt mir auf, dass dies nicht die Operationen waren, die ich durchgeführt habe. Am erinnerns- und mitteilenswertesten sind vielmehr die spirituellen Erlebnisse. Abgesehen von seinen technischen Möglichkeiten bietet uns der Operationssaal die Gelegenheit, unsere eigenen Werte und unseren Blick auf unsere eigene endliche Existenz auf den Prüfstein zu legen und für uns das Rätsel zu lösen, welchen tieferen Sinn wir darin sehen.

In meiner Chirurgenlaufbahn hat mich niemand davor gewarnt, dass ich, indem ich in das Leben meiner Patienten trat, auch die Prioritäten in meinem eigenen Leben würde neu überdenken müssen. Dass meine charakterliche Integrität Prüfungen zu bestehen haben würde. Und dass ich mich angesichts meiner persönlichen Unzulänglichkeiten klein und demütig fühlen würde. Niemand hat mir gesagt, dass man – weder als Patient noch als Arzt – eine größere Operation auf sich nehmen kann, ohne zu einer spirituellen Neuorientierung und manchmal sogar einer völligen Transformation bereit zu sein. Ich hätte es ahnen müssen. Aber ich bin immerhin so weit in meiner persönlichen Entwicklung gekommen, dass ich um die Gelegenheiten weiß, die mir jede Operation bietet, weiter in mein eigenes, unerforschtes spirituelles Territorium vorzudringen. Jeder Patient bringt mich der Lebensaufgabe meiner Seele ein Stück näher.

Ein neuerer Fall – der letzte Patient, bei dem wir in diesem Buch zusammen Visite machen wollen – gab mir Gelegenheit, einen Blick auf das zu werfen, was nach unserem Leben auf uns warten mag. Es geschah in einem anderen Krankenhaus. Aber der Fall war so ungewöhnlich, die Faktenlage so faszinierend, dass ich mich genötigt sah, nach Phoenix zu reisen und selbst mit dem Pflegepersonal und der Patientin zu sprechen. Ich wollte alle Berichte studieren. Ich bat darum, alles zu Gesicht zu bekommen, was nicht im Krankenblatt stand – was also über Blutdruck, Körperkerntemperatur und EKG hinausging. Ich wollte die 300 Seiten starken Hirnwellenaufzeichnungen durchsehen. Ich interessierte mich für die Video- und Audiomitschnitte aus dem OP während der Operation. Außerdem galt es, mehrere auf Video aufgenommene Interviews mit der Patientin eingehend zu prüfen. Ich fühlte mich wie ein Polizeibeamter mit Durchsuchungsbefehl.

Ich war nicht der Einzige, der um Einblick in alle Unterlagen bat. Andere Ärzte, Forscher und Bewusstseinsexperten stellten ähnliche Anfragen, als sich die Kunde von dem Fall in der Fachwelt verbreitete. Wenige von uns Ärzten ahnten, dass wir auf etwas stoßen könnten, das völlig neu oder einzigartig war. Die große Mehrheit derer, die den Fall untersuchten, glaubte, dass sich am Ende eine ganz irdische, rationale Erklärung für das, was geschehen war, finden würde. Dass wieder einmal und zwangsläufig ein scheinbares Wunder entzaubert werden würde. Aus diesem Grund mussten wir dringend dafür sorgen, dass die Aufzeichnungen – die «Beweiskette» sozusagen – nicht verfälscht werden würden, bis niemand mehr den Originalzustand erkennen konnte. Wir fürchteten, dass uns eine unvollständige oder unklare Dokumentation die Möglichkeit nehmen könnte, diesem offenbar ungewöhnlichen Fall eine logische Erklärung abzuringen. Wir kamen mit der Absicht, ihn wegzuerklären. Stattdessen stolperten wir unverhofft über die einmalige Gelegenheit, die Möglichkeit auszuloten, dass es auch jenseits der physischen, biologischen und physiologischen Grenzen des menschlichen Gehirns ein Bewusstsein geben könnte. Kurz gesagt standen wir am Ende vor der Frage: Kann der Geist vollkommen unabhängig vom zentralen Nervensystem existieren? Für mich persönlich war dieser Fall eine Chance, die man nur einmal im Leben bekommt.

Die Patientin war eine 34-jährige Frau, die am Barrow Neurological Institute von Thomas Reed behandelt wurde. Ich kannte Thomas damals schon 15 Jahre und zählte ihn zu den talentiertesten neurovaskulären Chirurgen der Welt. Die Frau arbeitete in einem Architekturbüro. Eines Tages, als sie an ihrem Schreibtisch saß, nahm sie überall im Raum funkelnde Lichter wahr. «Sie blitzten wie die Kerzen an einem Christbaum auf», so hatte sie es beschrieben. «Gleich danach kam ein greller Kopfschmerz. Es fühlte sich an, als hätte mir jemand ein Messer geradewegs in den Kopf gestoßen. Dann muss ich ohnmächtig geworden sein, denn als ich wieder wach wurde, standen all meine Kollegen um mich herum. Ich hielt mir den Kopf mit beiden Händen, weil ich das Gefühl hatte, dass er gleich explodieren würde.»

Sie hatte eine relativ kleine, aber fast tödliche Hirnblutung erlitten. Als Ursache für die Blutung wurde ein Aneurysma an der Hirnbasis festgestellt. Diese Aneurysmen sind nichts für schwache Nerven. Die Blutgefäße, die direkt von der Hirnbasisarterie abgehen, versorgen die wichtigsten Bereiche des Hirnstamms, Bereiche, die für das Atmen, Schlucken und auch die Regulation des Herzschlags zuständig sind. Wenn ein Aneurysma an der Hirnbasis platzt, sterben die Patienten fast ohne Ausnahme. Aber diese Frau war nicht gestorben, und das bedeutete, dass das Aneurysma operiert werden musste.

Aus technischer Sicht war ihr Aneurysma sehr anspruchsvoll. Seine ballonartige Ausstülpung schloss zwei wichtige Arterien ein, die nicht verletzt oder gar geopfert werden durften. Das Aneurysma war wie ein Hefekuchen angeschwollen und musste zunächst von den beiden Blutgefäßen getrennt werden, bevor man es flicken konnte. Aber wie? Wenn man das Aneurysma auf diese Weise präparierte, würde es mit großer Sicherheit platzen – in diesem Fall wäre die Patientin sofort tot. Aber was, wenn gar kein Blut da war, das bei einer Verletzung der Arterienwand austreten konnte? Was, wenn es gar keinen Blutfluss gab?

Das Chirurgenteam beschloss, für die Operation die Körpertemperatur der Patientin so weit abzusenken, dass sie einen scheintoten Zustand erreichte. Ihr Herz würde zu schlagen aufhören und der Blutfluss zum Erliegen kommen – für etwa 20 Minuten. Dazu musste die junge Frau an einer Herz-Lungen-Maschine, die ihr Blut mit Sauerstoff anreicherte und es dann zurück in den Körper pumpte, mittels Wärmeaustauscher langsam heruntergekühlt werden. Schließlich, wenn die Körpertemperatur unter 32 Grad Celsius gefallen war, würde das Herz seine Pumpfunktion vollständig einstellen. In diesem Augenblick würde man auch die Herz-Lungen-Maschine anhalten. Der Blutfluss zum Herzen und zum Gehirn würde zum Stillstand kommen, die Hirnwellen – sichtbar gemacht im EEG – würden auf die Nulllinie fallen. Dann erst konnte man sich dem Aneurysma nähern, ohne Gefahr zu laufen, eine Blutung auszulösen, und es während des Kälteschlafs mit einem Clip überbrücken. Das allerdings durfte nicht länger als 20 Minuten dauern. Wenn alles gutging, würde Dr. Reed in dieser Zeit den Clip angebracht und damit das Aneurysma komplett aus dem Blutkreislauf ausgeklammert haben. Dann würde die Herz-Lungen-Maschine wieder ihre Tätigkeit aufnehmen, und das Blut der Patientin könnte allmählich wieder angewärmt werden. Man hoffte, dass das Herz der jungen Frau wieder anfangen würde zu schlagen, wenn sich die Körpertemperatur dem Normalwert näherte. Man hoffte, dass das Gehirn aus seiner Kältestarre erwachte, sobald erneut Blut darin zirkulierte, und sich eine normale Hirnwellenaktivität einstellte. Das zumindest war der Plan.

Die Patientin hatte verständlicherweise Todesangst. Tom hatte die Wahrscheinlichkeit, dass sie auf dem OP-Tisch sterben könnte, auf 50 Prozent beziffert. Aber ohne Operation, wie riskant sie auch war, betrug die Wahrscheinlichkeit, dass die Patientin sterben würde, 100 Prozent. Schluchzend unterschrieb sie die Einverständniserklärung zu einem der zweifellos gefährlichsten Eingriffe in der gesamten Chirurgie. Diese Form des Herzstillstands war in der Hirnchirurgie noch keine zwei Dutzend Mal erprobt worden. Pannen, Schlag- und Herzanfälle hatten viele dieser ersten Versuche begleitet. In zwei Fällen war der Patient aus seinem Kälteschlaf nicht wieder erwacht.

Es ist heute ein alltägliches Verfahren in der Herzchirurgie, bei Patienten einen geplanten Herzstillstand herbeizuführen – eine so genannte Kardioplegie, bei der sich der Herzmuskel nicht mehr kontrahiert. Eine Herz-Lungen-Maschine übernimmt in diesen Fällen die lebenswichtige Pumpfunktion des Herzens. Dies dient dazu, das Herz ruhigzustellen, sodass es sich nicht bewegt, während der Chirurg daran operiert. Beim Eingriff an einem Aneurysma der Hirnbasisarterie gibt es einen entscheidenden Unterschied: Für eine kurze Zeitspanne wird der gesamte Blutkreislauf stillgelegt. Sogar die Herz-Lungen-Maschine wird ausgeschaltet. Es fließt keinerlei Blut, in keinem Blutgefäß (auch nicht in den Arterien, die das Gehirn versorgen), bis der Schaden an der Basilararterie behoben ist. Das Abstellen der Herz-Lungen-Maschine ist bei einer Herzoperation keinesfalls erlaubt, während das Herz nicht schlägt – es sei denn, der Patient verstirbt unter dem Eingriff. Dann ist dies die finale Handlung bei einer OP mit tödlichem Ausgang.

Unter normalen physiologischen Umständen toleriert das Gehirn es nicht, wenn es länger als eine oder zwei Minuten nicht durchblutet wird. Dann stirbt es ab. Unverzüglich. Unwiederbringlich. Die Zeitspanne, in der das Gehirn ohne jeglichen Blutfluss auskommt, lässt sich durch Abkühlen erweitern. Je niedriger die Temperatur des Gehirns, desto weniger Sauerstoff ist nötig, um die einzelnen Neuronen funktionsfähig zu erhalten. Es wird immer wieder von

Menschen berichtet – vor allem von Kindern, deren kleinerer Körper sich schneller abkühlt als der von Erwachsenen –, die es ohne erkennbaren Hirnschaden überlebten, dass sie bis zu 40 Minuten im eiskalten Wasser gelegen hatten. Für gewöhnlich passiert so etwas, wenn jemand im Winter ins Eis einbricht. Obwohl uns die Notwendigkeit aus physiologischer Sicht klar ist, fällt das Abstellen der Herz-Lungen-Maschine im OP noch immer keinem leicht. Man braucht viel Glück dazu. Es ist ähnlich spektakulär wie ein erfolgreicher Raketenstart, wenn alles reibungslos abläuft. Und ein ebenso schreckliches Desaster, wenn das nicht der Fall ist.

Aus technischer Sicht verlief bei diesem gewagten chirurgischen Unterfangen alles gut. Reibungslos. Der Körper der Patientin kühlte sich ab, das Herz hörte wie erwartet auf zu schlagen, und die Hirnwellen verschwanden. Sie war nach allen Kriterien der modernen Medizin tot. In ihren 17 Minuten als «Leiche» brachte der Operateur vorsichtig einen Titanclip an, der das Aneurysma für immer versiegelte. Das ganze Team arbeitete konzentriert und tauschte hin und wieder einen Scherz aus. In der Hauptsache drehte sich das Gespräch allerdings um operative und technische Belange. Chirurg und Assistent murmelten leise vor sich hin, während sie über das Mikroskop an dem heiklen Blutgefäß arbeiteten. Der Anästhesist ließ seine Instrumente nicht aus den Augen, hatte aber daneben Zeit, mit den Schwestern zu plaudern, während alles darauf wartete, dass der Clip an Ort und Stelle angebracht und damit die Gefahr, die von dem Aneurysma ausging, für immer gebannt war.

Es gibt Video- und Audiomitschnitte, die den Verlauf der Operation dokumentieren. Auf der Audiospur finden sich alle Umgebungsgeräusche, die ein kleines, handelsübliches Mikrophon eben so einfangen kann. Es war nicht einmal der letzte technische

Schrei – nur ein Mikrophon, wie man es in jedem Elektronikmarkt bekommt. Aber diese Audiospur würde sich am Ende als eines der wichtigsten Beweisstücke erweisen, mit denen wir es zu tun hatten.

Im Verlauf der Operation wurden ein paar belanglose Dialoge aufgezeichnet – unter anderem zwischen Tom Reed und dem Kardiotechniker, der die Herz-Lungen-Maschine überwachte.

«Wir brauchen in einer oder zwei Minuten wieder Pumpleistung. Ist alles bereit?», fragte Tom.

«Ja, wir sind so weit. Wir müssen nur noch kurz durchblasen», antwortete der Kardiotechniker. «Durchblasen» bedeutet im Fachjargon, dass die Pumpe ein paar Sekunden lang leerläuft, um sicherzustellen, dass keine Luftblasen im System mehr zirkulieren, bevor das Blut in den Kreislauf des Patienten zurückgepumpt wird. Während die Pumpe also durchgeblasen wurde, nahm das Mikrophon eine zweite wichtige Unterhaltung auf. Eine der Schwestern im OP, eine gewisse Rita Hightower, verkündete, dass sie sich verlobt habe. Ein paar Schwestern kreischten aufgeregt. Da Rita steril für die OP war und OP-Handschuhe anhatte, trug sie ihren Verlobungsring nicht.

Aber sie sagte: «Wartet nur, bis ihr ihn seht. Es ist ein gelber Diamant, eineinhalb Karat, Vierkantschliff. Er hat mir den Antrag mitten im Morton's gemacht. John ist auf die Knie gegangen und hat mich gefragt. Ein Kellner hat ihn nicht gesehen, ist über ihn gestolpert und in die Weinkiste gefallen. Es ist nichts zu Bruch gegangen, aber es war lustig.» Ein paar Ohs und Ahs. Jemand fragte aus dem Hintergrund, woher der Ring war. «Johnston Fellows.» Einer der exklusivsten Juweliere in Phoenix. «John hat ihn extra für mich machen lassen.»

Die Pumpe war nun durchgeblasen. «Da bläst er, Kapitän», kam die Ansage.

«Okay. Dann lasst uns die Kleine mal aufpumpen, oder?»

Die Herz-Lungen-Maschine lief ratternd an, und Blut begann durch das Gewebe der Patientin zurückzufließen. Ihr Körper erwärmte sich allmählich. Ihr Herz begann erneut zu schlagen. Ein paar Minuten später erschienen im EEG wieder normale, gesunde Hirnwellen. Die Operation unter Dr. Reed war ohne Zwischenfälle verlaufen. Nur eines bereitete allen Kopfzerbrechen. Es war genau der Grund, warum ich mich genötigt sah, mir ein eigenes Bild von alldem zu machen.

Die Patientin wachte auf der Intensivstation auf. Ganz allmählich wich die Benommenheit der Narkose. Nach einigen Stunden war sie wieder völlig klar. Sie setzte sich auf, um Dr. Reed und seine Assistenzärzte zu begrüßen, die zur Visite gekommen waren.

«Wie ist es gelaufen?», fragte die Patientin.

«Wie aus dem Lehrbuch», antwortete Tom mit einem Lächeln. Er untersuchte sie rasch. Auch das wurde von der Videokamera im Zimmer aufgezeichnet.

«Ich meine, mich zu erinnern, dass etwas während der OP ‹geblasen› hat», sagte sie. «War das das Aneurysma?»

«Nein.» Tom muss leichenblass geworden sein. Man konnte es nicht sehen, denn er stand mit dem Rücken zur Kamera.

«Ich dachte, dass jemand gesagt hat: ‹Da bläst er.› Wie in *Moby Dick*.»

«Ja, aber … was Sie vielleicht gehört haben … war der Techniker, der gemeldet hat, dass keine Luftblasen mehr im System waren. Das ist alles.»

«Oh, da bin ich aber froh. Mir ist nur eingefallen, dass Sie gesagt haben, es wäre eine Katastrophe, wenn das Aneurysma platzen würde.»

«Nein. Mit dem Aneurysma ist alles glattgelaufen.» Tom beugte sich tiefer zu der jungen Frau hinunter. «Erinnern Sie sich an noch etwas?»

«Ja, an einen Ring. Einen gelben Diamanten von Johnston Fellows. Eineinhalb Karat. O … und an Morton's Restaurant, wo jemand in eine Weinkiste gefallen ist.»

Tom konnte sie nur noch anstarren. «Sie erinnern sich an all das?»

«Ja. Warum? Was bedeutet das?»

«Ach, das waren nur Gespräche, die wir im OP geführt haben. Nichts Besonderes.»

Tom ging aus dem Zimmer und rief sofort den Anästhesisten an. «Sie erinnert sich an alles, was im OP passiert ist!»

«Nein. Ausgeschlossen!», antwortete der Kollege. «Das ist ganz und gar unmöglich.»

«Na, dann komm her und frag sie, was sie noch weiß!» Der Anästhesist war eine Minute später da und ließ sie Wort für Wort alles wiederholen, woran sie sich erinnerte. Er begann, sich am Kopf zu kratzen, und murmelte: «Wie zum Henker konnte das nur passieren?»

Was uns alle an diesem Video so aufrüttelte, war, dass wir wussten: Das Gehirn dieser Frau war tot gewesen – ohne jedwede messbare elektrische Aktivität. Das hieß, dass keine einzige Hirnzelle aktiv war, arbeitete, feuerte oder elektrische Signale aussandte. Und trotzdem, mit einer Nulllinie im EEG, war die Patientin in der Lage, sich an die Gespräche im OP zu erinnern. Mit anderen Worten: Während sie klinisch tot und ihr Gehirn außer Gefecht gesetzt war, hatte sie es dennoch irgendwie geschafft, sich die Unterhaltung im OP «einzuprägen». Und es waren keine verschwommenen Erinnerungen. Die Patientin gab praktisch Wort für Wort wieder, was gesagt worden war. Bis hin zum Namen des Juweliergeschäfts und dem stolpernden Kellner. Nein, sie erinnerte sich ganz klar an alles. Daran bestand kein Zweifel.

Nach allem, was wir heute darüber wissen, wie das Gehirn arbeitet, müsste es – aus biochemischer, metabolischer wie auch aus physiologischer Sicht – dem Gehirn dieser Frau ganz und gar unmöglich gewesen sein, eine Erinnerung zu schaffen. Dafür müssten Neuronen aktiviert und in der Lage gewesen sein, hereinkommende elektrische Impulse zu kodieren. Diese elektrische Aktivität wiederum hätte die Spannungssignale auf der Oberfläche der Zellmembran in spezifische Veränderungen der Boten-RNA in den Neuronen «übersetzen» müssen. Solche Veränderungen der Boten-RNA generieren präzise Veränderungen auf Molekülebene, beeinflussen die Produktion von Aminosäuren und Peptiden in Tausenden von Zellen und erzeugen schließlich eine Erinnerung, die das Gehirn abrufen kann. Um eine «lebensechte» Erinnerung hervorzubringen, muss das Gehirn also sehr lebendig und auf der Höhe seiner elektrischen Aktivierung sein; ebenso muss der Stoffwechsel in den Zellen selbst auf Hochtouren laufen.

Und doch lagen uns zweifelsfreie, wissenschaftliche Beweise vor – nicht nur dafür, dass ihr Gehirn stillgelegt gewesen war, sondern auch für die Abwesenheit jedweder elektrischen Aktivität in der Hirnrinde, während das Team sich im OP unterhielt. Woher also konnten diese brandneuen Erinnerungen kommen? Wo waren sie abgespeichert worden? Und wo konnte es überhaupt so einen Ort geben? Wo auch immer das war, er musste selbstverständlich außerhalb ihres eigenen Gehirns und Geistes liegen – zumindest der Auffassung nach, die wir derzeit von ihnen hatten. Wo auch immer diese Erinnerungen existierten, während ihr Gehirn tot war, wie konnte sie später auf diesen Ort zugreifen? Und wie konnten solche Erinnerungen intakt draußen «im Äther» überleben, an einem Ort, der ihrem Gehirn erst zugänglich war, als es wiederbelebt wurde und erwachte? Eines war klar: Ob man es erklären konnte oder nicht, sie hatte präzise Erinnerungen an das, was passiert war, abgespeichert und dann wieder abgerufen.

Wir mussten uns einige neue Erklärungen einfallen lassen. Eine These ging davon aus, dass sich ihr Gehirn – und das Bewusstsein, das es hervorbrachte – irgendwohin begeben hatte, über seine physischen und physiologischen Begrenzungen hinaus. In den Kosmos hinein. Die Vorstellung, dass das Bewusstsein – etwas, das das Gehirn erzeugt – sozusagen ein Eigenleben haben könnte, das unabhängig vom Gehirn selbst existiert, ist verwirrend. Jedenfalls für uns Ärzte. Aber vielleicht nicht für Anhänger des tibetischen Buddhismus oder anderer Glaubensrichtungen, die die Lehre der Wiedergeburt vertreten.

Eine zweite Theorie, die ebenso radikal wie die erste war, wurde von einer Gruppe von Physikforschern vorgetragen. Sie hegten die Vorstellung, dass die Erinnerungen an die Unterhaltung im OP als eigenständige Energiequanten intakt weiter bestanden. Das ähnelt vom Konzept her der Strahlung von Sternen, die weit jenseits unserer Galaxie liegen, und die uns hier auf der Erde erreicht. Das Licht, das wir heute Abend sehen, wurde vor Millionen von Jahren «losgeschickt». Tatsächlich könnte der Stern, dessen Licht heute auf unserer Netzhaut auftrifft, schon vor langer Zeit erloschen sein. Die Lichtquanten, die wir wahrnehmen, existieren also unabhängig von diesem Stern. Ganz ähnlich könnten sich diese Quanten-Päckchen von «Erinnerungsenergie», sobald sie entstanden sind, von der Fähigkeit des Gehirns, sich an sie zu erinnern, emanzipieren. Später, so nahmen die Physiker an, könnten diese Quanten auf irgendeine Art und Weise wieder zur Verfügung stehen und ins Gehirn zurückkehren. Genau wie die Lichtwellen, die wir heute in unseren

Teleskopen sehen, vor Millionen von Jahren in einem weitentfernten Stern entstanden sind, könnten Erinnerungen unabhängig im Universum fortdauern, bis dieses oder jenes individuelle Gehirn bereit und in der Lage ist, sie zu «erleben».

Stellen Sie sich nun einen Augenblick lang vor, welche Konsequenzen die Vermutung mit sich bringt, dass Quanten von bewusster Energie unabhängig im Universum existieren und fähig sind, von irgendwoher und irgendwann in uns «einzugehen». Vielleicht können sie sogar in jemandes Gehirn eindringen, der nicht einmal anwesend ist, bei dem nie beabsichtigt war, dass die Erinnerungen dort ankommen sollten. Oder falls doch beabsichtigt, dann von wem oder was? Konnte solch eine Absicht von einem bewusstlosen oder hirntoten Patienten gehegt werden? All dies führte uns auf fremdes Terrain, auf dem die theoretische Physik mit der Bewusstseinsforschung verschmolz. Wo sich unsere Begriffe von Leben und Bewusstsein mit der Quantenmechanik und den Sternen selbst vermischten.

Egal, wie wir uns dieses Phänomen zu erklären versuchten, die Erfahrungen dieser jungen Frau schienen nahezulegen, dass der Geist – sozusagen das «Gefäß» des Bewusstseins – irgendwie dazu gebracht werden konnte, sich von dem Gehirn abzuspalten, das ihn erschaffen hatte. Dass er ohne jede neuronale Unterstützung existieren konnte. Vielleicht war der todesähnliche Zustand der Patientin die Voraussetzung dafür gewesen.

Aus diesem Grund strömten Ärzte und Forscher in Scharen nach Scottsdale: um die Patientin zu befragen und die Aufzeichnungen und Daten zu studieren. Das Personal aus dem OP wurde minutiös, unabhängig und einzeln befragt, um sicherzugehen, dass die Erinnerungen des einen nicht durch die Erinnerungen eines anderen beeinflusst werden konnten. Die Patientin wurde ebenfalls separat befragt und gefilmt. Jedes Mitglied des OP-Teams (außer Tom und dem Anästhesisten) wurde gebeten, den Kontakt mit der Patientin zu meiden. Diese wurde so etwas wie ein wertvolles archäologisches Fundstück. Und wir wollten den Fundort so unberührt wie möglich lassen.

Wir nahmen unsere Untersuchung mit einer vagen, fast schon arroganten wissenschaftlichen Neugier in Angriff. Wir waren zuversichtlich, eine plausible Erklärung für all das zu finden, durch die sich das scheinbare Mysterium in Luft auflösen würde. Wir begannen, indem wir die nächstliegenden Erklärungsansätze eliminierten. Zum Beispiel mussten wir absolut sicher ausschließen können, dass niemand – auch nicht die Patientin – aus zweiter und dritter Hand über jemand anderen von den Unterhaltungen im OP gehört hatte. Als jedoch die rationalen Erklärungen eine nach der anderen wegfielen, fingen wir an, uns zu fragen, ob wir es vielleicht doch mit etwas ganz Einmaligem zu tun hatten. Mit einem Wunder eben. Hatten wir so etwas wie den neurophysiologischen Heiligen Gral vor uns? Hielten wir den hieb- und stichfesten, überzeugenden Beweis in der Hand, dass das Bewusstsein völlig getrennt vom Gehirn existieren konnte? Dass es vielleicht sogar außerhalb des zentralen Nervensystems entstand, anstatt dessen «Nebenprodukt» zu sein? Keiner von uns Wissenschaftlern wie Ärzten hätte sich je träumen lassen, dass wir eines Tages einem individuellen Bewusstsein, das jenseits des Gehirns «lebte», so nahe kommen könnten. In der Tat war diese eine, besondere Patientin offenbar «bei Bewusstsein» gewesen – trotz schlagender Beweise, dass ihr Gehirn zur gleichen Zeit tot und nicht in der Lage war, auch nur einen einzigen elektrischen Impuls zu generieren.

Um es mit einfacheren Worten zu sagen: Wenn das zutraf, war es in etwa vergleichbar mit einer Glühbirne (dem Bewusstsein), die ohne jegliche Elektrizität (das Gehirn) brennen konnte. Bisher hatten wir geglaubt, dass eine Glühbirne nur Licht erzeugen kann, wenn ein elektrischer Strom durch sie hindurchfließt und die Drahtwendel zum Glühen bringt. Angesichts der Erkenntnisse durch Toms Patientin sahen wir uns nun aber mit einem radikalen neuen Axiom konfrontiert: Glühbirnen brauchen überhaupt keine Elektrizität, um zu leuchten. Das warf eine neue Frage auf: Wenn Glühbirnen keinen Strom brauchen, wie funktionieren sie dann?

Wir trafen uns erneut mit der Patientin. Sie hieß Sarah Gideon und war eine zierliche Brünette, die eine Bobfrisur trug. Sie hatte zwei Kinder, Jungen, von fünf und acht Jahren. Da beide nun zur Schule gingen, hatte Sarah eine Stelle als Empfangsdame in einem der führenden Architekturbüros von Phoenix angenommen. Ihr liebster Zeitvertreib war es, Quilts zu nähen, was sie oft mit ihrer Mutter und Schwester gemeinsam tat. Sie war katholisch getauft und auf eine Schule der Karmeliterinnen gegangen. Sie ging in die Kirche, «aber nicht so oft, wie ich sollte», fügte sie hinzu. «An den Feiertagen allerdings schon. An Ostern, am Palmsonntag, an Heiligabend und an Weihnachten.» Sie erzählte mir, dass sie jeden Abend betete, aber selten außerhalb der Kirche in der Bibel las.

«Hatten Sie schon je zuvor eine außerkörperliche Erfahrung?», fragte ich sie.

«Ist es das, was ich erlebt habe?»

«Nein, nein. Ich weiß es nicht. Keiner von uns weiß das eigentlich», stammelte ich.

«Stimmt mit mir etwas nicht? Mit meinem Gehirn?»

«Nein. Nicht im Geringsten. Es ist nur … als Sie auf der Intensivstation waren, haben Sie sich an so viele Gespräche aus dem OP erinnert. Das … nun, das ist noch nie passiert. Es kann eigentlich gar nicht … unter Umständen wie … den Bedingungen bei Ihrer

Operation. Haben Sie irgendeine Erinnerung daran, im OP gewesen zu sein? Daran, dass Sie von oben heruntergeblickt haben? Vielleicht daran, dass Sie sich selbst auf dem OP-Tisch liegen gesehen haben?», fragte ich.

«Nein», antwortete sie fast schroff. «Tut mir leid. Ich erinnere mich an nichts. Nur an das, was ich gehört habe.»

«Erinnern Sie sich daran, dass Sie die Stimmen gehört haben? Dass Sie die Leute sprechen gehört haben?»

«Ja und nein. Ich kann Ihnen zum Beispiel sagen, dass die Stimme einer Frau dabei war. Aber ich weiß nicht, wie sie aussah.»

«Welche Vorstellung haben Sie – sagen wir: von der Frau, die von ihrer Verlobung erzählt hat? Wie könnte sie Ihrer Meinung nach aussehen?»

Sarah blickte auf den Schwesternrufknopf in ihrer Hand. Ein trauriger Ausdruck huschte über ihr Gesicht. «Ich stelle mir vor, dass sie blond ist. Ungefähr 1,67 Meter groß. Zierlich. Mit OP-Mundschutz und -Haube.»

«Welche Augenfarbe?»

«Blau.» Sie konzentrierte sich auf den Rufknopf. Als bräuchte sie vielleicht Hilfe.

«Sieht die Haube auf ihrem Kopf wie eine Duschhaube aus?»

«Ja, ich denke schon.»

«Sarah … woher wissen Sie, dass sie blond ist? Das ist sie nämlich.»

Sie schloss die Augen. «Weil ich glaube, dass da eine blonde Locke war. Sie kam unter der Haube vor. Als hätte sie sich herausgemogelt. Auf die Stirn.»

Als ich sie nach weiteren Details fragte, wurde deutlich, dass sie von jedem der Anwesenden im OP ein Bild vor Augen hatte. Es gab so viele kleine Fakten, die sie wusste. Zum Beispiel konnte sie genau angeben, wo im OP die Herz-Lungen-Maschine gestanden hatte. Dabei war sie erst hereingebracht worden, als Sarah schon über zwei Stunden in Narkose lag. Mit anderen Worten: Sie konnte sie vor der OP nicht gesehen haben. Sarah wusste ebenfalls, dass der Kardiotechniker einen Bart hatte. Sie erzählte, die zweite Operationsschwester sei Afroamerikanerin und sehr groß. Tatsächlich maß sie 1,80 Meter.

Aus den verschiedenen Unterredungen, die ich mit Sarah in den nächsten beiden Tagen hatte, ging hervor, dass sie sich des Raums, der Anwesenden und der Gespräche darin bewusst war. Ihr Bewusstsein war dort gewesen, auch wenn es völlig abgekoppelt von ihrem Gehirn gewesen war.

Es gab nun einen elektrisierenden Zusammenhang, in dem ich viele meiner eigenen Erfahrungen neu sehen konnte. Den Traum von Tan-Beang, der mich vor so vielen Jahren gerettet hatte. Rockys Sohn, der in der Nacht vor seinem Tod zu ihm kam. Thomas' Vater, der aus dem Grab zurückkehrte, um über seinen Jungen zu wachen und sicherzugehen, dass sein Geschenk des Lebens bei ihm ankam. Harrys Vorahnung und seine Frau, die ihm kurze Zeit später fast in den Tod nachgefolgt wäre. Alfreds Tod, der sich physisch in meiner Wirbelsäule verankerte. Und die unverwüstliche Mrs. Hilts.

Diese Wechselwirkungen, deren Zeuge ich geworden war, schienen meine eigenen Erfahrungen als Arzt in eine Reihe zu stellen mit übernatürlichen Kräften, die sich an anderen Menschen manifestierten. Konnten wir, so fragte ich mich nun, über das fühlende und verstehende Fassungsvermögen unseres Gehirns hinaus alle miteinander verbunden sein?

Ein großer Fischschwarm, der aus Tausenden schillernden Fischen besteht, ist in der Lage, als Einheit augenblicklich die Richtung zu ändern, ohne dass dazu das Bewusstsein oder die Einsicht jedes einzelnen Fischs nötig wäre. Ich, ein einzelner Fisch, hatte irrtümlich geglaubt, dass die Reise, auf der ich mich befand, allein meine sei. Stattdessen war es vielleicht die Reise von vielen, von Myriaden von physischen Existenzen, die alle mit einem Bewusstsein weit außerhalb der Reichweite unserer Sinne oder des Fassungsvermögens unseres Intellekts verwoben waren. Vielleicht sind wir ein Schwarm Fische, in dem jeder Einzelne fest von seiner Singularität überzeugt ist, während unser kollektives Bewusstsein uns in unbekannte Tiefen zieht. Vielleicht blicken einige Fische nach oben, sehen die Sonnenstrahlen, die durch die Wasseroberfläche brechen, und fragen sich: «Was ist das?» Legen die in die Tiefe gehenden Sonnenstrahlen – wie die übernatürlichen Phänomene, denen ich immer wieder in der Medizin begegnet bin – nicht die Vermutung nahe, dass es noch etwas jenseits der Grenzen unseres Ozeans gibt, den wir bisher stets als unsere eine, einzige Realität betrachtet haben? Können sich diese wenigen Fische, die die Sonnenstrahlen wahrnehmen, ganze Kontinente mit Urwäldern, Bergen, Polkappen und Wüsten außerhalb dieses Ozeans vorstellen?

Was also sollen wir in der Medizin mit solchen verwirrenden, übernatürlichen Sonnenstrahlen anfangen? Sie ignorieren? Jede Debatte darüber im Keim ersticken? Oder erklären wir sie kurzerhand zu einer verblüffenden Schnittstelle zwischen Wissenschaft und Spiritualität? Dürfen wir als Ärzte es uns erlauben, die Möglichkeit in Betracht zu ziehen, dass das Göttliche und Magische unserer physischen Welt zugrunde liegt? Wären wir nicht reicher, wenn wir unser Vorstellungsvermögen stärker fordern würden? Sind wir es jenen, die nach uns kommen, nicht schuldig, wenigstens die entsprechenden Fragen zu stellen? Können wir nicht endlich zugeben, dass wir uns danach sehnen, einen Blick auf das Mysterium dieses Geistes zu erhaschen? Und *müssen* wir nicht sogar die entsprechenden Fragen stellen, wenn wir über Hinweise darauf stolpern, dass das Bewusstsein den Tod des Gehirns überlebt?

Mir fällt ein Engel ein, der in die Turmspitze von Notre-Dame in Paris eingemeißelt ist. Er wendet sich von dem Kreuz über ihm ab und schützt die Augen mit Arm und Hand. Man sagt, der Künstler habe darstellen wollen, dass er blind geworden sei, nachdem er die Herrlichkeit Gottes geschaut habe. Vielleicht sind Sarahs Erlebnis und Erinnerungen das Äußerste, was zu fassen uns gestattet ist – nur ein flüchtiger Blick, der aber mit einem Mal unsere Welt der wissenschaftlichen Grundsätze und Einschränkungen komplett auf den Kopf stellt. Es kann sehr wohl sein, dass wir weiterleben und in Reiche weit außerhalb der physikalischen Beschränkungen vordringen können, die wir in Tausenden von Jahren wissenschaftlicher Beobachtung und Forschung zu akzeptieren gelernt haben. Wie Blaise Pascal, der französische Mathematiker und Philosoph, schrieb: «Gott könnte uns alles sehen lassen, aber zu einem schrecklichen Preis.» Daher müssen wir – eingedenk des neugierigen Engels – uns mit einem verstohlenen Blick begnügen und darauf vertrauen, dass uns für den Moment, zu unserem eigenen Besten, gerade so viel enthüllt wurde, wie wir aushalten können. Wir können es nicht erfassen. Oder ermessen. Oder in einen Zusammenhang stellen. Aber vielleicht muss das für jetzt auch einfach genügen.

Ich weiß, dass, wenn ich Fragen habe, auch die Ärzte und Patienten, die nach mir kommen, Fragen haben werden. Ich bin eben nur gerade an der Reihe, sie auszusprechen. Und das tue ich, weil ich das Gefühl habe, dass ich vielleicht zum ersten Mal in meinem Leben und in meiner Laufbahn weiß, wozu ich hier bin. Ich suche nicht nach äußeren Orientierungshilfen vonseiten der Kollegen oder der Fachliteratur. Ich begnüge mich damit, das zu sein, was ich bin: erstaunt und begeistert von den sich eröffnenden Möglichkeiten. Ich sage Ihnen dies: Die Einsamkeit, die wir auf unserer Reise durchs Leben spüren, ist ganz und gar unsere eigene Erfindung. Wir selbst sind es, die uns zur Einzelhaft verurteilen. Umgekehrt ist es unsere eigene bewusste Entscheidung, unsere Spiritualität zuzulassen und sie zu akzeptieren. Durch schwere Krankheit, große Operationen und die Erfahrung, wie zerbrechlich Leben sein kann, werden wir empfänglicher für das Übernatürliche. Diese drei Faktoren bilden das Tor.

Sarah wurde am Tag nach meiner letzten Unterhaltung mit ihr entlassen. So vieles musste ungeklärt, unbeantwortet bleiben. Da entbrannte ein hitziger Streit zwischen zwei Ärzten in der Cafeteria des Krankenhauses. Einer davon, ein britischer Anästhesist namens Sir Newton Pitcairn, war eine anerkannte Autorität auf dem Gebiet der in der Bewusstseinsforschung angewandten Quantenphysik. Sir Newtons Ansicht nach bewies Sarahs Fall eindeutig, dass das Bewusstsein für sich und unabhängig vom Aktivitätszustand des Gehirns existierte. Diese Auffassung wurde von einem Neurophysiologen meiner eigenen Institution, der Universität von Arizona, entschieden zurückgewiesen; er stellte vielmehr das «Ausmaß der elektrozerebralen Funkstille im EEG» in Frage. Mit anderen Worten: Er glaubte nicht, dass Sarahs Gehirn während der Operation wirklich vollkommen stillgelegt gewesen war.

Um das Gegenteil zu beweisen, legte ich zwei weiteren Kollegen aus der Neurologie, die mit der Auswertung von EEGs ihren Lebensunterhalt verdienten, eine Kopie des EEGs vor. Ich sagte jedem von beiden, dass dieses EEG von einem Patienten stamme, den ich für «hirntot» erklären sollte. Um es kurz zu machen: Sie hielten dieses Gehirn für vollkommen zerstört. Ich wollte ganz sichergehen, dass sich keinerlei Hinweis auf eine Hirnaktivität darin fand, und beide versicherten mir, dass genau das zweifelsfrei das EEG zeige. Das

Gehirn der Patientin war tot. Der Fall ließ uns also im Streit miteinander zurück und spaltete die Fachwelt in zwei Lager.

Sarah verabschiedete sich jedoch von mir mit einer noch viel verstörenderen Frage. Ich hatte sie gefragt, ob ihr Erlebnis – sich an die Gespräche im OP zu erinnern – irgendwie ihre Einstellung zum Leben und zu Gott verändert habe.

«Ja», sagte sie. «Ich habe einen Glauben. Ich glaube an Gott. Ich weiß, dass ich nach meinem Tod bei ihm im Himmel sein werde. In alle Ewigkeit. Das Erlebnis hat mich daran erinnert, dass ich glaube.»

«Ich glaube auch an Gott», gab ich zurück.

«Ja, aber Sie hätten gern, dass ich Ihnen die Existenz Gottes beweise. Dass ich irgendwo da draußen bei ihm war. Sie stellen mir all diese Fragen aus Ihren eigenen Zweifeln, Ihren eigenen Ängsten heraus.»

«Vielleicht. Ich will doch nur ...»

«Sie wollen nur wissen! Nicht glauben. Wie ich es tue. Sondern wissen. Sicher wissen.»

«Ich denke schon», räumte ich ein.

«Ist Ihnen jemals in den Sinn gekommen, dass ich das, was ich erlebt habe – das, was Sie und Ihre Kollegen so zwanghaft zu beweisen bemüht sind –, vielleicht einfach deshalb erlebt habe, weil ich glaube?»

«Ich verstehe nicht ganz, was Sie meinen.»

«Ich glaube an Gott, und daher habe ich diese Verbindung zu ihm. Sie glauben nicht an Gott – oder Sie machen sich Sorgen, dass Sie es vielleicht nicht tun –, und daher haben Sie diese Verbindung nicht.»

Ich starrte Sarah vollkommen perplex an. Sie hatte mit meinem Wunsch nach Erkenntnis absolut recht. Mit meinen Zweifeln. Ich dankte ihr, dass sie sich Zeit für mich genommen hatte. Ich umarmte sie. Es gab nichts mehr zu fragen. Nichts mehr zu sagen. Ich ging. Nun war es an mir, zu grübeln und eine Antwort auf diese Frage zu suchen. Ich habe Sarah nie wiedergesehen.

Sechs Monate später kam ein Dokumentarfilm über Sarahs Fall im Fernsehen. Er hieß «Zurück von den Toten» und war ziemlich reißerisch aufgemacht, mit ruckartigen Kamerafahrten, nachgespielten Szenen und zusammengeschnittenen kurzen Stellungnahmen von Experten wie Sir Newton vor einem dramatischen Friedhofshintergrund.

Ein Jahr später, auf dem Heimweg vom Architekturbüro, überfuhr ein Lastwagen eine rote Ampel und tötete Sarah auf der Stelle. Sie starb an massiven Kopfverletzungen, die im Autopsiebericht der Gerichtsmedizinerin von Maricopa County festgehalten wurden. Als sie die Hirnbasis vom Schädel trennte, blitzte etwas metallen auf. Die Pathologin sah unter den Temporallappen und entdeckte den Titanclip. Tom hatte solche Mühe darauf verwendet, ihn ordnungsgemäß an dem Aneurysma anzubringen. So viel Anstrengung, Teamwork und Präzision war dazu nötig gewesen. Und die Stilllegung von Sarahs Blutkreislauf – die Voraussetzung für das Einsetzen des Clips – hatte so viele verwirrende Fragen über das Bewusstsein aufgeworfen. Die Gerichtsmedizinerin entnahm das Gehirn und legte es in ein Formalinbad. Dabei drehte sie es, um den winzigen Clip besser sehen zu können. Sie diktierte ins Mikrophon: «Ein Titanclip sitzt noch immer in Position am Hals eines alten Hirnbasisaneurysmas. Er steht mit dem Tod der Patientin in keinerlei Zusammenhang und findet nur als beiläufiger Fund Erwähnung.» Für mich war dieser Clip nicht beiläufig. Angesichts der Fragen, die Sarahs Fall in den Raum gestellt hatte, hatte er eine entscheidende Funktion.

Epilog: Aus gebührendem Abstand

Als ich diese Fallsammlung niederzuschreiben begann, war keineswegs abzusehen, dass meine eigene Reise eine unerwartete Wendung nehmen würde. In vielen meiner Patientengeschichten habe ich hervorzuheben versucht, dass das Leben voller unerwarteter, unvorhersehbarer Überraschungen steckt, die vieles ins Wanken bringen. Jemand hat mal gesagt: «Ob es Götter gibt? Keine Ahnung, aber sie machen, was sie wollen!» Die Götter haben mir also einen Streich gespielt. Man möchte meinen, dass ich damit hätte rechnen können. Aber ich sah es nicht kommen. Ich ging einfach zu Boden, ausgeknockt in der ersten Runde.

2004 musste ich mich einer schweren Operation an der Lendenwirbelsäule unterziehen. Es hatte sich alles summiert: die frühe Rückenverletzung im Golfkrieg, der vermutete Bandscheibenvorfall nach Alfreds Tod und am Ende ein Sturz vom Pferd. Mir war das Glück ausgegangen. Wenn ich lange operieren musste, bekam ich Rückenschmerzen. Schließlich konnte ich es nicht mehr ignorieren. Mein linkes Bein wurde bei jeder längeren OP taub. Dann begann mein rechtes Bein zu brennen. Das linke wurde schwächer.

Ich machte mir schon Sorgen, dass bei einer heiklen Operation mir meine Beine völlig den Dienst versagen, genau im falschen Augenblick unter mir wegsacken könnten. Ironischerweise war mir immer klar gewesen, dass während eines operativen Eingriffs der Körper des Operateurs durchaus auch ausfallen konnte – nur eben nicht gerade meiner. Ich hatte nie Grund, daran zu zweifeln, dass ich eine OP – jede OP – nicht bis zum Ende durchstehen könnte. Jetzt schon.

Das Kernspintomogramm zeigte, dass über kurz oder lang eine Quetschung der Cauda equina, der Nervenwurzeln in der Lendenwirbelsäule, meine Beine lähmen würde. Ich hatte keine Wahl: Ich musste selbst Patient werden. Und ich musste es schnell werden, bevor das Undenkbare eintreten würde. Also legte ich mich unters Messer. Und ich ergab mich ganz meinem Schicksal, wissend, dass jede Operation misslingen kann, gleichgültig, wie sehr wir uns wünschen, dass sie glücken möge. Wenn die Chirurgie ohne jedes Risiko wäre, wäre sie nicht so, wie wir sie kennen. Ohne Zufall, Glück, Schicksal ist es keine Chirurgie. Dies sind die unverzichtbaren Zutaten der Rezeptur.

Meine Operation war komplizierter als geplant. Ursprünglich auf zwei Stunden angesetzt, dauerte sie insgesamt zehn Stunden. Ich verlor fast die Hälfte meines Blutvolumens. Der Operateur hatte seine liebe Mühe, meine Wirbelsäule mit Titan aufzubauen und sie mit Stiften abzusichern, die er aus meinem Beckenknochen geformt hatte. Er rackerte sich mit meiner Wirbelsäule ab, als stünde sein eigenes Leben auf dem Spiel. Noch jetzt bedaure ich ihn, wenn ich mir vorstelle, was er auf sich genommen hat, um die OP durchzuführen – unsere OP. Später erst wurde mir klar, dass ich mich nicht mehr vollkommen davon erholen würde.

An mein Bett auf der Intensivstation gefesselt, registrierte ich mit der Zeit eine gewisse Beklommenheit in den Augen meiner Kollegen, wenn sie mich besuchten. Ich sah verschleierte Angst darin. Was haben sie gesehen oder gehört, fragte ich mich, das sie mir nicht sagen? Vielleicht den Verdacht, dass ich nie wieder stark genug sein würde, um am OP-Tisch zu stehen. Vielleicht erkannte ich in ihren Gesichtern jene geheime Furcht, die alle Chirurgen teilen: das Skalpell endgültig weglegen zu müssen. Ich habe Operateure gekannt, die lieber Selbstmord begingen, als ohne die Chirurgie leben zu müssen. Wir haben so viel Zeit und Energie geopfert, um endlich Chirurg zu werden. Viele von uns können sich ein Leben ohne das nicht mehr vorstellen. Metaphorisch gesprochen wollen wir uns auch noch den letzten Herzschlag für den OP-Saal aufheben, so unglaublich es auch klingen mag.

Diese Angst machte mich hilflos. Alle Chirurgen fürchten sich davor, dass eine Operation zu weit gehen könnte, über eine Grenze hinaus, hinter der sie sich unrettbar in kleinsten anatomischen Einheiten verlieren. Eine Grenze, jenseits der der Patient nicht wieder zusammengesetzt werden kann – jedenfalls nicht bis ins Letzte. Der Körper kann niemals wieder zu seinem ursprünglichen Zustand zurückkehren, nachdem ihn unsere Hände berührt haben. Schließlich begann mein Operateur mir gut zuzureden, dass ich nicht die Hoffnung aufgeben dürfe. Es war unwahrscheinlich, dass ich jemals wieder würde operieren können. Ab jetzt endeten unsere Gespräche stets mit dem Satz: «Warten wir's einfach ab, und dann sehen wir schon.» Aber alles, was ich sah, war, dass es wenig Hoffnung gab.

Es dauerte über ein Jahr, bis die Knochen in meiner Wirbelsäule miteinander verwuchsen. Sie heilten weder schnell noch fest genug. Ich nahm Kalzium, Vitamin D und viele andere derselben Nahrungsergänzungsmittel und Heilpflanzen, die einmal meine Patienten genommen hatten. Ich durchforstete die medizinische Literatur und das Internet – wie jeder andere auch – nach alternativen Therapien, die den Heilungsprozess meiner Knochen unterstützen konnten. Ich behandelte die OP-Narben ein halbes Jahr lang mit Magneten. Ja, ich trank sogar den Haiknorpelshake – ein einziges Mal. Es schmeckte grauenhaft. Und es gab Zeiten, in denen die Schmerzen so stark waren, dass ich dachte, ich würde eher den Verstand verlieren als wieder gesund werden. Sie sind zum Glück vorbei.

Mein linkes Bein krampft ständig. Der Fuß schlurft schwerfällig über den Boden. Manchmal ist er zu taub, als dass ich beurteilen könnte, ob ich ihn richtig aufgesetzt habe, um ihn mit meinem vollen Gewicht belasten zu können. Ein Bein ist länger und kräftiger als das andere. Eineinhalb Jahre lang habe ich ein Stützkorsett aus Metall und Plastik getragen, um zu verhindern, dass ich versehentlich meine Knochen falsch belastete, während sie heilten.

Ich benutze jetzt oft beim Gehen einen Spazierstock, für den Fall, dass meine Beine mich im Stich lassen. Die Supermarktangestellten helfen mir, meine Einkäufe in den Kofferraum zu räumen. Das Bodenpersonal führt mich vor den übrigen Passagieren ins Flugzeug. Ich habe gelernt, die Blicke von hundert Nichtbehinderten auszuhalten, die auf der Treppe schnell an mir vorbeiwollen.

Ich hatte es früher auch eilig. Jetzt halte ich Ausschau nach dem Lift, wenn sich eine Treppe vor mir auftut. Ich kann mittlerweile auch um Hilfe bitten oder darum, direkt vor dem Eingang abgesetzt zu werden, und noch um tausend andere Kleinigkeiten, für die ich früher zu stolz gewesen wäre. So lange Zeit habe ich mich über meine technischen und physischen Fähigkeiten definiert, und nun bin ich nichts weiter … nun ja, als selbst ein Patient.

Ich musste ebenfalls lernen, wie man Stufen hinabsteigt. Auf der Treppe eine Stufe nach der anderen. Im Leben eine Stufe nach der anderen: indem ich erst als Chef der Chirurgie, dann als Chef der Neurochirurgie zurücktrat. Es ist nur logisch, dass jemand, der nicht mehr operiert, auch nicht mehr die Chirurgische Abteilung leitet.

Ich habe also meine Ämter niedergelegt. Ich war noch immer Professor der Chirurgie an der Fakultät, aber zu dieser Zeit schaffte ich selbst mit einer Gehhilfe nur ein paar Stufen auf der Treppe. Ich musste darum bitten, dass mir jemand den Hintern abwischt. Das ist nicht wirklich das, was man unter einem Halbgott in Weiß versteht. Manchmal, wenn der Schmerz in meinem Rücken mich mitten in der Nacht weckte, brach mir der kalte Schweiß aus allen Poren, und ich fragte mich: Wer zum Henker bin ich jetzt eigentlich? Jetzt, da ich nicht länger Chirurg bin? Diese Frage versetzte mich in Panik. Meine Frau sagte dann, dass ich noch immer ihr Mann sei. Meine Kinder sagten, dass ich noch immer ihr Vater sei. Aber ich hatte für mich selbst keine Antwort auf die Frage, wer ich war.

Manchmal gab ich mich damit zufrieden, dass ich vermutlich schon mehr erreicht hatte als die meisten anderen Chirurgen. Ich war schneller als die meisten aufgestiegen. Meine Karriere hatte eben einfach nur weniger lang gedauert. Ich hatte sie in einem halben Arbeitsleben untergebracht. Aber dann hörte ich mich sagen: Wozu hattest du es eigentlich so eilig mit dem Vorwärtskommen? Wohin hat es dich gebracht? Über ein Jahr lang bemitleidete ich mich selbst. Ich fühlte mich gebrochen, ausrangiert.

Am Halloweenabend 2004 besuchte ich eine neurochirurgische Konferenz in San Francisco. Ich wollte meine Fortbildung nicht schleifenlassen – für den Fall, dass ich doch eines Tages wieder in die Chirurgie zurückkehren würde, schätze ich. Auf den Straßen waren viele Menschen in ausgefallenen Kostümen unterwegs. Als ich in mein Zimmer im Hotel Monaco an der Geary Street zurückkehren wollte, fuhr ich im Aufzug mit einem jungen Pärchen, das voll im Partyfieber war. Die Frau hatte ein extrem eng sitzendes Krankenschwesternkostüm an, das mit falschem Blut bespritzt war. Ihr Begleiter trug einen OP-Kittel, auch er viel zu übertrieben mit Blut besudelt. Als sich die Türen des Aufzugs öffneten, war das Paar gerade in einen romantischen Kuss vertieft – ich glaube, sie hatte beim Knutschen sogar das Knie angewinkelt.

Als ich mit meinem Gehstock bewaffnet zu ihnen trat, flachste ich mit Blick auf das Blut an ihren Kostümen: «Und wie geht's dem Patienten?»

Der Mann im OP-Kittel gab im Scherz mit dramatischer Geste zurück: «Ich habe getan, was in meiner Macht stand. Aber ich konnte ihn nicht retten!»

«Ja, ich weiß, was für ein Gefühl das ist. Haben Sie es den Angehörigen schon mitgeteilt?», fragte ich mit gespielter Besorgnis.

«Nein, ich bringe es einfach nicht übers Herz», sagte er. «Die Schwester und ich haben gerade darüber gesprochen, als Sie hereinkamen.»

«Oh, Sie meinen den leidenschaftlichen Kuss?»

«Ja, sie hat versucht, mir Mut zu machen.»

«Ich weiß, wie das sein kann, Kumpel. Ich war mal Chirurg.»

«Wirklich?», fragte der Mann.

«Ja … ich war … ich meine, bin … also, ich war mal Chirurg … Hirnchirurg.»

Ja, richtig. Beide sahen mich an, als sei ich ein lausiger Lügner. Was mich selbst frappierte, war die Vergangenheitsform: Ich *war* mal Chirurg, hatte ich gesagt. Vielmehr hätte ich sagen sollen: Ich bin Chirurg. Aber ich fühlte mich nicht wirklich wie einer.

Im zweiten Jahr meiner Genesung bekam ich langsam wieder Interesse daran, mein Leben selbst in die Hand zu nehmen. Genau so, wie ein Patient mehr ist als die Summe seiner Leiden, lernte ich, mehr zu sein als nur Chirurg. Ich fragte mich: Wenn ich meine Energie darauf konzentrieren könnte, nur einen einzigen Aspekt der Chirurgie zu verändern – wie wäre das? Ich kannte die Antwort auf diese Frage: Ich würde mich selbst neu erfinden müssen. Das konnte eine ganze Weile dauern. Und ich hatte nicht mehr Ahnung als früher meine Patienten, wie ich das anstellen sollte. Ich würde es einen Tag nach dem anderen versuchen müssen. Aber schließlich kam doch noch eine Antwort zu mir.

Der Chirurg, der ich einmal gewesen war, schien der Vergangenheit anzugehören, hinter mir zu liegen, aus einem anderen Leben zu stammen. Aber manche Berufe können einen, noch lange nachdem man sich weiterentwickelt hat, in ihren Bann schlagen. Zum Beispiel kann ein Schriftsteller noch immer Schriftsteller sein, auch wenn er nun eine ganz andere Arbeit verrichtet. Ein Priester, sagen die Katholiken, bleibt immer Priester – selbst wenn er später auf dieses Amt verzichtet. Aber ein Chirurg? Dieser Beruf scheint mehr in die Kategorie eines Broterwerbs zu fallen. Dennoch ist er viel eher ein Seinszustand als etwas, das man wird. Fragen Sie sich einmal: Ist eine Opernsängerin immer noch Opernsängerin, wenn sie ihre Stimme verloren hat? Ist ein Operateur immer noch Operateur, wenn er nicht mehr operiert? Und der chirurgische Beruf ist alles andere als passiv: Keine Operationen mehr, und man ist draußen. Man bekommt den Stuhl vor die Tür gesetzt. Wird verbannt. Ausgestoßen.

Was also konnte ich tun? Wenn es einen Aspekt an der Chirurgie gab, den ich verändern wollte, dann war es dieser: alle Fehler, die den Patienten wehtun, sie zum Krüppel machen oder umbringen, so weit wie möglich auszumerzen. Ich beschloss, einen neuen Schritt zu wagen: Ich wollte eine Forschungsstätte einrichten – eine

«Ideenschmiede», in der Chirurgen, Forscher und Partner aus der Bioindustrie nach neuen Wegen suchen würden, um klinische und technische Fehler zu reduzieren. Und ich wollte eine Art «Sandkasten» für Ärzte gründen, in dem sie für die medizinische Praxis üben konnten. Diesen Sandkasten nannte ich ASTEC – Arizona Simulation Technology and Education Center.

Im Laufe des nächsten Jahres konnte ich ein Team gewinnen, das leidenschaftliches Interesse daran hatte, der nächsten Ärztegeneration beizubringen, wie sich tragische, kostenintensive und vermeidbare Fehler verhindern ließen. Der Stern von ASTEC begann aufzugehen. Weniger als ein Jahr nach der Eröffnung hatten über 1000 Personen mehr als 50 000 Praxisstunden bei uns absolviert. Wir entwickelten eine ganze Reihe synthetischer Wegwerfmaterialien, die es Chirurgen und Studenten erlaubten, Operationen in jedem Teil des Körpers zu simulieren, ohne auf Versuchstiere zurückgreifen zu müssen. Studenten und Assistenzärzte konnten im ASTEC ihre chirurgischen Fähigkeiten entwickeln, üben und verfeinern, noch bevor sie auch nur einen Fuß in den OP gesetzt hatten. Ich brachte Fachleute aus dem Maschinenbau, der Computergraphik und der Optik zusammen, um eine neue Generation von chirurgischen Instrumenten zu kreieren.

Wir nennen sie «intelligente» Instrumente, denn sie speichern und lenken die Handgriffe des Chirurgen und warnen ihn sogar, wenn das Instrument das Operationsfeld zu verlassen und die umliegenden Organe zu verletzen droht. Neue computergesteuerte, bildgestützte Technologien werden es dem Chirurgen bald gestatten, einen dreidimensionalen holographischen Anatomieatlas über den Körper des Patienten auf dem OP-Tisch zu projizieren. Mit seiner Hilfe kann der Operateur durch die Gewebsschichten des Patienten «hindurchsehen» und verborgene anatomische Strukturen visualisieren, lange bevor sie versehentlich verletzt werden könnten. Da draußen, in meiner Vorstellung und direkt vor meinen Füßen, liegt eine ganz neue Chirurgie der nächsten Generation. Heute gehöre ich zum Lehrkörper vier verschiedener Institute an der Universität, aber die Chirurgie ist noch immer meine Heimat. Für sie schlägt mein Herz.

Wenn ich heute zur Arbeit in mein Büro im Krankenhaus gehe, scheinen mir die Patienten anders zuzulächeln als damals, als ich mich nur über den Beruf des Chirurgen definierte. Heute bin ich ein Bursche mit Hinkebein und Gehstock. Nur einer von vielen linkischen, hilflosen und sich plagenden Menschen, die in den Fluren des Krankenhauses Schlange stehen. Nur einer der Gebrochenen. Wenn ich heute einen anderen Mitpatienten ansehe, liegt eine neue Wärme in unserem Gruß. Wir haben mehr Gemeinsamkeiten als Unterschiede: Sie sind Patienten, die einen Arzt brauchen, und ich bin ein Arzt, der Patienten braucht. Ich befinde mich auf einer neuen Etappe meiner chirurgischen Odyssee. Ich habe eine unsichtbare Schwelle überschritten – mehr als Patient denn als Arzt. Es geht mir gut damit. Vielleicht sogar besser, als ich gedacht hätte.

Das Wort «Patient» kommt aus dem Lateinischen und bedeutet «der Erduldende, Leidende». Derselben Wurzel entspringt *patientia*, «die Geduld». Geduld ist die einzige vernünftige Antwort auf alle Fragen, die wir aus unserer ruhigen, sterblichen Abgeschiedenheit ins Universum hinausschicken: Warum? Warum bin ich hier?

Denn zunächst ist die einzige Antwort, die wir bekommen: Warte! Warte einfach! Warte und hab Geduld. Warte aufrichtig. Warte wie ein Stein. Warte, so lange es eben dauert. Und dann warte noch ein bisschen länger. Das Universum hat eine Schwäche für alle, die zeigen, dass sie warten können. Ihnen rückt der Himmel näher. Warte, ohne dir zu schade dazu zu sein. Ohne Groll zu hegen. Der

Himmel hat eine Schwäche für alle, die sich selbst nicht so wichtig nehmen, bis sie ihr Leben als Metapher für das unendliche An- und Abschwellen der Galaxien begreifen können. Geduldige Seelen werden mit einem flüchtigen Blick auf die interstellare Patience belohnt, die von Gottes Hand in den Staub gelegt wurde.

Den Sternen und Planeten ist Zeit gleichgültig. Sie sind für das Ticken der Uhr taub. Zeit ist ein menschliches Maß. Der Tod ist nur eine Illusion, ein Hirngespinst der Zeit. Die Sterblichkeit, die wir als Patienten spüren, entsteht aus dem Paradoxon zwischen der Zeitlosigkeit der Galaxien und ihrem Streben danach, sich mit jedem Einzelnen von uns zu verbinden. Die Sterne wollen sich wieder mit uns vereinigen. Unsere Fähigkeit, nach ihnen zu greifen, sie zu suchen, beeindruckt sie. Und wenn wir nach ihnen rufen, bemühen sie sich, Antwort zu geben auf unsere ehrlichen, heiligen Fragen. Wir müssen nur warten, bis sie uns Worte der reinen Liebe entgegnen. Die Leidenschaft der Sterne, sich mit uns zu verbinden, wärmt die mathematische Kälte des unermesslichen Weltraums. Der Himmel antwortet am Ende immer mit bedingungsloser Liebe. Jedem von uns. Selbst Patient zu sein hat mich Warten gelehrt. Aus tiefstem Herzen. Mit keinem anderen Zweck als dem, das Warten zu erfahren, zu erleben. Vollkommen. In seiner Ganzheit. Ich fasse mich in Geduld. Dann beginne ich, das erste Murmeln des Universums zu vernehmen. Es ist die Stimme einer Mutter, die lockend nach mir ruft. Die Stimme ist freundlich. Angenehm. Wie Musik, aber auch mehr als das. Ich muss mein Herz dazu bringen, leiser zu schlagen, damit ich die Musik hören kann, die von den Sternen kommt. Und dann höre ich sie. Sie flüstern: «Du bist unser Kind.» Und schließlich antworten sie: «Ja.» Sie singen: «Wir lieben dich. Wahrhaftig. Und für immer.»

Eficacia de la paciencia

Nada te turbe,
Nada te espante,
Todo se pasa,
Dios no se muda,
La paciencia
Todo lo alcanza;
Quien a Dios tiene
Nada le falta:
Sólo Dios basta …

Lob der Geduld

Nichts soll dich beunruhigen,
nichts dich erschrecken.
Alles vergeht.
Nur Gott ändert sich nicht.
Geduld erreicht alles.
Wer Gott hat, dem mangelt es an nichts.
Gott allein genügt …

Teresa von Ávila (1515–1582)

Anhang: Zwanzig Lebensregeln

Welche Schlüsse lassen sich nun aus meinen Erfahrungen ziehen – aus jenen Geschichten, die ich Ihnen in diesem Buch erzählt habe? Zumindest eines verbindet sie alle: Jede größere Operation oder schwerere Krankheit birgt das Potenzial zur spirituellen Wandlung. Gesundheitliche Krisen öffnen Fenster der Verletzlichkeit und Empfänglichkeit. Sie stellen alles in Frage, was wir erreicht, wonach wir gestrebt und was wir uns erträumt haben. Eine schwere Krankheit löst eine tiefe Krise des Zweifels aus. Aber sie kann auch eine Chance sein und uns etwas offenbaren, was vielleicht ganz anders ist als alles, was wir bisher in unserem Leben erfahren haben. Das Krankenhaus kann zu einem Ort der persönlichen Erleuchtung werden, an dem sich sowohl unsere Aufmerksamkeit für die Dinge um uns herum als auch unser Lebensplan auf beunruhigende Weise verändern. Wenn uns das Leben aus der Bahn wirft, aus dem Gleichgewicht bringt, werden wir von innen heraus empfänglich für die umwälzendsten Veränderungen. Wenn uns die Luft ausgeht, begreifen wir erst, was Atmen heißt.

Lebensbedrohliche Erfahrungen sind erschreckend. Als leidender Patient werden wir in die einsame Tabuzone der Krankheit katapultiert. Wir sind allein. Kein Wegweiser weit und breit, der uns die Richtung zeigt. Wir verirren uns. Entsetzliche Angst nagt an unserer Seele. Die Krankenhauserfahrung beeinflusst beide – Arzt wie Patient. Der Patient jedoch ist der im Fadenkreuz. An einem bestimmten Punkt muss der Arzt seine Wahl treffen: Will er unbeteiligt bleiben – als distanzierter Chronist des Patientenschicksals – oder sich von der Notlage des Patienten mitreißen lassen? Letzteres ist immer riskant. Zusammen müssen sich Patient und Arzt auf den Weg durch eine psychische und physiologische Wildnis machen. Jeder von uns wird diese Reise in die Wüste der Krankheit und des Todes eines Tages auf sich nehmen müssen. Was sie mit uns macht und wie sie uns verändert, wird darüber entscheiden, ob wir sie mit einer neuen Vision verlassen. Der wahre Zauber des Heilens liegt darin, Zeuge einer Verwandlung zu sein.

Mir erscheint die Frage, ob das Drama, dem wir als Beteiligte beiwohnen, göttlichen oder genetischen Ursprungs ist, wie Haarspalterei. Gott ist wahrscheinlich bei jeglicher Beweisführung der letzte Urheber. Als Sterbliche stecken wir in einem heiklen Zwiespalt: die Vorstellung von der Existenz einer göttlichen Liebe anzunehmen oder abzulehnen. Es ist reine Ironie, dass – wenn Gott der allmächtige Schöpfer ist – er uns, seinen Kindern, die freie Wahl lassen muss, ob wir lieben wollen oder nicht. Ihn lieben. Man kann uns nicht befehlen, Gott zu lieben. Wie mächtig Gott auch sein mag, es kann keine authentische Liebe zwischen Mensch und Gott geben ohne die Freiheit, uns selbst dafür zu entscheiden. Gottes Liebe mag grenzenlos und ewig sein, aber jeder von uns muss allein für sich entscheiden, ob er sie erwidern will. Ob er Gott umarmen oder zurückweisen will. In jedem Fall spielen wir unsere Rolle, während alles so geschieht, wie es geschehen soll.

Brent Curtis und John Eldredge greifen in ihrem Buch *The Sacred Romance* das Thema dieser freien Entscheidung für die Liebe Gottes auf:

> **[Gott] kann mit der Erde Murmel spielen, das Wetter verändern, Regierungen stürzen, Armeen auslöschen und die Toten zum Leben erwecken. Ist es da zu viel verlangt, wenn wir ihn bitten, in unsere Geschichte einzugreifen? Aber oft scheint er distanziert, fast gleichgültig unserem Elend gegenüberzustehen, vollkommen außerhalb unseres Einflussbereichs. Wäre es schlimmer, wenn es gar keinen Gott gäbe? Wenn er nicht existierte, würden wir wenigstens erst gar keine Hoffnung aufkommen lassen. Wir wüssten ein für alle Mal, dass wir allein im Universum sind.***

Mir ist klar, dass der Versuch sinnlos ist, das Bewusstsein eines Menschen in eine andere Richtung zu lenken – sofern es sich bei diesem Menschen nicht um mich handelt. Um ehrlich zu sein, habe ich schon mit meinem eigenen spirituellen Schiffchen genug zu tun. Ich klammere mich wie ein Ertrinkender ans Steuerruder. Ich gehe also wohl kaum als qualifizierter Ratgeber durch. Nur weil ich Neurochirurg bin, gibt mir das natürlich noch lange nicht das Recht, spirituelle Ratschläge zu erteilen. Und ich gestehe freimütig, dass mich viele Erlebnisse als Medizinstudent und Assistenzarzt in große Selbstzweifel gestürzt haben. Zuweilen verließ mich mein Selbstvertrauen. Gelegentlich hatte ich das Gefühl, in einem Spiel mitzuspielen, bei dem es keine Regeln oder Grenzen gab. Keine Schiedsrichter. Keine Ordnung. Deshalb musste ich mir wie die

* Brent Curtis/John Eldredge: *The Sacred Romance. Drawing closer to the heart of God*, Thomas Nelson Publishers 1997, S. 69 (eigene Übersetzung).

gestrandeten Jungen in William Goldings *Herr der Fliegen* meine eigenen Regeln machen. Sie halfen mir, mich in die Krankheiten der Patienten besser einzufühlen, und gaben mir während meiner Jahre als Student und Assistent einen Verhaltenskodex an die Hand. Die meisten dieser Regeln fußten eher auf persönlicher Erfahrung als auf großer Weisheit.

Sie haben mich bei einigen der wichtigsten und prägendsten Episoden meines Lebens als Chirurg und Ausbilder von Chirurgen begleitet. Ich möchte Ihnen nun auch einige meiner Regeln vorstellen. Keine davon ist etwas Besonderes, aber sie haben sich für mich bewährt. Ich hoffe, dass Sie als Leser – seien Sie nun Patient oder Arzt, Student oder Laie – etwas damit anfangen können, wenn ich sie hier niederschreibe. Ich bete, dass diese Richtlinien Ihnen und den Menschen, die Sie lieben und denen Sie dienen, von Nutzen sein mögen. Sie sollen Ihnen dabei helfen, wieder auf die Beine zu kommen, sich inspirieren zu lassen und nach den Prüfungen und Leiden der Krankheit wieder nach Hause zu finden.

1. Lebensregel: Unterschätzen Sie nie Ihr Glück – oder Pech.

> Auf der Königsstraße nach Theben
> hatte ich Glück. Ich traf ein freundliches Ungeheuer,
> und die Geschichte ist die: Aus dem Ungeheuer wurde ich.
> STANLEY KUNITZ, THE APPROACH TO THEBES

Das Schicksal ist unser persönliches Ungeheuer. Es ist der Drache, gegen den wir alle kämpfen. Wir sind dazu berufen, mit unserem Glück zu ringen – oder mit unserem Pech. Es mag etwas Wahres an der Vorstellung sein, dass wir selbst unseres Glückes Schmied sind, damit nicht nur das Schicksal darüber entscheidet, wer wir sind und was aus uns wird. Jeder von uns muss lernen, es in sein persönliches Leben zu integrieren.

Das Schicksal steckt die Grenzen dessen ab, was möglich ist; es bestimmt, wie wir auf die Ereignisse und aufeinander reagieren. Ist es unser Verdienst, dass wir unserem Partner, dem Mann oder der Frau unserer Träume, begegnet sind? Könnten wir behaupten, dass wir uns unsere Eltern ausgesucht oder die Art, wie sie uns geprägt haben? Haben wir eine Erklärung dafür, warum ein Mann von 45 Jahren plötzlich an einem Herzanfall stirbt, obwohl er sein ganzes Leben gejoggt ist und sich immer gesund ernährt hat? Und warum überlebt ein kettenrauchender, saufender Griesgram, bis er mit 90 friedlich einschläft? Können wir die Tatsache rechtfertigen, dass einige von uns inmitten von Privilegien und Wohlstand zur Welt kommen, während andere schon in den ersten Monaten ihres Lebens verhungern und verdursten müssen?

Reines Glück ist dafür verantwortlich, dass man in die so genannte Erste und nicht in die Dritte Welt hineingeboren wird. Man darf es jedoch nie als persönlichen Triumph werten, wenn man Glück hat. Seien Sie dankbar dafür, dass es auf Ihrer Seite war. Wer vom Glück begünstigt ist, sollte sich moralisch verpflichtet fühlen, dafür zu sorgen, dass alle – so weit möglich – ebenfalls eine Chance darauf erhalten.

Das Glück ist launisch und lässt sich nicht greifen. Man kann das am Beispiel eines tödlichen Autounfalls gut sehen. Oft schert ein betrunkener Autofahrer plötzlich über die Mittellinie aus. Er prallt mit einem entgegenkommenden Minivan zusammen und löscht eine ganze Familie aus. Einige Menschen meinen, das sei Gottes Werk. Wollen wir ernsthaft daran glauben, dass Gott, der Schöpfer des Himmels und der Erde, den Drang verspürt, sein Mütchen zu kühlen oder seine Launen auszuleben? Quatsch. Albert Einstein äußerte einmal, er bezweifle, dass Gott die Würfel habe rollen lassen, als er das Universum erschuf – was bedeutet, dass Gott nicht so schrullig ist, nach den Regeln des Zufalls zu spielen. Die Schöpfung ist erfüllt von Sinn.

Ich glaube, dass Gott mit größerer Traurigkeit auf unsere menschlichen Prüfungen und Tragödien herabblickt, als wir auch nur ahnen können. In der Bibel steht: «Verkauft man nicht zwei Spatzen für ein paar Pfennig? Und doch fällt keiner von ihnen zur Erde ohne den Willen eures Vaters» (Matthäus 10,29). Gott weiß, dass Unfälle ihren freien Lauf nehmen. Wenn zum Beispiel dieselbe Familie nur einen Augenblick später in den Minivan gestiegen wäre, weil der Vater noch die Wagenschlüssel gesucht hat, hätte es den tödlichen Unfall nicht gegeben. Wenn die Frau des betrunkenen Autofahrers ihn an diesem Abend nicht für einen Nebenbuhler verlassen hätte, hätte er seinen Kummer vielleicht nicht im Alkohol ertränkt, in dieser bestimmten Bar, zu dieser bestimmten Stunde. Diese Verkettung von zufälligen Ereignissen, diese Serie von «Was wäre, wenns», können wir beliebig weiterspinnen, bis zurück zum Sündenfall von Adam und Eva im Garten Eden. Eine unendliche, lange Reihe von Koinzidenzen und Ereignissen gipfelt in einem Augenblick des Glücks – oder Pechs. In jedem Fall ist es unseres. Es gehört uns. Es manifestiert sich als unser persönliches Ungeheuer.

Wenn uns das Pech trifft, fluchen wir. Aber wenn wir Glück haben, finden wir Erklärungen, warum wir es vielleicht verdient haben, warum es uns sogar zustand. Und dann beginnen die Begünstigten des Glücks zu glauben, dass es mehr als nur ein Zufall war. Aber es ist gerade das Fehlen einer Erklärung, das Fehlen von Ursache und Wirkung, von Vorsatz und Verdienst, das beim Glück solch ein Unbehagen auslöst. Denn wir wissen: Niemand hat es mehr als ein anderer verdient, niemand ist dessen würdiger als ein anderer, dass das entgegenkommende Auto gerade noch ausweicht. Dass der Soldat das leere Klicken des feindlichen Blindgängers hört. Dass der Reisende seinen Flieger verpasst, der bald darauf abstürzen wird.

Erst wenn uns der Tod in letzter Sekunde verschont, wenn er uns knapp verfehlt, erkennen wir, was für ein irrer Zufall das Leben von Natur aus ist. Denken Sie einmal daran, wie Sie sich in dem Augenblick fühlen würden, da Sie unerklärlicherweise verschont wurden! Ihr Herz hämmert. Sie zittern am ganzen Leib und empfinden es als wunderbares Geschenk, atmen zu dürfen. Sie fühlen reine Ekstase, absolute Erleichterung. In diesem Schlüsselmoment erfasst Sie das Leben wie ein Hurrikan. Es schleudert Sie an Ihrem dünnen Faden der Sterblichkeit hoch über dem Abgrund in die Luft. Und dann lässt es Sie sanft wieder herunter zur Erde. Anstatt zu enden, geht Ihr Leben weiter. Sie sind am Leben und gesegnet mit dem größten Geschenk, das Ihnen jemals zuteilwerden wird – also freuen Sie sich! Und sagen Sie Dank!

Aber denken Sie immer daran: Wir gebieten nicht über das Glück. Wir sind weniger seine Herren denn sein Spielzeug. Es gibt keine wirkmächtigere Zutat zum Genesungsprozess, als verwundert zu erkennen, dass man noch am Leben ist und dem Tod ein Schnippchen geschlagen hat. Während manche Leute sagen, dass sich nur dem Vorbereiteten Gelegenheiten eröffnen, fällt das Glück all jenen zu, die Respekt davor haben. Meiner Erfahrung nach sind dies die glücklichsten Patienten, die ihr Glück auch zu schätzen wissen.

2. Lebensregel: Suchen Sie sich einen Arzt, der sich wirklich um Sie sorgt.

Ich bin immer wieder völlig perplex, wenn mir Patienten oder ihre Angehörigen gestehen, dass sie ihre Ärzte nicht ausstehen können. Schlimmer noch: dass sie den Eindruck haben, ihre Ärzte könnten *sie* nicht ausstehen. Was soll das? Sie stehen Ihrem Arzt ablehnend gegenüber und wollen ihn trotzdem an Ereignissen teilhaben lassen, die Ihr Leben auf den Kopf stellen? Sie legen dieses Leben in die Hand eines Menschen, dem Sie Ihrer Meinung nach völlig egal sind? Das hat doch absolut keinen Sinn.

Woher Sie wissen, wann Sie den richtigen Arzt gefunden haben? Nun, das ist der eine Arzt, dessen Meinung Ihnen etwas bedeutet. Sie wissen ja, dass alle in den heiligen Hallen der Medizin erwogenen Überlegungen niemals gewichtiger sind als das, was Ihnen Ihr Bauch oder Herz sagt. Wie Dr. Folkman bei meiner Graduiertenfeier betonte, muss man für sich den einen richtigen Arzt finden. Aus Patientensicht ist dieser Arzt der einzige, den Sie brauchen. Sobald Sie ihn gefunden haben, können Sie sich zurücklehnen. Lassen Sie Angst und Panik los. Begeben Sie sich vertrauensvoll in die Hände dieses Arztes. Arbeiten Sie an dieser wichtigen Partnerschaft. Ihre Suche ist nun zu Ende.

3. Lebensregel: Ziehen Sie ein gutes Leben einem langen Leben vor.

> Der Feige stirbt schon vielmal, eh er stirbt,
> Die Tapfern kosten einmal nur den Tod.
> Von allen Wundern, die ich je gehört,

> Scheint mir das größte, daß sich Menschen fürchten,
> Da sie doch sehn, der Tod, das Schicksal aller,
> Kommt, wann er kommen soll.
>
> WILLIAM SHAKESPEARE, JULIUS CAESAR II, 2 (ÜBERSETZUNG VON AUGUST WILHELM VON SCHLEGEL)

Wir brauchen Mut, das Leben loszulassen, vor allem das Leben eines Menschen, der uns lieb und teuer ist. Wir alle kennen eine Handvoll Menschen, für die wir unser eigenes Leben opfern würden – unsere Kinder, unseren Partner, vielleicht den besten Freund. Wir würden unser Leben hingeben, ohne auch nur einen Augenblick zu zögern. Das eine oder andere Leben ist uns also mehr wert als unser eigenes. Wenn wir diese Prämisse akzeptieren, warum fällt es uns dann so schwer zu verstehen, dass es unter gewissen Umständen viel besser ist zu sterben – vor allem schnell, wie ein Held und in Würde –, als bloß noch weiterzuexistieren? Ich bete, dass ich aus diesem Leben ohne Kampf, ohne Verzweiflung scheiden kann, wenn meine Zeit gekommen ist. Ich hoffe, dass ich tapfer sterbe – und nur einmal.

Die Antwort auf die Frage, ob ein Leben lebenswert ist oder nicht, hängt zum Großteil von der Qualität dieses Lebens ab. Aber wer kann das beurteilen? Selbstverständlich nur derjenige, der dieses Leben lebt. Kein Beobachter von außen hat das Recht, darüber zu entscheiden. Qualität ist eine persönliche Messlatte. Sie kann sich mit der Zeit und den Umständen ändern. Wenn das Feuer des Lebenswillens weiter brennt, hat ein Mediziner niemals das Recht, es für einen Patienten auszulöschen. Wenn im umgekehrten Fall ein Patient beschließt, «das Handtuch zu werfen», ist es natürlich nicht an seinem Arzt, ihn zu einer Fortsetzung der Behandlung zu überreden, nur damit er am Leben bleibt. Die letzte Entscheidung für

Leben oder Sterben liegt immer beim Patienten selbst, und es ist die Aufgabe des Arztes, diese Entscheidung mitzutragen.

4. Lebensregel: Vergessen Sie im Leben niemals den Tod.

Eine der wichtigsten Lehren des Buddhismus lautet, dass Anhaftung die Wurzel allen Leidens ist. Wir lernen daraus, dass wir nur dann reine Freude und Freiheit erfahren können, wenn wir alles loslassen. Das ist das große, geheime Geschenk des Todes. Wir wissen, dass unser Tod unausweichlich ist. Wir wissen, dass der Moment einmal kommen wird, in dem wir diese sterbliche Existenz hinter uns lassen. Wenn wir uns auf die Bedeutung unseres eigenen Todes besinnen, dann lernen wir, unser physisches Leben zu genießen. Der Tod wird zum Schlüssel, und er öffnet die Tür, hinter der die Schönheit und der Sinn jedes gelebten Augenblicks zu finden sind. Wenn wir «Krieger» werden wollen – Menschen, die bewusst leben –, sollte uns der Gedanke an den Tod stets daran gemahnen, dass wir *jetzt* leben. Wir müssen lernen, unsere Handlungen danach auszurichten. Dann kann es kein «hätte» oder «könnte» geben. Es gibt nur den Wunsch zu sein – in diesem einen Augenblick.

Einer meiner Lieblingsfilme ist *Last Samurai.* Dort sagt der japanische Kriegsherr Katsumoto: «Die vollkommene [Kirsch-]Blüte ist selten. Man kann sein ganzes Leben nach ihr suchen, und es wäre kein verschwendetes Leben.» In der letzten Schlacht, in der der Film gipfelt, flüstert der sterbende Katsumoto: «Vollkommen … Sie [die Kirschblüten] sind alle vollkommen!» So erinnert sich jemand, der Auge in Auge mit dem Tod lebt, an die unglaubliche, unerträgliche Schönheit der Gegenwart, des jetzigen Augenblicks – auch wenn es sein letzter ist. Es wäre dumm zu glauben, dass wir immer noch genug Zeit haben – eine Zukunft, die noch vor uns liegt und in der wir alles anders machen, Unrecht in Recht verwandeln oder unsere Fehler korrigieren können. Die wirkliche Wahrheit – das Grundprinzip des Todes – besteht darin, dass unsere Zukunft sofort wieder zu schwinden beginnt, sobald sie auftaucht. Wie Hank Williams sagte: «Wir kommen aus dieser Welt nicht lebend raus.» Die einzige Möglichkeit, wahrhaft lebendig zu sein, ist also, uns auf unser Abenteuer einzulassen, das wir nicht überleben werden. So lehrt uns der Tod zu leben.

Als Chirurg hatte ich oft Gelegenheit, Menschen beim Sterben zu begleiten. Jeder einzelne davon berichtete mir, dass er großen Frieden spürte, während der Tod kam. Sie erlebten sich selbst umgeben von einer wunderschönen, liebenden, göttlichen Gegenwart. Dem Ende nahe, wirkten meine sterbenden Patienten überwältigt von einem Moment letzter Gnade und Glückseligkeit. Sie sagten stets, dass es dort ein herrliches Licht gebe. Ein letzter großer, überwältigender Schub der Liebe trieb sie über den Abgrund hinüber. Ich glaube, das sagt etwas über das aus, was auf der anderen Seite des Lebens liegt, wenn wir am Ende «hinübergehen». Und ich weiß, dass es mich jeden einzelnen Tag, den ich lebe, tröstet.

Dies war eine der wichtigsten Lektionen, die ich als Arzt gelernt habe. Für mich kann es keinen sichereren Beweis dafür geben, dass etwas Herrliches und Wunderbares jenseits unseres sterblichen Daseins auf uns wartet. Der Tod ist kein Ende. Er ist ein Neuanfang. In ihm vereinigen wir uns mit Gott und all den Seelen, die wir je geliebt haben oder noch lieben werden. Dies ist unsere Bestimmung, wenn wir hinübergehen. Sterben ist eher der Übertritt in eine andere Lebensform, eine herrliche neue Existenz. In dieser Hinsicht wäre der Tod nur ein weiterer notwendiger Übergang in einem endlosen Zyklus und ähnelte als solcher in seiner Qualität der Geburt. Wir streifen unsere sterbliche Hülle ab, während wir von einer Form des Lebens und Bewusstseins zur anderen übergehen, die noch wundersamer als die letzte ist.

Oder wie Gandalf zu Pippin in *Die Rückkehr des Königs*, dem zweiten Teil des *Herrn der Ringe*, sagt:

> **Enden? Nein. Hier endet die Reise nicht. Der Tod ist nur ein weiterer Weg, den wir alle gehen müssen. Der graue Regenvorhang zieht sich zurück, und alles verwandelt sich in silbernes Glas. Und dann siehst du es … Weiße Strände … und dahinter ein fernes grünes Land unter einer rasch aufgehenden Sonne.**

5. Lebensregel: Sie können der Kugel, die Ihren Namen trägt, nicht entgehen.

Napoleon soll zu seinem Leibarzt gesagt haben: «Unsere Stunde ist vorgegeben, und niemand hat Anspruch auf nur einen Augenblick Leben über das hinaus, was das Schicksal uns bestimmt hat.»

Ich habe beobachtet, wie Patienten in einem qualvollen, destruktiven Prozess versuchten, um ihr Leben zu «feilschen». Ich wünschte, ich könnte sie nun fragen: Was wäre, wenn Sie schon gewusst hätten, dass Ihr Tod absolut gewiss war, dass sein Zeitpunkt unausweichlich, unwiderruflich festgelegt war? Hätten Sie weitergekämpft? Hätten Sie Ihre Würde aufs Spiel gesetzt? Es kommt ein Punkt, an dem man sterben muss. Kein Feilschen mehr. Keine Verzweiflung. Der Tod ist da.

Napoleons Feststellung hat etwas Tröstliches. Es ist schlicht unmöglich, der Kugel, die jedem von uns bestimmt ist, zu entgehen oder sie aufzuhalten. Sie kann in Gestalt eines Krebsgeschwürs daherkommen, eines Herzanfalls oder einer Schießerei auf der Straße. Die Art, wie unser Leben endet, entzieht sich unserer Kontrolle. Also können wir auch ebenso gut aufhören, unseren Tod kontrollieren zu wollen. Wir können den Klammergriff lockern. Wir können unsere paranoide Wachsamkeit durch ein ruhiges Bewusstsein für die Unausweichlichkeit unseres Todes ersetzen. Möge uns aus dieser Unausweichlichkeit Mut erwachsen. Wir leben bewusster, indem wir den Tod akzeptieren – und nicht, indem wir ihn leugnen.

Es ist nicht dasselbe, den Tod als letzte Bestätigung eines sinnhaften Lebens zu betrachten oder jeden Tag so zu leben, «als wäre er der letzte». Niemand kann wirklich so leben, ohne in eine Sackgasse zu geraten. Wir können nicht jeden Tag so angehen, als wäre es unser letzter. Was würden Sie tun, wenn Sie wüssten, dass Sie am Ende des heutigen Tages sterben würden? Würden Sie zur Arbeit gehen? Würden Sie sich hinsetzen und beten? Würden Sie panisch noch ein paar Briefe und E-Mails schreiben? Ihre Sachen verschenken? Ich weiß nicht, was wir alle unter diesen Umständen tun würden, aber ich vermute, dass es uns keine allzu große Freude machen würde. Ich wäre zutiefst depressiv. Ich wüsste nicht, was ich zuerst tun sollte.

Worum es wirklich geht, ist, das Leben ganz zu leben, aus dem Vollen zu schöpfen. Das ist es, was gemeint ist. Wenn wir immer den Tod im Blick haben, hilft uns das, genau so zu leben.

6. Lebensregel: Bitten Sie Ihren Arzt, mit Ihnen zu beten.

Manche Patienten haben Gewissensbisse, wenn sie vor einer großen Operation oder während einer schweren Krankheit den Wunsch verspüren zu beten. Kleinlaut gestehen sie: «Ich glaube eigentlich nicht richtig. Ich gehe nicht mehr zur Kirche. Es ist also ganz schön scheinheilig, wenn ich Gott jetzt um Hilfe bitte.» Blödsinn. Gott ist es egal, ob Sie in der Vergangenheit geglaubt haben. Für Gott spielt es eine Rolle, was Sie jetzt fühlen. Und wenn Sie das Gefühl haben, ein bisschen Glauben und Hilfe brauchen zu können, dann ist es eben Zeit zu beten.

Es gibt eine Menge Ärzte, die sich einfach nicht dazu überwinden können zu beten. Darum sollten Sie sie bitten, sich hinzusetzen und mit Ihnen zu beten. Viele fürchten, sich vor ihren Patienten eine Blöße zu geben. Sie haben Sorge, dass durch das Beten ihr Ansehen leidet – dass es wirkt, als mangelte es ihnen an Selbstvertrauen. Aber welcher Arzt würde nicht zugeben, dass er Hilfe brauchen könnte? Wir sind alle Menschen mit Schwächen, die es sich nicht leisten können, Gottes Hilfe abzulehnen.

Scheuen Sie sich nicht, Familie und Freunde zu bitten, sich im Krankenhaus um Sie zu scharen und mit Ihnen zu beten. Ihre Bindung zu Ihnen wird dadurch noch enger werden – oder sie stellen die Besuche bei Ihnen ein. Mit beidem ist Ihnen gedient.

Familie und Freunde bilden den engsten Kreis, auf den wir immer zählen können. Sie sind unser «Stamm». Unsere emotionalen Verwandten. Während es anfangs ein wenig gekünstelt wirken mag, wenn alle sich im Kreis an den Händen fassen, wird es sich nach kurzer Zeit richtig anfühlen. Unser eigener Kreis der Liebe ist um uns, beschützt uns und sendet uns seine machtvollen heilenden Energien.

Ich empfehle immer, solche Gebetszirkel als «Sprechzirkel» abzuhalten. Darin wird von Hand zu Hand ein Objekt weitergegeben – dabei kann es sich um eine Feder, einen Stock oder eine leere Urinflasche handeln, das ist völlig gleichgültig. Derjenige, bei dem sich das Objekt gerade befindet, darf als Einziger sprechen. Er darf alles sagen, was er möchte. Ich richte es normalerweise so ein, dass der Patient selbst der Letzte ist, der das Objekt empfängt, sodass er ein Feedback auf alles geben kann, was die anderen Zirkelteilnehmer gesagt haben.

Solch ein Zirkel kann ein kraftvolles Ritual für jeden Patienten sein. Er kann auch jenen Familienangehörigen und Freunden Trost spenden, die der Gruppe ihre emotionale Belastung mitteilen möchten. Die emotionale Wirkung eines solchen Gebetszirkels kann sogar den Krankheitsverlauf des Patienten beeinflussen.

Scheuen Sie sich nicht, den Kaplan, Priester oder Rabbi des Krankenhauses zu sich ans Krankenbett zu bitten, damit er mit Ihnen spricht und betet. Eine schwere, lebensbedrohliche Krankheit sollte Ihnen Gelegenheit geben, Ihr Herz für Gott und Ihr eigenes spirituelles Bewusstsein zu öffnen. Wir müssen uns nicht dafür schämen, wenn Schmerz, Leiden und Tod in uns den Wunsch wecken, die Nähe Gottes zu suchen.

Ernest Hemingway hat in seiner Kurzgeschichtensammlung *In unserer Zeit* geschrieben:

> **Während das Bombardement in Fossalta den Schützengraben in Stücke fetzte, lag er ganz flach da und schwitzte und betete: «O Jesus Christus, hol mich hier raus. Lieber Jesus, bitte hol mich raus. Christus, bitte, bitte, bitte, Christus. Wenn du nur machst, dass ich nicht getötet werde, tue ich alles, was du sagst. Ich glaube an dich, und ich werde allen auf der Welt sagen, dass du das Einzige bist, was zählt. Bitte, bitte, lieber Jesus.»**

Der Mann bleibt verschont, und das grimmige Artilleriefeuer entfernt sich. Hemingway fügt ironisch hinzu: «Am nächsten Abend, wieder zurück in Mestre, erzählte er dem Mädchen, mit dem er in der Villa Rosa nach oben ging, nichts von Jesus. Er erzählte nie jemandem etwas.»

Dieser Abschnitt ist mir im Gedächtnis geblieben. Er gibt wieder, wie augenblicklich, ja heftig die Verzweiflung uns zu Gott bekehren kann, und dann machen wir einfach weiter und vergessen vielleicht sogar, wie sehr wir Gottes Hilfe in der Krise nötig hatten.

7. Lebensregel: Glauben Sie niemandem, der sagt: «Es wird schon nichts schiefgehen.»

Jedes Mal, wenn ein Arzt in den Organismus eines Patienten eingreift – durch ein Medikament, eine Nadel, ja selbst ein Zäpfchen –, wird das natürliche Gleichgewicht des Körpers gestört. Unser Körper ist eine Schöpfung von göttlicher Hand. Er wird mit den meisten Störungen sehr gut fertig. Aber niemand kann sagen, wann der Körper nicht mehr in vorhersehbarer Weise reagieren wird. Komplikationen kommen vor. Das ist eine Tatsache des Lebens.

Fragen Sie sich: Wie viele von uns hatten noch nie einen Autounfall? Jeder Fahrer hatte wenigstens einmal einen Blechschaden. Wie viele von uns haben noch nie einen Strafzettel erhalten? Praktisch niemand. Es gibt einfach keine Situation, in der uns jemand garantieren kann, dass kein Unfall oder Missgeschick passieren wird. Deshalb ist jeder Chirurg, der zu Ihnen sagt, es könne nichts schiefgehen, entweder ein Dummkopf oder ein Lügner, und wahrscheinlich sogar beides.

Ich erinnere mich an einen tragischen Fall aus meiner Zeit als neurochirurgischer Assistenzarzt. Es ging um einen gesunden Burschen Mitte 30; er war Vater von drei kleinen Kindern. Er und seine Frau hatten zusammen beschlossen, dass sie keine Kinder mehr haben wollten und er sich sterilisieren lassen würde. Ihre Entscheidung war vollkommen logisch: Die Vasektomie ist ein kleiner Eingriff und hat eine viel geringere Komplikationsrate als eine Eileitersterilisation bei der Frau.

Er kam zu uns ins Krankenhaus, und die OP verlief reibungslos, ohne jede Komplikation. Am nächsten Tag ging er wieder zur Arbeit. Am dritten Tag begann er eine zunehmende Druckempfindlichkeit in der Leistengegend zu spüren. Am Tag darauf wurde es schlimmer. Er vereinbarte einen Termin mit seinem Chirurgen noch am selben Nachmittag. Als sich der Arzt die Operationsnarbe ansah, war sie infiziert. Er verschrieb dem jungen Mann Antibiotika zur oralen Einnahme und wollte ihn zwei Tage später wiedersehen. Als der Mann erneut vorstellig wurde, war seine Wundinfektion voll erblüht. Rote Streifen zogen sich seine Bauchdecke hinauf, und die Lymphknoten waren geschwollen.

Der Urologe wies den Mann ins Krankenhaus ein. Er konsultierte einen Infektionsexperten und verordnete starke Antibiotika, die die Infektion unter Kontrolle bringen sollten. Trotz der aggressiven und angemessenen Gegenmaßnahmen breitete sich die Infektion in die Blutbahn des Mannes aus. Von dort aus infizierten sich seine Herzklappen. Das Herz des Patienten nahm Schaden. In einer Notoperation wurden ihm neue Herzklappen eingesetzt. Als ihm die alten entfernt wurden, lösten sich Klumpen infizierten Gewebes, wurden in die Blutbahn gespült und gelangten auf direktem Wege ins Gehirn. Daraus entwickelte sich ein Hirnabszess (aus diesem Grund lernte ich den Patienten überhaupt kennen). Am Ende war er tot.

Wenn Sie nun diese traurige Kette von Ereignissen zurückverfolgen, landen Sie bei der Vasektomie, um die es ursprünglich gegangen war. Niemand hätte im Traum daran gedacht, dass dieser arme Mann infolge eines kleinen Eingriffs sterben würde. Und doch geschah es.

Ein wenig Aberglaube kann hilfreich sein. Wenn Sie sagen, dass nichts schiefgehen wird, dann verhexen Sie sich selbst. Sie schaffen damit im Prinzip eine Gelegenheit, fast schon einen Grund für ein Unglück. Üben Sie Demut. Üben Sie Dankbarkeit. Glück zu haben ist ein großer Segen.

8. Lebensregel: Lassen Sie sich nicht zu einem x-beliebigen Patienten degradieren.

Krankenhäuser haben es so an sich, dass sie den Patienten einen Einheitslook und ein Einheitsgefühl verpassen. Die Patienten schlurfen in tristen Krankenhauskitteln und Schaumgummipantoffeln herum und schieben Infusionsständer vor sich her. Sie nehmen auch den medizinischen Geruch des Krankenhauses an und beginnen alle gleich zu riechen. Nach Vitaminen und Sagrotan.

Es ist für keinen von uns gut, ein gesichts- und namenloser Patient zu werden. Niemand sollte nur «die Blinddarmentzündung in Bett 448» sein. Aber Krankenhäuser haben Probleme mit Individuen. Das Letzte, was sie brauchen können, ist der *Homo indominatus* – der ungezähmte Mensch. Krankenhäuser wollen sich nicht mit unseren persönlichen Eigenarten befassen müssen – und wenn diese sich nur in einem Pyjama oder unserem Lieblingsbademantel äußern. Krankenhäuser funktionieren durch Uniformität. Sie wollen, dass jedes Bett, jedes Kleidungsstück, jedes Essenstablett gleich ist. Das ist am einfachsten – für sie.

Uniformität ist nichts für Lebewesen. Das Leben behauptet sich, indem es verschiedene Varianten hervorbringt. Sie verleihen dem

Dasein Farbe, Struktur und Reiz. Daher ermutige ich Sie, sich zur Wehr zu setzen. Bleiben Sie Individuum. Bringen Sie Ihre Lieblingswohlfühlklamotten ins Krankenhaus mit. Stellen Sie Fotos von Ihren Lieben auf. Legen Sie sich die Decke übers Bett, die Ihre Großmutter genäht hat. All das sind Talismane, heilige Reliquien, die Sie an Ihre Individualität erinnern. Nicht zuletzt erinnern uns unsere Familie und Freunde daran, wie sehr wir geliebt werden. Sie geben uns ein klares Stichwort, für das es sich zu leben lohnt.

9. Lebensregel: Hören Sie Ihre Lieblingsmusik.

Ich würde in keinem Universum leben wollen, in dem das Gute nicht am Ende über das Böse triumphiert. Oder in dem es keine Musik gibt. Ich kann mir eine Welt ohne Musik einfach nicht vorstellen. Musik ist die Sprache der Seele. Musik belebt. Sie bringt emotionale Farbe in unser Dasein. Sie gibt uns Kraft und sorgt dafür, dass es uns bessergeht. Und das Schöne an Kopfhörern ist, dass unsere Lieblingsmusik niemand anderen stört.

Neuere Forschungen aus der Musiktherapie haben gezeigt, dass die Herzfrequenz der Patienten dazu neigt, sich an den Rhythmus der Musik anzupassen. Ein Grund, warum wir Barockmusik als so wohltuend empfinden, ist, dass ihr Rhythmus von 64 bis 68 Schlägen pro Minute einem entspannten, ruhigen Herzschlag entspricht. Musik kann ein starker Helfer im Heilungsprozess sein. Und sie ist eines der ungefährlichsten Heilmittel, die man sich vorstellen kann. Man kann sie je nach Laune dosieren, ohne schädliche Nebenwirkungen fürchten zu müssen.

Ich bin entschieden dafür, Patienten in der Narkose während der OP über Kopfhörer mit Musik zu beschallen. Es hat sich herausgestellt, dass diese Patienten klarer und ruhiger sind als andere, wenn sie wieder zu sich kommen. Für mich ist es vollkommen logisch, dass das Erwachen aus der Anästhesie in eine Welt, die von wohltuender Musik durchflutet ist, einem Patienten nur helfen kann. Ich befürworte es auch, wenn die Angehörigen dem Patienten seine Lieblingsmusik mitbringen und sie ihm über Kopfhörer vorspielen, wenn er im Koma liegt oder sich von der Bewusstlosigkeit erholt. Musik wirkt auf einer intuitiven, emotionalen Ebene auf uns. Ich bin einfach dafür, alle positiven Energiequellen anzuzapfen, die meine Patienten bei der Genesung unterstützen können.

10. Lebensregel: Lassen Sie sich keine Besuchszeiten vorschreiben.

Die meisten Krankenhäuser wollen, dass jeder, der dort nicht hingehört, bis acht Uhr abends draußen ist. Irgendwie stören Familien und Freunde, sobald es dunkel ist, während sie tagsüber willkommen sind. Es gibt auch Vorschriften, die den Besuch von Kindern im Krankenhaus reglementieren. Würden Sie, wenn Sie sich gerade von einer schweren Krankheit oder Operation erholen, nicht wollen, dass Ihre Kinder Sie besuchen kommen? Diese Einschränkung von Familienbesuch erscheint mir potenziell ungesund, so als würde man bewusst auf Hilfe verzichten. Natürlich gilt dies nur, wenn der Besuch auch vom Patienten gewünscht wird.

Wenn es nach mir ginge, würde ich auch Hunde im Krankenhaus zulassen. Pferde. Papageien. Dressierte Seehunde. Wen kümmert das schon? Wie kann man uns die Lebenskraft, die uns unsere Lieben – seien es Menschen oder Tiere – geben, in dem Moment verwehren, in dem wir sie am meisten brauchen? Glauben Sie nicht auch, dass es mir schneller wieder bessergehen wird, wenn einer meiner geliebten Hunde bei mir im Bett schlafen darf? Zum Kuckuck: natürlich!

Das Hotel Monaco ist mein Lieblingshotel in San Francisco. Der Grund, warum ich mich immer dort einquartiere, ist, dass sie jedem Gast einen Goldfisch mit aufs Zimmer geben. Ich ertappe mich oft dabei, wie ich mit dem Goldfisch rede. Dieses Tier bringt Leben in mein Hotelzimmer; es wird mein Gefährte, mein Zimmergenosse. Es hebt meine Laune. Gar nicht schlecht für einen kleinen, wenige Zentimeter langen Fisch.

Meinen Sie, dass Krankenhäuser jemals so denken werden? Nie und nimmer! Man wird vielmehr ein Komitee aus Experten für Infektionskrankheiten und Verwaltern mit strengen Mienen zusammenrufen, um ein Papier zu verfassen, in dem Alptraumszenarien von ansteckenden Keimen im Wasser und Schnittverletzungen durch zerbrochene Goldfischgläser heraufbeschworen werden. Jedes Krankenhaus wird mit 100 «guten» Gründen aufwarten, warum niemals ein Goldfischglas Einzug in ein Krankenzimmer halten darf.

Daher empfehle ich Ihnen, auf schnellstem Wege das Krankenhaus zu verlassen und nach Hause zu gehen. Außerhalb des Krankenhauses übernehmen wieder Sie die Kontrolle über die Heilungsenergien in Ihrer Umgebung. Sie können bei Ihrem Hund sein. Ich kann Ihnen versichern: Die Keime, die Ihr Hund auf Sie überträgt, während er Ihnen das Gesicht ableckt, sind ein Witz im Vergleich zu den bösartigen, antibiotikaresistenten Bazillen, die in unseren Krankenhäusern grassieren.

In diesem Zusammenhang sollte ich anmerken, dass es mittlerweile anerkanntermaßen viel gesünder für Kinder ist, wenn ein Elternteil mit im Zimmer übernachtet, als wenn die kleinen Patienten allein bleiben müssen. Aber wenn es schon die Kinder nicht umbringt, rund um die Uhr ihre Familie um sich zu haben, warum erlauben wir es dann nicht auch allen anderen Patienten? Denn schließlich: Wenn keiner Ihrer Angehörigen nachts im Krankenhaus «Wache schiebt» – wer passt dann auf Sie auf? Wer gibt auf Sie acht? Wer hat ein Auge auf das, was passiert?

Als Chirurg bin ich beruhigt, wenn ich sehe, dass Familien auf dem Krankenhausgelände ihre Zelte aufschlagen, um ihren kranken Angehörigen nahe sein zu können. Im Gegensatz dazu beginne ich mir Sorgen zu machen, wenn ich sehe, dass ein Patient allein bleibt und nie Besuch bekommt. Wenn niemand vorbeischaut, ist das ein Warnsignal. Dann frage ich mich: Wer wird diesen Leuten helfen, wenn sie wieder zu Hause sind? Und auf einer beruflichen Ebene denke ich: Wie stark ist ihr Lebenswille, wenn sie ganz allein auf der Welt sind? Der Lebenswille ist eine unerlässliche Voraussetzung für die Genesung und hängt oft eng damit zusammen, wie geliebt wir uns fühlen.

11. Lebensregel: Es ist Ihre Entscheidung, ob Sie leben wollen.

Es gibt da einen alten, dümmlichen Witz über einen Mann, der zu seinem Anwalt kommt. Er möchte mit ihm darüber reden, wie unglücklich seine Frau in der letzten Zeit wirkt. Er macht sich Sorgen, dass sie sich vielleicht von ihm trennen will.

Der Anwalt fragt ihn: «Ist Ihre Frau glücklich?»

Der Ehemann antwortet: «Nein, ich glaube nicht. Wenn ich so darüber nachdenke, lächelt sie eigentlich nie.»

Der Anwalt darauf: «Na, dann gehen Sie heim und bringen Sie sie zum Lächeln. Erzählen Sie ihr ein paar Witze.»

Der Mann geht also nach Hause und erzählt seiner Frau einen Witz nach dem anderen.

Eine Woche später kommt der Mann wieder zu seinem Anwalt und sagt: «So, jetzt hat meine Frau mich doch verlassen.»

Der Anwalt fragt: «Haben Sie ihr denn keine Witze erzählt?»

Darauf der Mann: «Doch, und sie hat mir auch gesagt, dass sie unglücklich ist. Aber sie hat immerhin laut gelacht, als sie zur Tür hinausgegangen ist.»

Die Sache ist die: Sie können die Leute zum Lachen und Lächeln bringen, aber Sie können sie nicht glücklich machen. Aus dem gleichen Grund kann kein Chirurg sie gegen ihren Willen durchbringen oder gesund machen, wenn sie traurig, niedergeschlagen oder mutlos sind – wenn sie also nichts haben, wofür es sich zu leben lohnt. Wie oft haben wir es schon erlebt, dass jemand einfach dahinwelkt, sobald der langjährige Lebenspartner gestorben ist? Wie oft haben wir es schon erlebt, dass jemandes Lebenswille bricht, wie bei Rocky, und dieser Mensch uns langsam und unausweichlich entgleitet? Wie oft haben wir schon jemanden an gebrochenem Herzen sterben sehen? Niemand anders kann Ihr Leben für Sie leben und Ihnen den Wunsch einimpfen, es zu leben. Niemand kann Ihnen den Willen zu leben geben.

12. Lebensregel: Entwickeln Sie Ihre eigenen Heilrituale.

Wie Sie bereits wissen, mag ich es, wenn meine Patienten aktiv an ihrem Heilungsprozess mitwirken. Sie alle sollten ihre persönlichen Rituale und Zeremonien entwickeln, um Ihre Energien auf die Heilung, auf das Ausbalancieren des inneren Ungleichgewichts zu konzentrieren. Es ist mir egal, wie diese Rituale aussehen. Ob man dabei schmutzig wird. Ob es um Kristalle geht. Aromatherapie. Massage. Oder auch Kerzen (denken Sie an die Königin der Zigeuner). Diese Rituale können einfacheren Zuschnitts sein und sich auf tägliche Gebete und Meditationen beschränken oder eine etwas ausgefallenere Note haben, indem man sich zum Beispiel mit Bärenfett und Kräutern einreibt (aber bitte nicht die OP-Narbe).

Die Psychoneuroimmunologie ist eine sehr junge wissenschaftliche Disziplin, die untersucht, wie unser Gemütszustand die Physiologie unseres Körpers beeinflusst, indem er etwa Immunreaktionen verstärkt oder störend auf sie einwirkt. Auf der Oberfläche der Leukozyten (der weißen Blutkörperchen, die Infektionen durch Bakterien, Viren und fremde Eiweiße abwehren) sitzen Rezeptoren für bestimmte Peptide. Diese Peptide sind nichts anderes als Moleküle, die vom Gehirn ausgeschüttet werden, um dem Rest des Körpers (und im Besonderen unseren Immunzellen) mitzuteilen, wie wir uns «fühlen». Stellen Sie sich einmal vor, Sie würden plötzlich von einem prähistorischen Säbelzahntiger angegriffen. Da wäre es doch gut, wenn Sie Ihr Immunsystem sofort und aggressiv aktivieren könnten – für den Fall, dass der Tiger Sie beißt. Wenn Sie nämlich eine offene Wunde haben, muss Ihr Immunsystem Gewehr bei Fuß stehen, um eine Infektion zu verhindern. So hat die Natur einen Weg gefunden, wie unser Gemütszustand auf unser Immunsystem Einfluss nehmen kann.

Unsere Spezies hat die Bindung von Leukozytenrezeptoren an bestimmte Botenmoleküle in beachtlichem Maße perfektioniert. Unser Immunsystem ist vor allem für Endorphine empfänglich, also körpereigene Drogen. Endorphine sind starke, morphiumähnliche Moleküle, die im zentralen Nervensystem ein Wohlgefühl auslösen. Wenn wir glücklich sind, produzieren wir höhere

Endorphinkonzentrationen, als wenn wir deprimiert sind. Wenn der Endorphinspiegel hoch ist, können aber auch mehr Moleküle an den Rezeptoren der Leukozyten andocken und diese aktivieren, um eine Infektion abzuwehren. Wenn Sie traurig oder deprimiert sind, werden die weißen Blutkörperchen jedoch weniger als normal stimuliert, und Ihre Immunabwehr wird unterdrückt. Diese Tatsache kann erklären, warum die Trauer über den Verlust eines geliebten Menschen bei einzelnen Hinterbliebenen zu Krankheit und sogar Tod führen kann.

Der Umstand, dass die weißen Blutkörperchen durch Endorphine aktiviert werden, kann ziemlich dramatische Konsequenzen haben. In einem Versuch zeigte man einer Gruppe von Freiwilligen Slapstick-Filme (zum Beispiel von Charlie Chaplin und Buster Keaton). Nach einigen Stunden wurden ihnen Blutproben entnommen. Eine zweite Freiwilligengruppe sah sich Horrorfilme an – heftige Kost, bei der das Herz zu hämmern anfängt und man sich die Hände vor den Mund schlägt, um nicht laut loszuschreien. Auch dieser Gruppe nahm man Blut ab.

Die weißen Blutkörperchen jeder Gruppe wurden isoliert und in Petrischalen Bakterien ausgesetzt. Und nun raten Sie mal! Die Leukozyten der Slapstickgucker konnten mehr Bakterien unschädlich machen als die der Horrorfilmkandidaten. Glück steigert die Immunfunktion. Der umgekehrte Fall ist vielleicht eine Erklärung dafür, wieso jemand dem «Voodoo-Tod» zum Opfer fallen kann. Oder an gebrochenem Herzen stirbt.

13. Lebensregel: Wenn Sie schnell gesund werden wollen, sollten Sie negative Einflüsse vermeiden.

Fast mein ganzes Leben lang habe ich von einer Pferderanch im Westen geträumt. Als ich Assistenzarzt in Boston war, habe ich regelmäßig mit einem Kollegen namens Ralph zu Mittag gegessen. Er war ein toller Bursche, und es machte uns immer Spaß, Familiengeschichten auszutauschen. Über die Jahre wurden Ralph und ich enge Freunde, und schließlich erzählte ich ihm von meinem Traum, in den Westen zu ziehen. Aber jedes Mal, wenn ich das Thema anschnitt, zählte Ralph mir alle Hindernisse auf, die die Verwirklichung meines Traums sabotieren würden. Beim ersten oder zweiten Mal zuckte ich nur mit den Schultern. Aber ich bemerkte, dass bei ihm dieses Muster, mir alle nur erdenklichen Widrigkeiten zu schildern, zur Gewohnheit wurde – einer Gewohnheit, die mich stets ziemlich ernüchterte. Allmählich ertappte ich mich dabei, wie ich mich vor den Essen mit Ralph zu drücken begann. Er vergiftete mir langsam meinen Traum, doch ich brauchte diesen Traum, um meine Facharztausbildung zu überstehen. Nach einer Weile beschloss ich, mich nur noch mit Ralph zu treffen, wenn ich mich dafür gewappnet fühlte und mein Traum von der Ranch nicht aufs Tapet kam.

Es gibt immer wieder negative Menschen und Einflüsse in unserem Leben. Die Tatsache, dass sie da sind, bedeutet aber nicht, dass wir sie akzeptieren müssen. Wir müssen vielmehr ein Auge darauf haben, wie und wann uns diese Negativität beeinflusst. Es ist nicht schlimm, wenn wir uns dafür entscheiden, diese negativen Leute zu meiden. Übernehmen Sie die Verantwortung für das, was Sie in Ihr Herz lassen. Wenn wir krank, gestresst oder traurig sind, werden wir anfälliger für negative Einflüsse. In solchen Zeiten müssen wir alles aus unserem Leben verbannen, was uns nicht guttut. Die simple Faustformel lautet: Fühle ich mich besser, wenn mich diese Person besucht hat? Sie brauchen keine Schuldgefühle zu haben, weil Sie sich schützen.

14. Lebensregel: Lassen Sie sich vom Älterwerden nicht verrückt machen.

Unsere Kultur reagiert panisch auf das Altern. In den nächsten Jahrzehnten werden in unserer Gesellschaft so viele alte Menschen wie noch nie zuvor leben – eine Folge der geburtsstarken Jahrgänge. Wohin mit ihnen? Wie müssen wir die Struktur unserer Gesellschaft verändern, um mit all diesen alten Menschen in unserer Mitte fertig zu werden? Ich gebe zu, dass ich auch zu ihnen gehören werde.

Wie lässt es sich erklären, dass alte Menschen einen vollkommen anderen Status in der Kultur der amerikanischen Ureinwohner, aber auch in den asiatischen Gesellschaften, etwa in China, Indien und Japan, haben? Dort werden sie nicht ausgemustert, sondern verehrt. Sie gelten als «Kronjuwelen» der Familie oder des Clans. In den jüngeren Generationen entbrennt ein regelrechter Wettstreit darum, wer sich um die Älteren kümmern darf. Dies wird als höchste Ehre in einer Familie betrachtet, als heilige Pflicht, für die man auserwählt werden muss. Wie anders würden wir das Alter erleben, wie würde die Gebrechlichkeit des Alters im Ansehen steigen, wenn unsere Kultur unsere Alten in diesem Licht sehen könnte! Anstatt uns vor der Abschiebung in sogenannte «Altersheime» zu fürchten, könnten wir uns darauf freuen, von unseren Familien bis zum Ende unserer Tage eine ehrende Anerkennung zu erfahren.

Wie konnte es zu dieser Abscheu vor dem Alter kommen? Zu dieser Angst vor dem Alter? Teilweise, so glaube ich, rührt dies daher, dass wir die gemeinsame gesellschaftliche Erfahrung des Todes aus unserem täglichen Bewusstsein verbannt haben. Denken Sie nur an die statistischen Zahlen: In Umfragen äußerten 95 Prozent der Menschen ganz entschieden den Wunsch, zu Hause zu sterben. Zurzeit sterben jedoch 90 Prozent im Krankenhaus. Hier läuft doch etwas schief!

Eine Erklärung, die hier ins Feld geführt wird, lautet, dass Krankenhäuser besser für das Sterben gerüstet sind. «Sie verfügen über die nötigen Apparate», versichern wir uns gegenseitig. «Und außerdem: Wie sollen wir die Pflege zu Hause bewerkstelligen? Was werden die Kinder denken? Bringen wir ihn ins Krankenhaus. Dort kann er sterben.» Das Ergebnis ist: Der Tod findet nicht mehr in unserem Leben statt. Viele Menschen haben noch nie jemanden sterben sehen. Ich glaube, dass sich unsere Einstellung gegenüber dem Alter, gegenüber der Gebrechlichkeit des Alters (und da wir schon dabei sind: auch gegenüber Entstellungen) nicht ändern wird, bis wir einen Weg gefunden haben, den Tod wieder in unser Alltagserleben zu integrieren. Wir können diese Angst nur heilen, wenn sich unser aller Traum erfüllt und wir in Würde zu Hause sterben können, umgeben von jenen, die uns am meisten lieben. Die Entscheidung darüber, wie wir sterben, ist genauso wichtig wie die Entscheidung darüber, wie wir leben.

15. Lebensregel: Lassen Sie sich alternative Heilweisen nicht ausreden.

Sir William Osler, einer meiner liebsten literarischen und medizinischen Helden, hat 1910 über die alternative Medizin geschrieben: «Ich finde, dass unsere Einstellung als Berufsstand [ihr gegenüber] nicht feindlich sein sollte und dass wir unserem Bruder und unserer Schwester, die sich für die neue Lehre begeistern können, freundlich begegnen sollten.»*

Die meisten Ärzte hegen ein tiefes Misstrauen gegen alternative und integrative Heilweisen. Warum wehren sie sich so sehr dagegen? Ich habe keine Ahnung. Wie ich schon dargelegt habe, gibt es gute Gründe, warum die integrative Medizin mittlerweile so populär ist. Zunächst sind wir uns wohl alle darüber einig, dass unser Gemütszustand großen Einfluss auf unseren Gesundheitszustand haben kann. Jeder hat das schon einmal erlebt. Ein Zweig der Medizin wie die integrative Medizin, dem unsere individuelle, persönliche Erfahrung zugrunde liegt (und der sie bestätigt), sollte uns daher alle interessieren.

Zweitens argwöhnt die große Öffentlichkeit, dass der Ärztestand ein handfestes Interesse daran hat, seinen Patienten integrative Lösungsansätze vorzuenthalten. Dieses Misstrauen lässt sich zum Teil auf Ärzte zurückführen, die mit ihrer Verteufelung alternativer Therapien allzu schnell bei der Hand sind. Sie lehnen sie ab, ohne sich auch nur deren möglichen Nutzen anzuhören. Mittlerweile hat sich diese medizinische Befangenheit insofern gebessert, als in die Erforschung alternativer Therapien investiert wird (wenn auch auf beschämend niedrigem finanziellem Niveau). Das könnte die integrative Medizin in den Augen der traditionell orientierten Ärzteschaft auf ein tragfähigeres wissenschaftliches Fundament heben.

Man muss auf alternative Therapien zurückgreifen, wenn sich die traditionelle, allopathische Medizin als unzureichend herausstellt. Ärzte, die alternative Kuren von vornherein verdammen, sind parteiisch und engstirnig. Ich habe generell bei diesen Kollegen

* William Osler: «The Faith That Heals», in: *British Medical Journal* 1910, 1: 1470–1472.

den Verdacht, dass sie ebenso voreingenommen, wie sie alternative Therapien verwerfen, auch allen anderen neuen medizinischen Therapien gegenübertreten, egal welchen. Ein verschlossener Geist neigt dazu, sämtlichen neuen Ideen in dieser Form zu begegnen.

16. Lebensregel: Lassen Sie nie einen Arzt über Ihre Würde bestimmen.

In der medizinischen Behandlung und Pflege gibt es vieles, was den Patienten demütigen und erniedrigen kann. Ich denke daher, dass ein Patient seinem Arzt genau mitteilen muss, was für ihn hinnehmbar und was nicht mehr hinnehmbar ist. Zu oft tun wir Ärzte Dinge mit unseren Patienten, nur weil wir wissen, wie wir sie tun müssen. Wie weit eine medizinische Intervention gehen darf, sollte daher besser festgelegt werden, bevor wir krank werden. Mitten in einer lebensbedrohlichen Krise wird es schwierig zu verhindern, dass die Ereignisse mit ihrer eigenen Dynamik über uns hinwegwalzen. Tun Sie Ihre Wünsche laut und deutlich kund.

Ich muss allerdings einwenden, dass Patientenverfügungen meiner Meinung nach praktisch wertlos sind. Viele Patienten geben zu verstehen, dass sie im Falle eines Falles keine lebensverlängernden Maßnahmen wünschen. Wenn also beispielsweise jemand ankündigt, dass er nicht intubiert und ans Beatmungsgerät angeschlossen werden will, bleibt noch immer viel Interpretationsspielraum für den behandelnden Arzt oder die nächsten Angehörigen. Meinte der Patient, dass er *niemals* beatmet werden möchte? Oder meinte er, dass er bei einer vorübergehenden Verschlechterung seines Zustands, etwa infolge einer Lungenentzündung, sehr wohl beatmet werden dürfe, nicht aber, wenn dies in einen chronischen, statischen Zustand münden könnte, in dem endlos weiterbeatmet werden müsste? Und wie sicher muss sich der behandelnde Arzt über den zu erwartenden Zustand sein? Zu 100 Prozent? 90? Ist der Arzt ermächtigt, das Beatmungsgerät abzuschalten, wenn dieser Zustand nicht wünschenswert ist? Und unter welchen Bedingungen? Unterm Strich sind es nur die nächsten Angehörigen (oder die Menschen, denen wir die rechtliche Vollmacht dazu geben), denen wir in einer sich stets verändernden medizinischen Landschaft den Schutz unserer Würde anvertrauen können.

In dieser Beziehung halte ich es für immens wichtig, dass die Patienten sich *vor* einer Krankheit ausführlich mit Familie und Freunden darüber unterhalten. Führen Sie diese Gespräche, bevor Sie krank werden, bevor Klinikaufenthalt und Krankheit Sie belasten. Versuchen Sie, sich viele verschiedene Szenarien auszumalen, wie unangenehm sie auch sein mögen. Bringen Sie Ihre Wertvorstellungen, Ihre Bedenken klar zum Ausdruck. Denken Sie daran: Damit geben Sie Ihren Angehörigen Instruktionen für die Zukunft, sozusagen eine Karte an die Hand, in der Sie darlegen, wie Ihrem Wunsch gemäß verfahren werden soll, für den Fall, dass Sie sich nicht mehr selbst äußern können. Das ist logischerweise ein sehr ernstes Unterfangen. Und es kann nur in gegenseitiger Liebe und Unterstützung angegangen werden.

17. Lebensregel: Lassen Sie nicht zu, dass ein Arzt Ihnen Prognosen stellt.

Ärzte können eine sehr begrenzte Vorstellungskraft haben – besonders, was den Ausgang einer bestimmten Krankheit oder eines operativen Eingriffs betrifft. Oft schicken sie ihren Prognosen verallgemeinernde Bemerkungen voraus: «Die meisten Patienten können danach kein aktives Leben mehr führen» oder «Sie werden viele Ihrer Aktivitäten einschränken müssen». Solche Bemerkungen impfen dem Patienten ein, womit er angeblich zu rechnen habe, und ehrlich gesagt legen sie die Messlatte immer zu niedrig. Außerdem können alle möglichen Dinge einer «Anzahl x von Menschen auf einer Kurve» passieren – oder auch nicht. Denken Sie daran: Der «Durchschnittsmensch» ist ein Kunstprodukt der Statistik. Es gibt keinen Durchschnittsmenschen. Und deshalb sollte es auch keine Durchschnittsprognose geben.

Ein Bekannter, ein Mathematiker, hat mir einmal die «Subjektivität» der Statistik folgendermaßen erklärt: «Nehmen wir an, ein Schütze steht auf dem Dach eines Gebäudes. Unter ihm stehen Sie mit 99 anderen Leuten in einer Menschenmenge. Man sagt Ihnen, dass der Schütze einen von Ihnen erschießen muss. Die Chancen, getötet zu werden, stehen also eins zu 100. Sobald der Schuss gefallen ist, liegen die Chancen für denjenigen, der getroffen wurde, bei 100 Prozent. Es spielt also keinerlei Rolle mehr, dass die Wahrscheinlichkeit, dass dieser Mensch überleben würde, nur einen Augenblick zuvor noch bei 99 Prozent lag.» Also: Auch wenn die Wahrscheinlichkeit, an einer Krankheit zu sterben, zehn Prozent beträgt, erhöhen sich Ihre Überlebenschancen auf 100 Prozent, wenn Sie unter diesen zehn Prozent sind.

Jeder Patient ringt mit der Statistik. Sie scheint ein zwingender Bestandteil fast jedes Krankheitsprozesses zu sein. Rückblickend aufgestellt, leitet man aus ihr «Wahrscheinlichkeiten», Chancen oder Prognosen ab. Sie entspringen der Fachliteratur wie wilde Tiere. Diese Zahlen können die psychologische Abwehr zerstören, die wir errichtet haben, um lebensbedrohliche Situationen zu überstehen. Wenn wir uns über unsere Krankheit schlaumachen wollen, ist die

Statistik oft der schlimmste Teil. Patienten müssen mit der Wahrheit konfrontiert werden, aber sie dürfen sich auch dadurch trösten lassen, dass die Statistik *rein gar nichts* über das Individuum aussagt. Sobald sich die Mathematik auf das Individuum bezieht – das berühmte n = 1 –, verlieren alle statistischen Wahrscheinlichkeiten und Vorhersagen ihre Bedeutung. Zahlen können nur Aussagen über Populationen, große Patientengruppen treffen. Je mehr Einzelpersonen in der Stichprobe, desto gesicherter die Statistik. Aber sie kann nie vorhersagen, wie ein Individuum mit einer Krankheit oder einem chirurgischen Problem fertig wird. Diese Entwertung der Statistik, unserer mathematischen Einmaligkeit, gewährt uns Zuflucht. Wenn die Zahlen auf unseren Schultern lasten, bietet uns unsere Individualität Schutz. Sie befreit uns von jeder Wahrscheinlichkeit.

In den meisten von uns schlägt das Herz eines Champions. Zur richtigen Zeit, unter den richtigen Umständen sind wir alle zu olympischen Leistungen in der Lage – wenigstens einmal in unserem Leben. Denken Sie daran, dass ein Goldmedaillenathlet als «Bester der Welt» gilt und nicht als «besser als der Durchschnitt». Lassen Sie daher nicht zu, dass die beiläufige Bemerkung eines Arztes den Athleten in Ihnen ausbootet. Die Genesung von einer Krankheit oder einer großen Operation sollte mit derselben Disziplin und Hingabe vorangetrieben werden, mit der auch Athleten ihr Training wieder aufnehmen. Die besten Ärzte ermuntern und feuern ihre Patienten an genau wie ein Trainer. Andere machen ihnen lieber alles madig. Lassen Sie nicht zu, dass Sie den Mut verlieren. Jeder Patient wünscht sich, dass seine Genesung die große Ausnahme sein möge – die größte der Welt. Fürchten Sie sich nicht davor, es zu wollen, es wahr werden zu lassen. Meiner Erfahrung nach bringen die Patienten, die daran glauben, dass sie sich selbst heilen können, genau das auch fertig.

18. Lebensregel: Fragen Sie Ihren Arzt immer, was er tun würde.

Fragen Sie, wie Ihr Arzt sich verhalten würde, wenn er Ihr Problem hätte. Was, wenn dies jemandem passieren würde, den er liebt? Dies ist der ultimative Maßstab, den man an jede Therapie anlegen sollte. Fragen Sie Ihren Chirurgen: Was würden Sie tun, wenn Sie an meiner Stelle wären? Dann schauen Sie ihm direkt in die Augen. Wenn er Ihrem Blick ausweicht, ist etwas nicht in Ordnung. Mein Rat ist simpel: Wenn Ihr Arzt darüber nicht offen und ehrlich mit Ihnen reden kann, wie sollen Sie dann weitermachen? Suchen Sie sich lieber einen anderen Chirurgen.

19. Lebensregel: Suchen Sie sich einen Schutzengel.

Einen Schutzengel zu haben, der über Sie wacht, ist unerlässlich, wenn Sie der Patient sind und lebend aus dem Krankenhaus kommen wollen. Die meisten Menschen machen sich keine Vorstellungen davon, wie anfällig die Medizin für Fehler ist. Forschungsergebnisse legen nahe, dass jeder, der jemals als Patient in einem Krankenhaus war, das Opfer wenigstens eines Fehlers geworden ist. Zum Glück sind die meisten Fehler harmlos. Sie haben Ihre Mahlzeit nicht bekommen, als Sie nach der Operation endlich wieder essen durften. Ihnen wurde nur eine Tablette verabreicht statt zwei. Man hat Ihnen die Hausschuhe gegeben, die einem anderen Patienten gehörten. Banalitäten, aber trotzdem Fehler.

Schwerer wiegen da schon die Schätzungen der US-amerikanischen Regierung, denen zufolge im Gesundheitswesen jährlich 250 000 Menschen durch unerwünschte medizinische Zwischenfälle zu Tode kommen. In einer Überprüfung wurde festgestellt, dass über die Hälfte dieser Fehler vollkommen vermeidbar gewesen wäre. Alle, die im Gesundheitswesen tätig sind, versichern stets, dass sie alles Erdenkliche tun, um Fehler zu reduzieren, aber das tun sie nicht. Außerdem können menschliche Anstrengungen Fehler nicht reduzieren. Denken Sie einmal darüber nach. Wie zuverlässig wäre unsere Flugsicherung, wenn es nur vom Gedächtnis oder den handgeschriebenen Notizen eines Einzelnen abhinge, ob die Flugzeuge kollidieren oder nicht? Es käme eine Katastrophe dabei heraus. Nein, die Luftfahrtbehörden haben vor langer Zeit bestimmt, dass ausgeklügelte, computergesteuerte Überwachungssysteme notwendig sind, um die menschlichen Fluglotsen bei der Kontrolle der komplexen Vorgänge droben am Himmel zu führen und gegebenenfalls zu alarmieren.

Um den Einfluss solcher computergesteuerter Überwachungssysteme einmal in Beziehung zu unserem Gesundheitssystem zu setzen: Zwischen 1980 und 1990 konnte die Luftfahrtindustrie tödliche Unglücksfälle um mehr als 30 Prozent reduzieren. Die Wahrscheinlichkeit, bei einem Flugzeugabsturz ums Leben zu kommen, beträgt eins zu drei Millionen. Statistisch ausgedrückt müsste ein Einzelner also 24 Stunden am Tag, sieben Tage pro Woche, vier Jahre am Stück nonstop fliegen, um ernsthaft einen Absturz zu riskieren. Im selben Jahrzehnt stieg jedoch die Quote der tödlichen Unglücksfälle im amerikanischen Gesundheitswesen um über 200 Prozent. Die Chancen, einen unerwünschten medizinischen Zwischenfall zu erleben, der Ihre Entlassung aus dem Krankenhaus verzögert, stehen eins zu 100, während die Chancen, durch einen medizinischen Fehler zu sterben, fast eins zu 1000 stehen! Dies sind schwarze Zahlen, die einen Schatten auf die amerikanische Medizin werfen.

Viele Therapeuten protestieren: Die Profitspannen seien für die meisten Kliniken und Praxen so gering, dass niemand in jene ausgeklügelten Systeme investieren kann, die wir bräuchten, um die medizinische Fehlerquote nach unten zu korrigieren. Dabei verschweigen sie allerdings, dass die Kosten dieser medizinischen Fehler immens sind: über 40 Milliarden Dollar pro Jahr! Die Fehlerquote auch nur minimal zu senken, um das amerikanische Gesundheitssystem sicherer zu machen, würde sich mehr als auszahlen. Warum stellt sich niemand hin und fordert, dass das hier und jetzt ein Ende haben muss? Die jährliche Todesrate infolge medizinischer Fehler entspricht 365 747 Jumbojets, die einer nach dem anderen ein ganzes Jahr lang vollbesetzt vom Himmel fallen. Wie lange, meinen Sie, müsste das so weitergehen, bis die Regierung befehlen würde, dass alle Jets am Boden bleiben, bis das ganze System repariert ist? Wie viele von uns wären noch bereit, eine 747 zu betreten, wenn die Sicherheitsfrage nicht geklärt wäre? Und doch müssen fast alle von uns früher oder später ins Krankenhaus, ob Ihnen das nun gefällt oder nicht. Wir können uns nicht als Opferlämmer zur Schlachtbank begeben, während wir darauf warten, dass das System endlich repariert wird.

Daher rate ich Ihnen: Betrauen Sie jemanden aus Ihrer Familie, der klug und aufmerksam ist, mit der Aufgabe, schriftlich all das festzuhalten, was mit Ihnen und für Sie getan wird. Und ich meine: alles. Diese Person muss jede Frage aufschreiben, die aufkommt. Es ist ihr Job, Erkundigungen beim medizinischen Personal anzustellen, Medikamentendosen zu prüfen und ganz allgemein eine Nervensäge zu sein. Sie muss akribisch Buch führen. Sie muss jede Tablette prüfen, die man Ihnen bringt. Fragen: Wofür ist diese kleine blaue Pille? Wann soll er seine nächste Spritze bekommen? Muss man nicht schon den neuen Beutel an den Tropf hängen, bevor der alte leer ist? Um wie viel Uhr wird heute das CT gemacht? Wann wird der Arzt kommen und mit uns reden?

Wie ich erwähnt habe, läuft schon bei jeder Einweisung ins Krankenhaus etwas schief. Aber die größte Anzahl unerwünschter Zwischenfälle wird bei weitem von medizinischen Fehlern verursacht. Daher müssen Sie lernen, jedes einzelne Medikament, jede Tablette, jede Spritze in Frage zu stellen, die dem Patienten verschrieben wird.

Ich werde Ihnen von einem fast tödlichen Zwischenfall erzählen, der sich ereignete, als ich Assistenzarzt war. In Bett 1 eines Klinikzimmers mit zwei Betten lag ein Patient. Es war sein erster postoperativer Tag, und auf schriftliche Anweisung sollte man heute beginnen, ihm klare Flüssigkeiten zu verabreichen und mit der Diät je nach Verträglichkeit fortzuschreiten. Die Schwestern beschlossen, ihm eine Tasse Apfelsaft zu geben – das ist immer der Favorit, wenn man auf «klare Flüssigkeiten» gesetzt ist. Der Patient im zweiten Bett war ein Brittle-Diabetiker – sein Blutzuckerwert konnte also rapide ansteigen –, dem gerade ein Fuß amputiert worden war. Dieser zweite Patient sollte alle vier Stunden eine Urinprobe in einer Tasse abgeben, damit die Schwestern die Insulingabe anpassen konnten, falls sich Zucker in seinem Urin fand. Sie können sich wahrscheinlich schon denken, wie es weiterging.

Eine Schwester kam herein, stellte den Apfelsaft auf dem Nachttisch des falschen Patienten, des Diabetikers, ab und ging. Eine zweite Schwester sah die Tasse mit der gelben Flüssigkeit auf dem Tisch des Diabetikers, nahm an, dass es sich dabei um die Urinprobe handelte, und machte einen Zuckerschnelltest. Nun enthielt diese Tasse aber den süßen Apfelsaft, daher zeigte der Stick einen gefährlich hohen Zuckerwert an. Sie ging schnell aus dem Zimmer, um eine Spritze mit einer entsprechenden Dosis Insulin aufzuziehen.

Nun erschien auch noch eine dritte Schwester auf der Bildfläche und fand die Tasse mit der Urinprobe des Diabetikers auf dem Tisch vor dem Zimmer, neben dem Krankenblatt des ersten Patienten, vor. Sie las, dass dieser Apfelsaft erhalten sollte, und schloss daraus, dass dies der Apfelsaft für den ersten Patienten sein müsse. Sie nahm also die Tasse und stellte sie auf seinen Nachttisch. Die zweite Schwester kehrte zurück und verabreichte dem Diabetiker intravenös eine hohe Dosis Insulin. Natürlich fiel er in einen Insulinschock, in genau dem Augenblick, da der erste Patient den ersten fauligen Schluck Urin seines Zimmergenossen wieder in hohem Bogen ausspuckte. Am besten gehen Sie also einfach immer davon aus, dass irgendwann irgendjemand einen Fehler machen wird.

Schrecken Sie nicht davor zurück, zum Quälgeist zu werden. Denken Sie daran: Es ist das quietschende Rad, das besonders gut geschmiert wird. Wenn die Ärzte und Schwestern wissen, dass da jemand aufpasst, werden sie wachsamer sein. Das liegt in der Natur des Menschen. Fragen Sie sich doch einmal: Wie viele von uns fahren mit überhöhter Geschwindigkeit weiter, wenn sie am Straßenrand einen Streifenwagen sehen? Niemand! Wir alle steigen auf die Bremse und verlangsamen auf die zulässige Höchstgeschwindigkeit. So funktioniert es auch in einem Krankenhaus.

20. Lebensregel: Keine Operation ist wie die andere.

Eine Operation ist das Mittel der Wahl, wenn weniger invasive und gefährliche medizinische Therapien nicht angezeigt sind oder nicht angeschlagen haben. Ich bin kein Befürworter von «prophylaktischen» Operationen, weil dabei einfach zu viel passieren kann. Oft tritt bei solchen Operationen genau die Komplikation auf, der man eigentlich vorbeugen wollte. Zum Beispiel wird bei einem Patienten ein Bandscheibenvorfall festgestellt. Der Chirurg rät zur Operation, denn: «Man weiß ja nie, Sie könnten eine Lähmung davontragen, wenn Sie einen Autounfall haben.» Also stimmt der Patient zu, die Bandscheibe an seiner Halswirbelsäule entfernen zu lassen.

Das Undenkbare passiert: Die Operation ist schwieriger als erwartet, das Rückenmark trägt Schädigungen davon. Die Bandscheibe ist weg, aber der Patient wacht gelähmt wieder auf. Oder nehmen wir ein Facelifting, von dem sich die Patientin ein jüngeres Aussehen verspricht. Aber es ergeben sich Komplikationen. Eine schwere Infektion setzt ein, die die Patientin entstellt. Noch einmal: Ist eine Schönheitsoperation vertretbar, wenn man sie im Lichte möglicher Pannen betrachtet? Ob es Ihnen gefällt oder nicht, die Chirurgie ist auch Glückssache – sowohl für den Patienten als auch für den Operateur.

Wann sollte man also seine Einwilligung zu einer Operation geben? Wenn eine von zwei zwingenden Voraussetzungen erfüllt ist. Erstens: Ist Ihr Leben unmittelbar in Gefahr? Sagen wir, man stellt Ihnen die Diagnose Krebs. Der Tumor muss entfernt werden. Auf eine perverse Weise erleichtert das die Entscheidung. Wenn die Wahrscheinlichkeit größer ist, dass Sie ohne Operation sterben werden, dann ist sie das Risiko wert. Sie erhöhen Ihre Chancen auf einen erfolgreichen Eingriff, indem Sie sich nur von einem erfahrenen Chirurgen operieren lassen. Und dann heißt es wie im Kasino: «Nichts geht mehr.» Alle Einsätze sind gemacht, es ist nun Zeit, auf Gott und Ihren Operateur zu vertrauen. Wagen Sie den Sprung ins kalte Wasser, denn was geschehen soll, wird geschehen. Und beten Sie.

Die zweite zwingende Voraussetzung ist viel verzwickter. Es ist schwerer herauszufinden, ob sie wirklich erfüllt ist. Stellen Sie sich die Frage: Schränkt es meine Lebensqualität gravierend ein, wenn ich mich nicht operieren lasse? Sie haben zum Beispiel ein Knie, das Ihnen ständig Probleme bereitet. Es schränkt Ihren aktiven Lebensstil ein. Sie können keine langen Wanderungen machen. Sie haben zu große Beschwerden, als dass Sie noch Tennis spielen oder Rad fahren könnten. Das verletzte Knie wird Sie nicht umbringen, aber können Sie Ihr Leben noch genießen, wenn Sie es nicht operieren lassen? Wer trifft diese Entscheidung? Sie allein. Dies ist die Grauzone, in der Sie der Chirurg über Ihre Optionen – und die damit verbundenen Gefahren – beraten kann, aber nur Sie können wissen, wie Sie leben wollen. Und nur Sie wissen, welches Risiko Sie eingehen wollen, um das Leben leben zu können, das Sie sich wünschen.

Danksagung

Niemand erreicht etwas im Leben ganz allein aus eigener Kraft. Selbst wenn wir ehrfürchtig auf etwas blicken, das wie die Meisterleistung eines Einzelnen aussieht – etwa, wenn ein Solokletterer einen Berg bezwingt –, ist auch sie nur mit unsichtbarer Unterstützung zustande gekommen. Da sind die Angehörigen zu Hause, die den Abenteurer lieben. Ein Mentor, von dem er gelernt hat. Ein Kollege, dem er diese Erfahrung mitteilen kann. Und auch Magie, die im Verborgenen bleibt.

Als ich die Fallgeschichten für dieses Buch zusammentrug, begriff ich, dass ich vielen Menschen etwas schulde. Es gab Erinnerungen an Patienten, Angehörige und Kollegen, die mich mit großer Freude erfüllten. Bei anderen wiederum kamen mir – oft gleichzeitig – die Tränen. Ich habe viele gnädige Wendungen erlebt und Gefälligkeiten empfangen, wo ich mich für allzu viele nicht mehr revanchieren kann, weil jene, in deren Schuld ich stehe, bereits aus diesem Leben geschieden sind. Aber es gibt mir ein gutes Gefühl, sie hier aufzuzählen. Nur sie wissen, wie viel ich ihnen wirklich schulde und wie groß meine Dankbarkeit dafür immer bleiben wird.

Zunächst möchte ich meinem Großvater danken. Er verschaffte mir die erste Gelegenheit, einen vollkommenen Mann kennenzulernen: intellektuell, kultiviert, gebildet und vor allem mutig. Es gibt kaum eine Stunde, in der ich nicht an ihn denke. Er steckte mich mit seiner Liebe zu Büchern, Pferden und den vergangenen Tagen des Adels und seiner Helden an. Er war für mich – wie jeder Großvater es sein sollte – überlebensgroß. Er hat mich als Erster dazu ermutigt, zu schreiben und Tagebuch über meine Gedanken und Erlebnisse zu führen – was ich gewissenhaft tue, seitdem ich

16 bin, bis heute. Dieses Tagebuch umfasst bisher 20 handgeschriebene Bände, und es ist die Quelle meiner Rückbesinnung und vieler Geschichten dieses Buches.

Der zweite Mensch, dem ich am meisten verdanke, ist meine Frau Janey. Ich hatte das große Glück, die Frau meines Lebens zu finden, als sie 19 und ich 22 war. Ich musste warten, bis sie mit dem Studium fertig war und ihre Eltern uns erlaubten zu heiraten. Seitdem, seit über 35 Jahren, sind wir zusammen. Stephen King sagt in seinem wunderbaren Buch *Das Leben und das Schreiben*, dass jeder Autor nur einen Leser im Kopf habe, wenn er schreibt – «den Erstleser». Das ist der Mensch, der in seiner Vorstellung die Seiten liest, sobald sie geboren, geschrieben sind. Mein Erstleser ist Janey. Sie hat mein ganzes Leben und das unserer drei erwachsenen Kinder mit ihrer leuchtenden Präsenz erfüllt. Sie ist die Sonne im Universum unserer Familie.

Ich stehe ebenfalls tief in der Schuld meiner Kinder Josh, Luke und Tessa: Dadurch, dass ich Neurochirurg wurde und bin, habe ich vieles in ihrem Leben verpasst. Ich hoffe, dass ich, während ich älter und klüger werde, diese Abwesenheit wenigstens zu einem kleinen Teil wiedergutmachen kann. Meine Kinder sind schließlich die großartigste Erfahrung meines Lebens.

Dann sind da noch meine Mutter Lilli und mein Bruder Patrick, in deren Herzen ich immer eine Heimat hatte, wenn es im richtigen Leben keine zu geben schien.

Ich muss auch einigen Mentoren danken. Wilder Penfield war der Neurochirurg, der mich dazu inspirierte, mich der Neurochirurgie zu widmen. Daniel Federman, der Studienleiter an der Harvard Medical School, brachte mich dazu, mich mit nicht weniger als der härtesten Ausbildung als Neurochirurg zufriedenzugeben.

Das Massachusetts General Hospital war acht Jahre lang meine Heimat und meine Familie. Auf den Fluren, Stationen und in den Operationssälen erhielt ich die beste Ausbildung, von der ich als Arzt nur träumen konnte. Am MGH begegnete ich auch einigen meiner größten Vorbilder. Es gibt einige Personen, denen ich namentlich danken möchte.

Peter Black, in dessen Labor ich die grundlegendsten Prinzipien der wissenschaftlichen Forschung gelernt habe. Peter verband enzyklopädisches Wissen mit einem tiefen Sinn für Philosophie. Roberto Heros war mein Mentor in allen Dingen, die das Nerven- und Gefäßsystem betrafen. Keiner verkörperte für mich mehr den verwegenen Mut und das unerschütterliche Selbstvertrauen, über die ein Hirnchirurg verfügen muss. Roberto hatte aber auch ein großes Herz – groß genug, um mich in die Freuden des Operierens einzuweihen. Dann ist da noch Bob Ojemann. Für meine Begriffe ist er der beste Neurochirurg, den ich je getroffen habe. Er beherrschte sein Handwerk bis ins Letzte und packte selbst die schwierigsten und entmutigendsten chirurgischen Fälle an – mit ausgezeichnetem, herausragendem Erfolg. Dr. Ojemann zeigte mir, dass die besten Lehrer die sind, die einen nicht durch Einschüchterung, sondern durch Inspiration zu noch besseren Leistungen anspornen. Außerdem danke ich Nicholas T. Zervas, dem Chef der Neurochirurgie am MGH. Er verfügte über eine enzyklopädische Kenntnis der neurochirurgischen Fachliteratur, die er mit einer humanistischen, anteilnehmenden Haltung seinen Patienten gegenüber kombinierte. Es war Dr. Zervas, der mich am Anfang meiner Laufbahn warnte: «Es ist besser, von der Hand Gottes zu sterben als von der Hand eines Menschen» – etwas, an das ich immer denken musste, wenn eine lebensbedrohliche Operation an einem meiner Patienten in Erwägung zu ziehen war.

Ich habe viele Freunde am MGH gefunden, die mich schon ein halbes Leben lang begleiten: darunter David Frimm, Rich Ellenbogen, Karl Swann, Fred Sonstein, Kevin Kiwak, Kevin McGrail, Brian Beyerl, Eric Zager, Fred Barker, Chris Ogilvy, Joe Madsen, Joe Phillips, Jim Schumacher, Bill Butler, Andrea Halliday und eine ganze Menge anderer Chirurgen, die viel begabter sind als ich und die mich in ihre Mitte aufgenommen haben.

An der Universität von Arizona gab es ebenfalls viele Ärzte, die ich hier erwähnen muss: Milos Chvapil, der Leiter der chirurgischen Forschungsabteilung; Bruce Jarrel, mein Vorgänger als Chef der Chirurgie; Phil Carter, mein Vorgesetzter in der Neurochirurgie, als ich 1990 kam. Und dann die Kollegen: Martin Weinand, Karsten Fryburg, Bill Smith, Joel McDonald, Mitch Gropper, Gabriel Gonzalez-Portillo, Miguel Melgar, John Porter, Mike Demeure, Hugo Villar und zahlreiche weitere Chirurgen, von denen ich viele einzustellen die Ehre hatte. Jim Dalen war Dekan der medizinischen Fakultät, als ich Chef der Chirurgie war; er ist in meinen Augen eine jener Führerfiguren, der das Schwert zu Füßen zu legen für jeden eine Ehre sein muss.

Ich möchte auch meinen derzeitigen Kollegen meine Dankbarkeit aussprechen – dem Team am Arizona Simulation Technology and Education Center: Mohamed Salkini, Alyson Knapp und Jo Marie Gellerman.

Seit vielen Jahren pflege ich eine enge Freundschaft zu Richard Carmona, dem früheren Leiter des Public Health Services der Vereinigten Staaten. Ich hatte mir Rich als Vize der Chirurgie gewünscht und war entsprechend schockiert, von Andrew Card, dem Stabschef des Weißen Hauses, telefonisch davon unterrichtet zu werden, dass der US-Präsident sich ebenfalls um Rich bemühte. Der Präsident gewann. Rich ist ein Mann von unschätzbarer Integrität und Stärke und ebensolchem Mut. Er und seine Frau Diane sind nie versiegende Quellen der Inspiration für mich.

Als Autor schulde ich ebenfalls vielen Menschen Dank. Allen voran Rod Serling, dem Schöpfer der Fernsehserie *Twilight Zone*. Rod war zwei Jahre lang mein Lehrer in Kreativem Schreiben am Ithaca College. Es war eine der glücklichsten Auszeiten meines Lebens, einem so großen schriftstellerischen Talent nahe sein zu können. Rod hegte eine tiefe Liebe zum Geschichtenerzählen und brachte unserem Kurs einige der Großen aus der Science-Fiction-Literatur nahe. Davon sind mir Harlan Ellison und Ray Bradbury am meisten in Erinnerung geblieben.

Ich bin mit einigen wunderbaren Freunden in Tucson gesegnet. Zunächst Michael Karopatkin von Spectra Consulting. Michael hat mich als Erster dazu ermutigt, ein Buch zu schreiben. Mein guter Freund Brian Walker hat stets unerschütterlich daran geglaubt, dass ich dem Chirurgenberuf etwas zurückgeben könnte – aus tiefstem Herzen. Ich kann mit Worten nicht ausdrücken, wie viel ich von Rebecca Salome über die Kunst und das Handwerk des Schreibens gelernt habe. Sie verbindet die Liebe zum Schreiben mit der Fähigkeit zu analysieren, wie man als Autor vom Herzen, authentisch schreibt. Ohne meine Verwaltungsassistentin Carol Shaughnessy-Quinn könnte ich nicht überleben. Sie ist alles in einem: Oberstabsfeldwebel, Ins-Reine-Schreiberin, Lektorin, Vertraute und Coach. Vor allem aber steht sie über den Marotten meiner obsessiven Persönlichkeit und den Gefühlsausbrüchen, die manchmal mich überkommen, und tut, was zu tun ist.

Mein Literaturagent Mike Larsen ist nicht nur bereit, mit Debütanten sein Glück zu versuchen, sondern liebt Bücher auch genug, um nach weiteren Erstlingsautoren Ausschau zu halten. Dottie DeHart, meine Presseagentin, glaubt felsenfest an den Auftrag so vieler Autoren, die sie vertritt, nämlich die Spiritualität zurück in unser Leben zu holen. Mein Lektor bei Tarcher/Penguin, Mitch Horowitz, ist die Inkarnation des guten Lektors, wie ihn sich jeder Autor vorstellt. Mitch kann pingelig um die korrekte Wort- und Zeichenwahl debattieren, aber auch übergreifende Fragen stellen oder Alternativvorschläge machen, bei denen mir bewusst wird, dass ich offenbar noch nicht genau genug ausgedrückt habe, was ich sagen will. Er ist ein leidenschaftlicher Anhänger von Projekten, die Wissenschaft mit Spiritualität verbinden, da er sehnsüchtig über die physische Welt hinaus nach Antworten auf die Fragen sucht, die das Leben immer wieder aufwirft. Mitch schreckt auch nicht davor zurück, sich als Fan seiner Autoren zu outen. Er leitet ein tatkräftiges, hingebungsvolles Team, das er zu inspirieren weiß. Shanta Small und Laura Ingman aus der Presseabteilung bei Penguin haben mich nicht nur durch ihre Professionalität beeindruckt, sondern auch durch ihre aufrichtige Begeisterung und Vertrautheit mit meinem Buch – das nur eines von Hunderten ist, die über ihren Schreibtisch gehen. Es hat mich berührt, dass sie sich ganz persönlich für das, was ich geschrieben hatte, interessierten.

Ich habe das Bedürfnis, auch meinem Freund und Kollegen Andrew Weil meine Dankbarkeit auszudrücken. Andy hat nie aufgehört, mich beim Sammeln meiner «medizinischen Fallgeschichten» zu unterstützen. Von Anfang an bot er an, ein Vorwort für mein Buch zu verfassen – selbst als ich noch gar nicht sicher war, ob ich überhaupt ein Buch schreiben konnte. Andy war immer eine Inspiration für mich. Bevor Andy einer breiteren Öffentlichkeit als Autor bekannt wurde, war er an der Universität von Arizona schon berühmt dafür, dass er Kollegen und ihre Patienten stets bei der Suche nach alternativen Therapien unterstützte, wenn andere Ärzte schon längst aufgegeben hatten und nicht mehr helfen oder auch nur Hoffnung machen wollten. Er ist immer für Mut und Aufrichtigkeit in der Medizin eingetreten und war immer wieder ein geduldiger Fürsprecher der integrativen Medizin, selbst wenn er sich damit bei vielen Kollegen sowohl aus der Schulmedizin als auch aus der alternativen Medizin unbeliebt machte. Andy hat das Kunststück vollbracht, eine große Bewegung, die unsere Vorstellungen von Gesundheit und Heilung revolutioniert hat, anzuführen, ohne den schlimmsten Zug einer Leitfigur anzunehmen: nämlich den, anderen vorzuschreiben, was sie zu denken und zu glauben haben. Er hat stets die Fähigkeit jedes Patienten und Arztes, die Vorzüge einer Therapie selbst beurteilen zu können, zu respektieren und schätzen gewusst. Ich stehe auf ewig in seiner Schuld.

Schließlich muss ich noch meinen Patienten und ihren Familien danken. Erstens dafür, dass sie ein Stück weit ihr Leben – und ihr Leiden – mit mir geteilt haben. Zweitens haben sie mich dazu gebracht, ein besserer Mensch und Arzt zu werden, als ich jemals für möglich gehalten hätte. Ich glaube, Gott wollte, dass ich Chirurg werde; er wusste, dass ich ohne meine Patienten, die mich stets an das erinnerten, was gut und wichtig im Leben ist, schon vor langer Zeit in die Irre gegangen wäre. Meine Patienten haben mir die Augen geöffnet für die leuchtende Wahrheit, die ich an ihrem Bett fand. Dafür, dass sie mir den Weg gezeigt haben, werde ich sie immer in meinem Herzen behalten.

Über den Autor

Allan J. Hamilton hat in Harvard Medizin studiert und ist Hirnchirurg. Er hat derzeit vier Professuren an der Universität von Arizona inne: als Professor der Neurochirurgie, der Radioonkologie, der Psychologie und der Elektro- und Computertechnik. Er und seine Frau Janey besitzen eine kleine Ranch am Rande von Tucson, auf der sie ihre drei Kinder großgezogen haben und nun Lipizzanerpferde und Brangusrinder züchten. In den Vereinigten Staaten und Europa veranstalten sie Workshops zur Pferdedressur und zum pferdeunterstützten Lernen.